AF315678

HISTOIRE GÉNÉRALE

DES

RACES HUMAINES.

MARSEILLE

Imprimerie Française et Orientale de CARNAUD,
dir. par BARRAS aîné, rue St-Ferréol, 23.

HISTOIRE GÉNÉRALE

DES

RACES HUMAINES

OU

PHILOSOPHIE ETHNOGRAPHIQUE

PAR

EUSÈBE FR. DE SALLES.

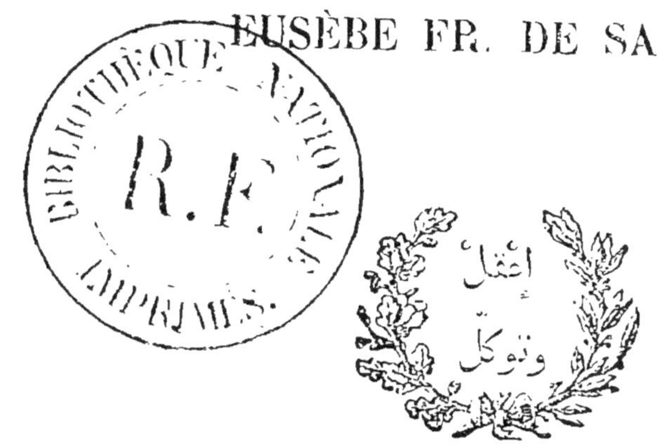

PARIS.

BENJAMIN DUPRAT, libraire de l'Institut, 7, cloître St-Benoit. | PAGNERRE, éditeur, rue de Seine, 14 bis.

1849
1851

PRÉFACE.

Je livre au public l'œuvre de ma vie. L'idée mère, saisie dans les causeries du foyer, put être examinée par tous les côtés dans le dépouillement des textes, dans les controverses des livres et des journaux, mais étudiée plus pertinemment dans les voyages où je vis des échantillons de la plupart des races humaines. C'étaient les véritables pièces du grand procès. Rien n'aura manqué, je l'espère, à l'ampleur de l'examen, à la sincérité du jugement.

Le sentiment qui proportionne le temps et l'étude à une question si haute et si complexe, est le même qui, une fois la conviction formée, incite à la propager au dehors. A cette

Bizance et d'Alexandrie allait faire une autre Thébaïde de plus en plus détachée du monde ! Heureusement elle semble renaître à la confiance et à l'action. Pour ma part, je suis loin de blâmer les gouvernements qui me firent ces loisirs et cette solitude. Je rends grâce à une sollicitude qui aura protégé ma morale autant que mes méditations.

LIVRE PREMIER.

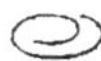

INTRODUCTION

ou

RÉSUMÉ DE LA PHILOSOPHIE ETHNOGRAPHIQUE.

LIVRE PREMIER.

⁕

INTRODUCTION.

L'étude et le classement des peuples d'après leurs
filiations et migrations respectives constituent une
science toute nouvelle. Les historiens proprement dits
y avaient été devancés par les philologues et les
naturalistes, car l'apparence physique et la langue sont
des caractères de première valeur. Longtemps encore
tous les travaux devront être contrôlés par ces hommes
qui joignent une compétence spéciale aux droits de
premier occupant. Mais déjà les historiens qui comprennent leur mission à la façon d'Hérodote et de
Diodore tout à la fois archéologues et voyageurs,
donnent à la science nouvelle une certitude plus grande

avec une optique plus élevée. En Allemagne, Humboldt, Klaproth et Pallas se sont montrés les dignes rivaux de Niebuhr et de Blumembach. En France, les savantes compilations de Maltebrun et Balbi sont plus connues que les travaux de Virey, de Desmoulins, de Cuvier lui-même. Maltebrun et Balbi étaient des importateurs d'idées allemandes. La France estime volontiers ce qui lui arrive de l'étranger, même quand c'est une invention germée primitivement sur le sol français. Nous savons que là aussi la forme aide singulièrement au succès. Ceci ajoute une mille et unième preuve à cette assertion : que l'art est toujours un moyen, une prédication de la science.

En Angleterre, où depuis longtemps, on ne voit guère surgir d'initiative scientifique, les travaux allemands et français d'ethnographie naturaliste étaient reproduits. Ils se sont résumés dernièrement dans l'ouvrage remarquable de M. Prichard. Un grand artiste Walter Scott s'était déjà emparé de quelques-unes de ces idées pour animer les scènes de la vie anglaise vers l'époque des croisades. Le roman d'Ivanhoë produisit en France un contre-coup aussi admirable pour l'art, bien plus précieux pour la science. Notre Augustin Thierry conçut le projet de raconter la conquête de l'Angleterre par les Normands, et d'y faire pivoter le principal intérêt sur l'opposition des races. Un juste et beau succès lui fit depuis appliquer la même idée au débrouillement de nos primitives annales où il a été fort bien secondé par un frère qui continue à exploiter le filon gallo-romain, parallèlement au travail d'Augustin sur la ruine gallo-Germanique.

Des hommes spéciaux, naturalistes et voyageurs, ont accumulé des matériaux qui doivent faire sortir l'ethnographie des bornes d'une nationalité, patriotique sans doute, mais un peu étroite ; surtout dans un siècle où les races humaines semblent dessiner de nouveau et à l'envi leurs physionomies variées, dans les sourdes intrigues de la politique, dans les luttes parlementaires et commerciales, préludes des guerres civiles ou étrangères. Nous avons vu l'Espagne Basque formant un état dans l'Etat de l'Espagne néolatine ! Le Canada français forçant à une capitulation le chef de la race et du gouvernement Britannique ! Le Zolwerein de l'Allemagne commerçante et politique, le Walhalla de l'Allemagne artiste faisant sonner bien haut la nécessité de l'union des peuples germaniques. La Russie articulant plus bas le mot de Panslavisme, en poursuivant plus sérieusement son plan favori de centraliser sous une langue, une religion, une monarchie unique tous les peuples d'origine slave ! Citerons-nous sans effroi ces statistiques des Etats-Américains où deux tiers d'hommes de couleur sont esclaves d'un tiers de blancs ! Un peu d'espoir tempère la désolation en portant nos regards sur ces millions de chrétiens orientaux ; ils ont enfin remarqué la proportion infime des Tartares Osmanlis qui les oppriment ! Ce n'est pas un symptôme peu significatif que cette tendance de tous les peuples d'Europe à se reconstituer des nationalités basées non plus sur des croyances religieuses ou sur les droits héréditaires de leurs princes, mais sur leurs origines et leurs traditions comme races distinctes de la grande famille ! Panhellinisme, panslavisme, pangermanisme, panscandinavisme , panlatinisme ! Le besoin éternel de foi cherchait une base solide quand la foi des autres temps et des autres intérêts était trop ébranlée. L'histoire des races humaines, si elle trouvait cette base solide, devrait être classée bien haut dans l'estime publique.

—

A ces fortunes diverses de la science ont correspondu plusieurs noms qui vont nous permettre de préciser ses attributions, de montrer les points de vue multiples sous lesquels elle a été considérée.

Sous le nom d'Anthropologie, les naturalistes ont affectionné l'étude des variétés actuelles de l'espèce humaine et la distribution présente de ces variétés sur la terre. C'est de l'histoire naturelle appliquée à la géographie moderne.

Les historiens allemands et français préfèrent le mot ethnologie ou ethnographie (description des mœurs, des coutumes). Ils se sont préoccupés surtout des variations morales des peuples ; ils ont étudié les races par leur civilisation, leurs langues, leurs traditions. Ils ont poursuivi dans le temps et dans l'espace les phases diverses de leurs migrations et de leur histoire.

Naturalistes et moralistes ont des habitudes d'esprit très disparates. Les premiers procèdent par analyse, cherchent les différences, affectionnent les détails ; les seconds font des rapprochemens, observent les masses en visant à la synthèse. De là deux camps opposés, deux systèmes souvent contradictoires , mais , Dieu merci, non pas toujours inconciliables.

Les naturalistes ont soutenu la multiplicité des espèces humaines primitives en s'appuyant sur les analogies anatomiques du règne animal ; en s'enfermant
avec obstination dans les faits du monde physique
actuel, sans toutefois disconvenir que par le privilège
de la pensée, l'homme était profondément séparé du
reste de la chaîne des êtres.

Les moralistes ont argué de ce privilège pour élargir
la critique appliquée à l'étude actuelle des races humaines, et surtout à leur filiation, à leur histoire
passée. Ils ont exigé qu'on écoutât le témoignage des
traditions là où l'observation directe n'était plus possible. Ils ont voulu en un mot qu'on acceptât l'homme
avec sa nature tout entière ; les faits humains avec
leur complète physionomie.

Les physiciens ont sans doute gagné quelque chose
à poser à leur science des bornes un peu étroites : le
bénéfice de la division du travail. Mais diviser, c'est
mutiler ! quel droit auraient-ils de méconnaître ces
bornes ? De proclamer surtout qu'il n'existe rien au-
delà ! Ont-ils bonne opinion de ces navigateurs du
Nil, qui, sous une assez longue période de l'époque
Pharaonique, ne connaissaient le grand fleuve que
depuis Sienne jusqu'à Memphis, ignorant Meroë,
l'Ethiopie, la Méditerranée ?

Le commencement et la fin de toute science, même
de la plus positive, se prolongent dans des régions
mystérieuses que l'induction peut éclairer avec le secours de la tradition, là où le champ de l'observation
directe est fini.

Si le physicien rêve pour l'homme d'une génération

spontanée , que certainement il n'a jamais vue , et qu'aucune analogie d'aujourd'hui ne peut lui faire comprendre , il fait comme le traditioniste, il répète un ouï dire, il accepte une foi. L'avantage sera alors à la foi la plus accréditée, à celle qui réunira en sa faveur le plus grand nombre de témoignages. Démocrite d'Abdère, Empédocle et les épicuriens seront bien peu de chose en comparaison des systèmes religieux de tous les pays. Nous verrons bientôt la ressemblance frappante de tous ces systèmes avec les récits de la Bible. Un savant spécial a déjà montré les curieuses confirmations données par la Géologie à la Cosmogonie de Moïse (1).

I.

CROYANCE ET CRÉDULITÉ DU XVIIIme SIÈCLE.

Le XVIIIe siècle dans son hostilité contre les traditions religieuses, les avait posées toutes en suspicion de mensonge ou d'erreur. Un livre inspiré , une légende recommandée par les hommages séculaires des peuples , ne pouvait , même par hasard, avoir rencontré la vérité. Il fallait à tout prix leur faire expier ce renom d'infaillible si longtemps usurpé. Le moyen , par exemple, de s'en fier à Moïse dressant le catalogue des peuples primitifs , quand Moïse avait oublié un continent, un monde tout entier, l'Amérique et les peuples Américains ! Comment accepter pour l'âge du monde l'étroite période de sept ou huit mille ans.

déjà débordée par les annales civiles de tant de nations et en tout cas inconciliable avec l'étude la plus superficielle des couches d'une montagne, des pétrifications d'une roche, des alluvions d'une vallée ! Physiciens et historiens, tous adeptes d'une même philosophie, poursuivaient la critique dans leurs départements respectifs, et pendant que Volney renchérissant sur Voltaire trouvait dans Jésus-Christ un mythe païen de l'adoration du soleil, la commission d'Egypte lisait sur les zodiaques d'Erment, d'Esnèh et de Denderah, la preuve mathématique de la construction de ces zodiaques plusieurs milliers d'années avant l'ère chrétienne. Dupuis et Raige portaient à plus de dix-sept mille années avant l'ère chrétienne l'invention première du zodiaque égyptien ! Les réponses sérieuses adressées à Volney et aux chercheurs de mythes, ne sont pas de notre compétence. Je ne veux en mentionner qu'une seule, une charmante parabole, la meilleure leçon donnée par l'ironie aux savants capables de se laisser égarer par un scepticisme outré. Un homme d'esprit a fait une brochure intitulée : COMME QUOI NAPOLÉON N'A JAMAIS EXISTÉ.

« Napoléon ou Néapollon est le nouvel Apollon. Bonaparte signifie le génie du bien, du bon côté, le dieu du jour, allégorie zoroastrienne à Ormuz. Sa mère fut *Lœtitia*, la joie ; Latone, mère d'Apollon, ressemble à *Lœtitia* de nom et de signification.

« Il eut quatre frères qui sont les quatre saisons de l'année, quatre rois des fleurs, des moissons, des fruits ; l'hiver, n'ayant qu'un triste empire, des frimats et des neiges, est nommé prince de Canino. Celui-là arriva en France au déclin du règne de son frère et lorsque les fougueux enfants du Nord couvrirent la France d'un drapeau *blanc* où il est facile de reconnaître la neige amenée par les vents septentrionaux, dissipant les riches *couleurs* que le soleil maintenait avant son déclin.

« Napoléon eut deux épouses ; la seconde seule lui donna un fils, c'est la terre représentée par une princesse ayant le globe terrestre impérial dans ses armes. Son fils naquit au 20 mars, à l'équinoxe du printemps, époque où les produits de la terre se réveillent.

« Ce fils s'appelle aussi Napoléon, allusion évidente au retour du soleil dans notre hémisphère. Isis ou la Terre, épouse de l'Apollon égyptien Sérapis, fut mère d'Horus ou le soleil printanier. Napoléon avait été adoré en Egypte comme dieu ou conquérant. Napoléon anéantit l'hydre révolutionnaire qui avait terrifié la France — C'est un rajeunissement de la fable du serpent Python.

« Il eut douze maréchaux en activité ; ce sont les douze signes du zodiaque, et quatre en non activité, ce sont les quatre points cardinaux. Leurs noms sont tout un almanach : Lannes (année), Moncey (mensis), Masséna (semaine), Jourdan (jour de l'an), Soult (ut sol) Bellune (belle lune), Marmont (mons martis) ; tous d'ailleurs sont représentés avec une grande étoile sur la poitrine. Ils commandaient chacun un corps d'armée de l'innombrable host céleste.

« Napoléon régna quelque temps en souverain, mais après trois mois de campagnes vers le nord, il fut

forcé à la retraite. C'est la marche rétrograde du soleil parvenu au tropique du nord nommé de l'Ecrevisse.
Son règne de douze ans est le règne de douze heures
du soleil. Vérité trahie par un poète dévot à ce dieu ,
Casimir Delavigne, qui dit que Napoléon ne régna
qu'un jour et disparut à l'occident pâle et découronné
après sa brillante course.

« Napoléon naquit dans une île de l'océan oriental ,
(Delos par rapport à la Grèce, la Corse par rapport à
la France) et mourut dans l'océan occidental (à Sainte -
Hélène.)

« Au surplus les dates de plusieurs ordonnances
royales d'un roi de France très-certain et contemporain du soi-disant Néapollon , nient formellement ce
règne et le reléguent parmi les mythes solaires païens
dont le XVIIIe siècle avait ramené le culte. »

Les amis de Dupuis et Raige voudraient bien aussi
réduire à l'état de mythe , un savant dont le nom ressemble un peu à Apollon et Napoléon , Champollion
Figeac qui rajeunit impitoyablement les temples et les
zodiaques égyptiens en y lisant les noms de Ptolémées
et d'empereurs romains. Le zodiaque de Denderah est
du temps de Néron ; celui du petit temple d'Esnèh porte
le cartouche d'Antonin. Celui du grand temple d'Esnèh
fut sculpté sous l'empereur Commode.

Quelques élèves de Champollion semblent vouloir
reprendre au sérieux d'autres fantaisies astrologiques,
pour confirmer la chronologie de Manéthon et l'arbre
généologique de Sésostris transporté comme le zodiaque
de Denderah à la bibliothèque royale. Si les listes de
Manéthon furent, comme on l'affirme, copiées sur les

monumens et en particulier sur celui qu'on possède,
elles prouvent l'existence des monuments au temps de
l'hyérogrammate (290 ans avant J. C.) mais non pas
la véracité de ces listes. L'âge réel des monuments est
une question où les doutes croissent avec le nombre des
interprètes. Les Pharaons avaient l'habitude de mettre
leurs noms partout ; chacun en avait cinq ou six, et
encore ne les lit-on pas avec toute certitude. Autre
embarras : Pausanias nous dit que Ptoloméc Soter,
furieux d'une révolte des Thébains, détruisit de fond
en comble la ville de Thèbes qui fut rebâtie certainement et où les vieux débris furent sans doute remaniés,
réparés, transfigurés. Or, la fameuse liste généalogique
provient de Karnac l'un des principaux quartiers de
Thèbes. Reste la valeur artiste, pour estimer l'époque
précise. Ici les doutes sont bien autrement graves :
Denon en présence du temple d'Esnèh s'extasie sur la
noble élégance de l'édifice et de ses ornements que
pourtant il était loin de croire de l'époque grecque ou
romaine. La commission Champollion a crié au pa-
pillotage après avoir lu le nom de Ptolémée Epiphane
fondateur et les noms des Antonins restaurateurs du
temple. La morale artiste n'était-elle pas dans les deux
cas influencée par la chronologie supposée ou réelle ?
Nestor L'hôte avec qui j'ai discuté vingt fois en présence des pièces du procès rejette avant les pasteurs les
figures d'Eltell, d'abord parce qu'elles ont des attitudes
plus libres et une exécution plus parfaite même que
celles du temps de Mœris ; ensuite parce que le soleil est
la seule divinité qu'on y adore. A cette raison on peut
objecter que le sabéïsme le plus grossier fut la religion

des bas temps. Alors aussi la liberté d'attitude atteignit
au dévergondage ; et enfin les figures du temps de Nec-
tanebo, le dernier des Pharaons, sont montrées comme
des chefs-d'œuvre dans le nouveau musée Egyptien du
Vatican. L'auteur d'un livre récent (1), et encore peu
connu, auquel j'emprunte la plupart de ces détails ne
s'en fait pas moins le champion de la chronologie de
Manéthon. Il est vrai qu'il accepte les sept mille ans
de Menès sans penser à un argument décisif cité et
accepté par son livre d'après les ingénieurs de la
grande commission d'Egypte : le sol d'alluvion de toute
la vallée du Nil ne commença à être déposé ; en d'autres termes, le Nil ne commença son cours que l'an
4,863 av. J.-C., selon le calcul de Girard, en l'an
3,440 av. J.-C., selon les calculs de Rosière. Ainsi ,
en adoptant la moyenne de 4,000 , Menès , régnant
5,303 av. J.-C., aurait fondé Memphis en encaissant
ou détournant ce même Nil qui ne commença à couler
que 1303 ans après !

Le xviiie siècle avait sapé les croyances religieuses
au nom de la philosophie naturelle et avec des arguments fournis par l'apparente rigueur de la méthode
des sciences physiques. Les retours vers la foi furent
opérés principalement par des cœurs tendres , par des
imaginations poétiques, par des esprits érudits de la
science des livres. Les hommes des sciences exactes ,
les physiciens, les naturalistes restaient généralement
neutres ou hostiles. Mais le christianisme et les traditions qui en sont la base trouvèrent enfin des soutiens
même dans les hommes sortis des sciences physiques ,
dans les praticiens de la minéralogie et de l'anatomie ,

qui après avoir vingt ans observé, se prenaient un jour à raisonner et reconnaissaient que sans l'appel aux causes premières par la foi, sans l'idée de Dieu créateur, cette science était incomplète et trouble.

Nous allons voir bientôt que même chez notre plus grand naturaliste Cuvier, elle n'est pas exempte de ces graves défauts ; même dans les limites étroites où on l'avait enfermée en croyant augmenter par là sa clarté et sa certitude.

II.

INFLUENCE DE G. CUVIER.

Les naturalistes ou anthropologues qui, à leur insu ou à leur escient, ont continué les préventions philosophiques du XVIIIe siècle, se sont partagés en deux classes. Les premiers, en acceptant six ou sept mille ans pour date de la création de l'homme, ont fait de la brièveté de cette période un argument péremptoire contre l'unité primitive de la famille humaine, contre la dispersion des animaux, contre leur création sur un point unique.

Les anthropologues de la seconde classe ont récusé la Genèse en masse pour reprendre les théories épicuriennes sur l'éternité de la matière et ses perpétuelles transformations. Geoffroy-St-Hilaire, après Cabanis Lamarck et Demaillet, a cru trouver dans les lois de l'organisation la preuve que les animaux des classes élevées n'étaient que le dernier terme du progrès per-

mutateur des classes inférieures. La nature, bien entendu, n'est aucunement gênée par le temps ; son tra--
vail s'accomplit depuis des milliers de milliers de
siècles.

L'on voit déjà que ces deux systèmes se réfutent, ou
plutôt se corrigent mutuellement. Bien plus, la par-
celle vraiment scientifique, cachée dans ces deux systèmes, est assez nettement formulée dans les traditions
recueillies par ce Moïse à qui l'on peut contester
l'inspiration divine ; mais en lui concédant une critique précoce et une merveilleuse sagacité. Selon la
Genèse, l'homme est créé le dernier jour, ou à la dernière époque ; tous les autres animaux l'avaient déjà
précédé sur la terre ; dans la création des êtres vivants
l'organisation avait marché du simple au composé :
les plantes, les animalcules de l'eau et de la terre ;
petits et grands poissons, petits et grands quadrupèdes
et enfin l'homme, chef-d'œuvre et roi de la création.
La géologie, telle que l'ont comprise MM. Marcel de
Serres, Élie de Beaumont, Brongniart, démontre chaque jour la réalité, la perpétuité de cette loi du progrès
organique. L'âge d'un terrain est infailliblement mesuré
par les débris de plantes, par les vestiges d'animal, qui
s'y sont empreints comme de vieilles et respectables
médailles du monde primitif.

A l'auteur du discours sur les révolutions du globe,
à G. Cuvier revient la gloire d'avoir le premier constaté cette marche du simple au composé ; mais au lieu
de partir de ce fait important pour se prononcer sur
la marche de la création selon la Bible, au lieu de
supputer scientifiquement la date de cette création,

l'origine de l'homme, le rapport de ses variétés actuelles avec une ou plusieurs espèces primitives et autres problèmes du plus haut intérêt, puisqu'ils ont occupé les grands esprits de tous les peuples, Cuvier montre par son impassiilbité qu'il a entendu ne faire que les affaires de la géologie. Où était le genre humain ? se demande-t-il en finissant l'inventaire des animaux perdus ; il répond : l'étude des fossiles ne le dit pas et nous ne devons pas remonter à d'autres sources.

S'il n'a pas répugné à sortir de sa spécialité pour ruiner l'antiquité effrayante de chronologies Egyptienne, Chaldéenne , Indoue , Chinoise, c'était pour montrer que l'établissement des sociétés était encore plus récent que le dernier cataclysme auquel il donne cinq ou six mille ans de date.

« Ces deux faits, dit-il, sont un des résultats les mieux prouvés et les moins attendus de la géologie , résultat d'autant plus précieux qu'il lie d'une chaîne non interrompue l'histoire naturelle et l'histoire civile. »

Le naturaliste homme d'état n'ignorait pas les graves et intimes rapports de l'histoire civile avec l'histoire religieuse et par conséquent avec la cosmogonie. Cuvier fut accusé d'avoir trop bien compris ces rapports et d'avoir concédé l'abrègement des annales historiques des anciens peuples, aux exigences religieuses de la Restauration. Une lecture attentive du fameux discours sur les révolutions du globe , absout les deux parties de ce compromis supposé.

En plusieurs passages, Cuvier s'explique fort sévèrement sur les castes religieuses et leurs impostures. Les prêtres selon lui devaient redouter l'histoire qui

éclaire les peuples et les arrache tôt ou tard à la su-
perstition. Volney n'aurait pas mieux dit. Cuvier
professe ouvertement le dédain de toutes les sciences
moins positives que l'anatomie et la géométrie. Il se
moque de la métaphysique à laquelle il assimile la
recherche de toute cause première, puisqu'il n'épar-·
gne pas ses sarcasmes à Leibnitz, à Descartes, à Buffon qui ont fait de la terre un soleil éteint. Cependant
Cuvier a payé tribut à cette géologie transcendentale,
à cette protogénie ignée , en reconnaissant que les
montagnes granitiques avaient été lancées pendant la
fusion des terrains primitifs. Il a fait quelque allusion railleuse aux jours-époques des modernes interprêtes de la Genèse , bien que lui-même ait reconnu
des époques très différentes dans les formations successives de l'enveloppe terrestre et l'apparition de ses
êtres vivans. C'était le cas d'opiner sur le mode primitif de ces apparitions ; la cosmogonie n'est-elle pas
le commencement de l'histoire naturelle ! Cuvier a
toujours éludé de donner cette tête à ce corps : il n'a
osé reconstruire en entier que des squelettes de pachi-
dermes !

A l'époque du grand cataclysme, il trouve la famille
humaine divisée en trois espèces sans s'inquiéter si
ces espèces n'auraient pas été simples variétés , même
famille, couple unique, dans les temps antérieurs.
Les lois d'atavisme (chaîne ascendante de fils à père ,
aïeul etc.), les distinctions de genre, d'espèces, de
variété , présupposent un parti pris sur tous ces
à *priori*. Ce parti était déjà pris , puisque Cuvier
a formellement distingué les animaux modernes co-

existant avec les antérieurs ; et pourtant le cataclysme n'en a pas conservé les débris. L'homme vivait au
milieu des deux classes, et ses débris sont introuvables
dans les couches diluviennes et anté-diluviennes. Ils
ont échappé à ce flot qui surprit et balaya tant d'autres
animaux plus grands et plus forts. Poursuivons :

Les pays aujourd'hui habitables étant sortis du fond
des mers après ce cataclysme , les premières régions
habitées par l'homme doivent avoir été des montagnes.
Pour noter l'accord singulier de cette nécessité physique avec toutes les anciennes traditions qui convergent vers le Caucase indien, il eut fallu des idées plus
arrêtées sur ce passé antique ; et le doute est allé
jusqu'à nier l'existence de l'homme au temps du cataclysme , ou à circonscrire son habitation dans un petit
territoire, où il ne pouvait ni modifier par la domestication les espèces d'animaux antiques , ni mêler ses
propres débris aux grandes funérailles du règne animal. Si l'habitation de l'homme était si bornée , comment trois espèces humaines échappent-elles au déluge,
à des régions si distantes : en Afrique , sur l'Altaï et
le Caucase ?

Ce que l'Ethnographie doit incontestablement à
Cuvier, c'est donc la loi du simple au composé par
laquelle la géologie confirme le récit biblique de la
Création ; c'est le rappel de toutes les annales humaines
à la chronologie mosaïque. La certitude de ces découvertes et la sincérité de l'homme sont garanties et
corroborées ici par les doutes mêmes dont le savant a
cru devoir escorter ces concessions. Cette prudence
déjà signalée comme particulière aux naturalistes était

portée jusqu'à la timidité chez un esprit éminent, sans doute, mais ennemi systématique de toute synthèse. Beaucoup de naturalistes n'ont pas formulé leurs doutes avec plus de précision, surtout sur ce commencement du monde où la théologie se mêle à la physique. Ils se sont contentés d'attaquer le système de la création unitaire sans penser aux impossibilités et aux contradictions impliquées par leurs propres idées. Cette conduite prouve la difficulté de sortir de la négation et la difficulté plus grande d'arranger leur thèse d'une façon vraisemblable, encore plus qu'elle ne montre le respect pour les croyances des masses. Le plus audacieux de tous nos adversaires, Desmoulins, bien inférieur à Cuvier sous tous les autres rapports, l'a surpassé par sa hardiesse à soutenir la multiplicité primitive des espèces humaines. Aussi est-ce principalement à Desmoulins et aux continuateurs de ses doctrines, que nous emprunterons les objections auxquelles il est de notre devoir de répondre. Notre livre, en même temps qu'il réfutera ces objections, posera le dogme unitaire dans tous ses détails.

III.

APERÇU DE LA GRANDE CONTROVERSE.

Les dogmes contraires impliqués par ces objections gravitent autour de deux chefs principaux :

1° Les races ou espèces diverses sont autochtones ou indigènes des pays où on les a trouvées.

2° Elles ont été et sont inaltérables par le climat.

A la thèse relative à l'humanité, on met une préface tirée de la zoologie et de la botanique, car la création, sur un point unique, passe pour avoir été commune à l'homme, aux animaux et aux plantes.

« Dans l'hypothèse de la dispersion à partir d'un point unique, on doit montrer des routes praticables et jalonnées par de très longues nuances, sinon par les espèces identiques. Les zônes disparates, les points hétérogènes, sont impossibles.

« Comment expliquer alors la nouvelle Hollande avec ses Kangurous bizarres, avec ses ornithorinques quasi – fabuleux ! D'où viennent les dissemblances d'espèces voisines de terrain ? L'éléphant d'Afrique et l'éléphant d'Asie sont distincts par la dimension des oreilles énormes chez le premier, moyennes chez le second ; par le nombre des ongles, quatre aux pieds de devant, trois aux pieds de derrière, chez le premier ; cinq aux pieds de devant, quatre aux pieds de derrière, chez le second. Mais ceci est plus grave, les dents machelières et les défenses diffèrent sensiblement. Des distinctions toutes pareilles séparent les hippopotames Africains de ceux du continent Asiatique et de l'Archipel Indo-Chinois. Pour mettre ces altérations sur le compte du climat, il faudrait que les grands déserts, qui unissent les deux continents, pussent fournir de la nourriture à la voracité de ces animaux ; il faudrait surtout que ces déserts leur fournissent les moyens de boire et de se baigner plusieurs fois par jour, pendant leurs étapes de voyage.

« Quand on connaît la ténacité de l'instinct et des

habitudes, on a déjà assez de peine à croire qu'un chamois ait quitté les Alpes pour gagner les Pyrénées en traversant des pays sans bois et sans neige.

« Les déserts ne sont pas un obstacle pour le chameau, qui, cependant, ne traversa l'isthme de Suez que par la volonté de l'homme. L'histoire nous apprend que le chameau arabe, à une seule bosse, amené en Egypte par les Hébreux, disparut de l'Afrique depuis l'Exode jusqu'aux premiers Ptolémées.

« Le jaguar d'Amérique ressemble davantage aux tigres d'Afrique, que ceux-ci ne ressemblent au tigre rayé de l'Asie. Le jaguar aurait-il émigré du continent asiatique en traversant les neiges du pôle? Si on lui fait traverser l'isthme de Suez ou même le détroit de Bab-el-Mandeb, on ne pourra pas sérieusement le jeter à la nage à travers l'Océan Atlantique. Ce chemin répugnera peut-être moins pour les amphibies : certains crocodiles américains ressemblent aux crocodiles de l'Asie bien plus que ceux du Sénégal et du Nil : ceux-ci auraient donc été altérés par le climat ! Tous auraient changé de mœurs puisqu'ils auraient, comme l'Esturgeon, passé de l'eau salée dans l'eau douce. Mais les habitudes et les formes actuelles étaient déjà établies avec les commencements de l'histoire. Que de siècles il aurait fallu pour produire des altérations si profondes et vous répétez toujours que le monde est si jeune !

« Si à toute force nous acceptons la mer comme le grand chemin par lequel furent d'abord approvisionnés les fleuves qui y débouchent, d'où faites-vous venir les poissons des grands et petits lacs et des rivières borgnes? La Caspienne, l'Aral, l'Araxe, l'Oxus, le Volga, le Jourdain, l'Etymandre sont très poissonneux. Si quelques espèces s'y ressemblent entre elles ou avec les espèces habitant ou touchant la grande mer, par quel chemin ont-elles communiqué? Si chaque région a ses espèces propres, où s'est-elle d'abord pourvue? Le mélange des espèces est déjà quelque chose de rare dans les diverses zônes de la même rivière. La truite ne quitte jamais les régions fraîches et granitiques. Le guapucha, espèce de truite de la Bogota supérieure, ne se trouve jamais dans la rivière Magdalena. Si la Bogota fut empoissonnée d'abord par le chemin de la Magdalena, comment franchir le point qui réunit ou plutôt qui sépare ces deux cours d'eaux? Le guapucha aurait eu à remonter une cascade de 500 pieds!

« Enfin beaucoup d'eaux souterraines sans communication avec la mer ou avec les rivières se sont trouvées peuplées de poissons, de crustacées, de reptiles spéciaux. Les eaux de la Carniole ont offert le protée; les lacs de *Mammoth-Cave* dans le Kentucky sont pleins d'écrevisses; les volcans boueux de Guito, le puits de Greuelle, les sources des oasis d'Egypte rejettent des poissons évidemment adaptés à leur vie ténébreuse : ils sont aveugles comme les écrevisses de *Mammoth-Cave*, comme le protée de la Carniole. »

—

Pour répondre à cette préface, nous serons obligés de remonter un peu haut. Nos adversaires ont implicitement arrangé dans leur critique, un monde primitif, une sorte de création en bloc et invariable. L'initiative de cette hypothése ne leur appartient pas. Bernardin de Saint-Pierre avait déjà admis des cadavres d'animaux et de plantes qui n'avaient jamais vécu , et qui au premier instant de la création , avaient alimenté des animaux , des insectes , des mousses qui ont continué jusqu'à nos jours à se substanter de semblables pâtures. Il était plus admissible encore , que des terrains d'alluvion eussent été déposés sans courant de fleuve, des calcaires sans sédiment marin ; des cristallisations granitiques sans fusion ignée. Les coquilles, les empreintes végétales , les ossements et les pétrifications n'étaient que des jeux de la nature ou des caprices du Créateur. Il en était de même de la saillie des montagnes et de l'inclinaison des terrains feuilletés L'omnipotence Divine avait arrangé une sorte d'antiquité illusoire. Elle avait commencé le monde par ce calcul proleptique (rétrograde) reproché depuis à l'orgueil de tous les peuples anciens. Les naturalistes ne se doutaient pas apparemment des singulières concessions qu'ils faisaient à la toute puissance du Créateur ! La géologie est venue leur apprendre que Dieu avait employé à ses fins, les forces de la nature autant que la matière. Ces forces sont patientes ; elles ont modifié le globe à plusieurs reprises depuis que la création le livra à leur empire.

Quand l'homme parut sur la terre, deux mondes d'animaux s'y étaient déjà succédé. Les révolutions du globe prouvées par de fossiles d'âges divers expliquent les routes par lesquelles les animaux ont pu se distribuer partout, les moyens par lesquels ils ont pu disparaître de quelques points, ne subsister que dans d'autres, et partout modifier leur organisation après avoir changé de milieu et d'habitude.

Que les naturalistes prouvent que dans une époque moyenne, l'Afrique ne fut pas unie à l'Asie, avant l'irruption de la mer Rouge; que les déserts de sable n'ont pas été des prairies et des forêts, comme les bois fossiles de l'isthme de Suez l'indiquent pour une époque antérieure; que l'Aral, la Caspienne, n'ont pas fait partie de l'Océan en touchant à la Méditerranée; que le déluge universel n'a pu approvisionner toutes les rivières borgnes, toutes les eaux intérieures; qu'un continent Atlantique n'a pas préexisté ou coexisté avec l'Amérique; que l'archipel indo-chinois et l'Australie n'ont pas été liés au continent asiatique, etc. Ces preuves sont à leur charge : jusqu'à ce qu'ils les aient fournies, nous récuserons leur hypothèse.

La fixité du règne végétal prête à des arguments plus spécieux, négligés par Desmoulins mais que d'autres pourraient invoquer.

Les plantes immobiles à leur place semblent réunir au grand complet ces conditions d'êtres autochtones ou enfants du terroir, conditions que l'on a cru trouver dans les variétés de l'espèce humaine. Les végétaux de l'ordre inférieur, les mousses, lichens, champignons passent non seulement pour avoir eu toujours la même patrie, mais encore pour être les produits directs du terroir qui les porte. Le mystère de leur existence a fait supposer une génération spontanée par

les mêmes raisonnements que nous avons déjà repoussés à propos des animaux microscopiques ; inductions
positivement contraires à la loi de reproduction des
végétaux plus grands et plus connus. Dans les grandes
plantes, en effet, un germe a préexisté, et si l'herbe ou
arbre qui en sort, végète et meurt fatalement à la
même place, la graine libre a pu voyager ; le chêne
est immobile ; mais le gland, son père, a pu venir de
fort loin.

La géographie botanique a partagé la surface du
globe en un certain nombre de régions habitées par
telles espèces ou tels genres qui ne se retrouvent point
ailleurs. La Nouvelle-Hollande, l'Amérique sont spéciales pour le règne végétal comme pour le règne
animal. Mais au règne végétal aussi s'appliquent les
réserves déjà faites pour l'arrivée des animaux ; car la
géographie botanique a constaté de la façon la plus
certaine le déplacement d'un grand nombre de plantes.
Il n'est pas seulement question ici de l'acclimatement
des végétaux domestiques importés des pays lointains,
comme de véritables colonies auxiliaires de l'industrie
humaine. Les voyages de l'homme ont pu transporter
quelques germes : les plantes ont ensuite élargi leur
domaine par une activité propre. Les cactus et les
agaves importés d'Amérique ont fait le tour de la
Méditerranée depuis le xv⁰ siècle. Les centaurées
bleues des côtes africaines sont arrivées aux plages
du Languedoc avec les laines de Barbarie ; les chardons
d'Espagne et de Portugal semés par les marchandises
européennes à l'embouchure de la Plata, ont gagné de
proche en proche les immenses plaines de l'Amérique

méridionale qu'elles couvrent aujourd'hui d'une sorte de taillis doublement précieux, puisqu'il commence par un riche paturage et finit par un arbuste combustible. Par une triste compensation une plante américaine qui recèle un poison violent, la pomme épineuse (*datura stramonium*) importée à notre insu vers Bayonne et Bordeaux a déjà parcouru la ligne entière des Pyrénées et commence à infester le Languedoc.

L'isolement de certains végétaux dépareillés dans quelques régions botaniques a pu tenir, comme l'isolement des animaux, aux révolutions qui ont isolé ces régions et détruit les aïeux ou les frères végétaux et animaux dans les pays d'où ils avaient d'abord rayonné. Même après le bouleversement de la terre, le voyage ancien serait suffisamment expliqué par les végétaux similaires transportés aujourd'hui même à de grandes distances, dans des îles, presqu'îles ou continents par les vents, par les courants d'eau, par les oiseaux voyageurs.

Donc, affirmer l'immobilité de l'espèce humaine et sa perpétuité dans une même partie d'après les analogies tirées des animaux et des plantes, c'est commettre une pétition de principe ; c'est s'appuyer sur des apparences trompeuses, sur des faits louches, qui mieux observés peuvent amener des conséquences toutes contraires, ou tout au moins commandent le doute.

Au surplus nous avons discuté ce hors-d'œuvre de botanique et de zoologie sans y être forcés par les lois de la saine logique. Qu'importent à la science de l'homme les doutes d'une science voisine ? Si l'émigration est embarrassante pour l'instinct des animaux, pour l'apparente fixité des plantes , elle ne l'est nullement pour l'intelligence de l'homme. Son déplacement est un fait constant et continu; il date de la première exubérance d'une famille ou d'une tribu, de la première guerre sur terre, de la première industrie sur l'eau. Le déplacement de certaines espèces animales est un fait aussi positif et plus récent. Les baleines qui semblent tant aimer les glaces aujourd'hui venaient jadis dans la Méditerranée et au voisinage des tropiques ; la technologie et la tradition toute basque de la pêche des cétacées établissent qu'on a commencé cette pêche au golfe de Biscaye. Les crocodiles qui au temps d'Hérodote descendaient jusqu'aux embouchures du Nil ne se rencontrent aujourd'hui qu'au dessus de Denderah. Les éléphans de la côte septentrionale d'Afrique où les Carthaginois les chassaient autrefois ont fui vers l'intérieur où nos chasseurs algériens repoussent chaque jour les lions. Les gazelles qui sont les chamois des pays chauds viennent passer la nuit dans les vallées fraîches et herbeuses après s'être cachées le jour dans les montagnes arides et brûlantes. C'est juste le contraire de l'habitude des chamois et izards. Partout les grands animaux sauvages se retirent des lieux fréquentés par l'homme pour chercher leur nourriture ou fuir un ennemi.

Le livre de Desmoulins abonde en érudition , en aperçus piquants mais] étroits, en rapprochements hardis mais spécieux. C'est une série de mémoires fort incomplète , puisque les races indoues et américaines y sont oubliées. Les travaux de Bory-St-Vincent bien

plus étendus dans les détails affichent une philosophie matérialiste plus explicite mais non plus habile.
Aux œuvres de ces deux hommes qui ont souvent mêlé
leurs idées et leurs recherches, on peut appliquer le
reproche adressé par Volney à Diogène Laërce : tiroir
mal en ordre. Pour rapporter avec une entière loyauté
leur plaidoyer antiunitaire nous aurons à le régulari-
ser, à le compléter, à le rendre cohérent. Heureusement
pour nous la science et les voyages fournissent chaque
jour des faits favorables à notre réponse. Desmoulins
demandait pourquoi il n'y avait de blancs que sur un
quart de la terre et de nègres laineux qu'en Afrique ?
Et les navigateurs ont trouvé des nègres complets à la
nouvelle Hollande, à Van-Diemen, à la nouvelle Guinée,
aux Iles de la Sonde, à la presqu'île de Malacca.
M. Abadie a prouvé que des races blanches vivaient sur
un haut plateau de l'Afrique centrale ; on en a rencontré aussi dans plusieurs points de l'Amérique froide et
dans les deux cas au milieu des populations noires ou
basanées des localités plus sèches et plus chaudes.

Notre IVe livre n'épargnera aucun détail important
de la Thèse antiunitaire renversée par ces faits et par
bien d'autres pareils. Ceux que nous venons de choisir
signalent le climat comme profond modificateur et les
naturistes continuateurs de Démocrite et d'Epicure
ont proclamé bien plus haut l'omnipotence du climat
car il se passent du merveilleux d'une création divine
pour recourir à une autre origine non moins merveilleuse, la création spontanée. Si la terre a produit partout les animaux qui lui sont propres, leur livrée
extérieure était le résultat des influences physiques.

Affirmer la force créatrice des milieux pour un type primitif, c'est à plus forte raison admettre la modification secondaire de ce type quand l'expatriation a changé les milieux, c'est-à-dire l'air, la lumière, l'humidité ou sècheresse, la nourriture , l'élévation au-dessus du niveau de la mer. Mais cette seconde moitié du fait est seule acceptable, seule prouvée.

—

La durée de l'homme créé spontanément et commençant sa vie par le simple instinct du sauvage de l'Aveyron serait doublement absurde. Avec une organisation compliquée, mal pourvue du côté de l'instinct et des armes naturelles ; avec une peau nue, des ongles mous, des dents courtes, une bouche peu fendue, la résistance de quelques individus, de quelques familles à la guerre des éléments, des plantes, des animaux, jusqu'à l'époque où leur intelligence et leur esprit d'association auraient été suffisamment développés, cette résistance serait aussi miraculeuse que la création divine opérant sur un seul couple, une seule famille privilégiée et abandonnée à elle-même, à son progrès, à sa décadence, à sa liberté, mais seulement après développement suffisant des forces individuelles et numériques capables d'asservir les élémens, les plantes et les animaux.

Dix, quinze créations spontanées sur autant de points de la terre seraient dix, quinze fois plus inadmissibles que le miracle unique d'une seule espèce humaine peuplant la terre en rayonnant d'un seul point. Un miracle est plus acceptable que dix ou quinze miracles; et la génération spontanée d'un homme, de plusieurs hommes sans père serait toujours une impossibilité, tandis que l'autre hypothèse acquiert la puissance d'un fait au bout des argumens de notre doctrine.

IV.

VÉRITABLES BASES DE L'ÉGALITÉ.

Il reste à répondre à quelques raisonneurs plus éthérés qui sans croire précisément à la création par Dieu, déclarent que l'admission d'une race unique et primitive met à l'omnipotence divine des bornes inconvenantes.

Il me semble d'abord bien aisé de comprendre que la multiplicité et conséquemment l'inégalité primitive des races, au lieu de montrer la grandeur du Dieu créateur trahiraient au contraire son imprévoyance et son injustice.

Les partisans du droit du plus fort trouveraient un argument capital dans un système qui scindant l'humanité en plusieurs castes physiquement inégales, les scinde par cela même en castes inégales en aptitudes et en droits ! Le jour qu'il serait décidé que les nègres ne sont qu'un échelon supérieur aux singes, la légitimité de leur esclavage serait définitivement démontrée: on étendrait bientôt la conséquence à la race mongole dont en ce moment même la politique Européenne commence la conquête, et dont par conséquent l'exploitation pourra avoir à se justifier bientôt. Quand même la science ne nous éclairerait pas ; quand même on rejetterait l'affirmation des traditions sacrées, la morale et l'induction seraient des guides suffisans pour nous montrer qu'une création multiple, produisant des races inégales au physique et au moral est une idée inconciliable avec la bonté, avec la justice divine. La charité chrétienne trouvera un appui dans la véritable science éthnographique pour mettre hors de contestation un dogme trop longtemps dédaigné par l'orgueil, méconnu par l'ignorance, puisque une simple nuance dans le degré d'éducation fut si souvent assimilée à une différence radicale d'éducabilité. Les noirs d'Afrique, les rouges d'Amérique, les jaunes d'Asie ont mis en esclavage des hommes de leur propre couleur. Les blancs leur avaient donné l'exemple puisqu'ils avaient fait des esclaves et des serfs avec des populations blanches avant d'asservir les populations basanées. Quand on a visité les pays où la race blanche est dégradée et mêlée à la race noire, on voit clairement qu'il n'y a pas tant à se glorifier d'être blanc ni tant à mépriser les nègres. J'ai eu à mon service des turcs, des arabes, des cophtes, des darfouriens, des barabras, je les ai trouvés tous également imprévoyans, et rusés, paresseux, menteurs et voleurs. Triste assimilation de leur décadence sociale ! J'ai vu d'assez près les grands hommes de cette barbarie qu'on appelle la civilisation musulmane et je ne les ai pas estimés supérieurs en génie à Toussaint-Louverture, à Dessalines, à Christophe, malgré la différence de leurs angles faciaux respectifs.

Les naturalistes n'ont pas encore donné une précision géométrique à ce mot : dégradation physique.

S'ils avaient la prétention de mettre en rapport obligé de cause à effet (causalité) telle modification physique avec telle dégradation morale, nous renouvellerions les objections logiques et les mille preuves expérimentales qui ont ruiné le système phrénologique de Gall ! Il suffit de trouver un seul nègre éducable à la façon des blancs pour affirmer l'égalité des aptitudes chez les deux races ! Ces exemples ne sont pas rares. Depuis le fameux Muley Ismaël, les empereurs de Maroc ont trouvé parmi les nègres plus d'un visir habile. St-Domingue a fait connaître les noms et actes d'administrateurs capables et de soldats heureux. L'abbé Grégoire et le missionnaire Oldendorp ont colligé une bibliothèque déjà considérable de nègres littérateurs. Les Polynésiens n'ont pas d'industrie plus avancée, de fétichisme moins grossier, de souvenirs plus longs que les cafres et les yolofs ; une certaine ressemblance avec les Malais, avec les Américains, a suffi pour les classer au-dessus des nègres. Si la civilisation astèque et toltèque fut quelque chose de comparable aux vieux cadres politiques de l'Inde, de l'Egypte et de la Chine, le dédain pour les civilisations stationnaires nous met un peu au niveau des chinois modernes qui n'estiment et ne comprennent l'esprit et la beauté qu'à la façon de leurs pays !

V.

LE PROGRÈS, LA TRADITION & LES LANGUES.

Des philosophes nouveaux ont comparé le progrès humanitaire à une spirale ; ils n'en ont pas mesuré le diamètre : ils l'auraient trouvé fort large par rapport à la hauteur. La spirale se compose de deux parties, la circulaire et la verticale. Le cercle y domine : à lui les siècles et les masses ; à la ligne ascendante les incidents rares , un jour, une idée , un homme ! l'humanité en masse appartient à l'enseignement mutuel, c'est-à-dire à la tradition.

Le dogme de la raison universelle de M. de Lamennais, serait, je crois, moins contestable , si on le réduisait à la reconnaissance de la tradition, force universelle et souveraine de l'espèce humaine : force éduquant aussi les individus et susceptible d'en faire parfois les égaux et même les supérieurs de l'humanité mais *sur quelques points seulement*. Cette restriction est commandée par une considération capitale : si les individus ont observé des faits nouveaux, trouvé des combinaisons neuves de faits ou d'idées , ils se sont toujours servi de la langue des masses , instrument le plus large, résumé le plus complet des traditions du passé.

Les partisans de la multiplicité des espèces sont obligés de croire les langues aussi distinctes que les races qui les parlent. Les ressemblances de ces langues sont des cas fortuits, ou des résultats du mélange des peuples ; car on admet implicitement ou explicitement que l'homme crée un langage aussi facilement qu'il le modifie ; pourtant il y a aussi loin d'un fait à l'autre, que varier des races par le croisement ou le climat et tirer du néant le type primitif de ces mêmes races. Toute création vient de Dieu : l'instinct des animaux comme l'intelligence de l'homme. Mais le privilège de cette intelligence humaine est d'être partagée entre l'individu et entre l'espèce entière ; tandis que chez l'animal , toute l'espèce n'a en commun rien au-delà du lot individuel. Un rossignol isolé du nid paternel chantera aussi bien que son père : le sauvage de l'Aveyron a montré ce qu'étaient la voix et la langue de l'homme isolé de sa famille !

Il faut n'avoir jamais analysé une langue , n'avoir jamais remarqué la complication de plus en plus large, de plus en plus savante, des langues ses ayeules , la fusion curieuse des langues les unes dans les autres, pour écouter sérieusement les rêves de Court de Gébelin, qui tire mille langues diverses et primitives des onomatopées et des exclamations passionnées des hommes primitifs ! Desmoulins qui lut patiemment ce livre ne connut pas sans doute l'édition où Lanjuinais requis d'ajouter quelques notes, foudroya au nom du bon sens les folles suppositions de l'auteur !

L'homme créé sans langage eut été le plus misérable des animaux : un premier homme, une première famille réduits à l'instinct des brutes auraient été plus disgraciés qu'elle ! A-t-on bien réfléchi au temps qu'exigerait l'invention d'une industrie et d'un langage ! comment la troisième et quatrième génération seraient-elles arrivées, au milieu des périls et de la faiblesse de la seconde et de la première? et celle-ci comment passa-t-elle sa longue et débile enfance sans parents protecteurs? comment fut-elle engendrée sans père ni mère de son espèce? il ne faut pas se lasser de le demander ! le rationalisme explique sans doute ce miracle , car il l'accepte implicitement !

VI.

DISPERSION DES RACES.

La croyance aux espèces diverses et autochtones est embarrassée d'expliquer la dispersion de la famille humaine partant d'un seul lien, et son augmentation en procédant d'un seul couple. Mais l'industrie et l'activité humaine expliquent aussi aisément le premier fait, que la statistique rend compte du second. Soit qu'on accepte l'individu et la longévité d'Adam, soit qu'on prenne son nom et sa vie de plus de mille ans comme résumant une dynastie, ou plutôt le groupe primitif de la famille humaine , trois générations par siècle et quatre enfans par génération donnent , dès le neuvième siècle, c'est-à-dire à la vingt-cinquième génération un chiffre approchant de la population actuelle de la Chine. A la vingt-neuvième, le chiffre dépasse déjà la population actuelle de toute la terre ; la trentième dépasse un milliard.

Il faut modifier beaucoup cette donnée même dès

la quatorzième génération : 16,384 , chiffre représentant une des fortes tribus d'arabes ou d'autres peuples pasteurs. Alors le besoin d'émigrer pour chercher des aliments ; le travail, la discorde , la maladie, le souci , diminuent la prospérité des ménages , les chances de vie des enfans, et la famille peut se réduire à une moyenne de cinq : père, mère et trois enfants. C'est un sixième à retrancher de chaque génération selon le compte ci-dessus. Les chances sont meilleures encore après le déluge, puisque alors c'est par plusieurs familles que la terre se repeuple simultanément. En dix siècles elles peuvent avoir occupé les trois grands continents qui se touchent et qu'on appelle avec tant de raison l'ancien monde. Les îles et continents de difficile accès n'auront été peuplés que dans les périodes postérieures, après un certain développement de l'industrie maritime, ou après une pléthore poussant la population à émigrer. Nous verrons par exemple en parlant des Américains, que par les traits de la physionomie et par les langues , ils se rapprochent des types de l'Asie centrale, ce qui donne le droit de présumer qu'ils n'ont émigré par le nord ou par le littoral d'Orient que dans une période comparativement récente.

En pensant aux doutes qui affligent encore tant de points de la science, on peut se consoler des embarras relatifs aux races dont la synonymie n'est pas encore bien retrouvée dans la Genèse. Les hommes voulant puiser uniquement à cette source ne doivent pas oublier que Moïse n'a poursuivi la généologie du genre humain par Caïn, que jusqu'à la 6e génération. Qu'ils tiennent compte des changemens de noms et de séjour des générations successives. Plusieurs critiques ont pensé que dans le langage tropique des orientaux, un nom d'individu désignait le plus souvent un peuple. La rareté des noms de femme et le pluriel employé pour beaucoup de noms propres donnent du poids à cette opinion (1).

Cuvier a affirmé sans preuves que les trois races qu'il admet, blanche, jaune, noire étaient déjà séparées d'habitation et de type à l'époque du déluge. Cette assertion n'est prouvée que pour une époque de beaucoup postérieure, surtout en ce qui concerne l'habitation. Nous verrons que les changemens amenés par le climat et le croisement ont pu trancher profondément les variétés humaines avant les temps historiques, ce qui a favorisé des modifications postérieures et incessantes, puisque les émigrations et les croisemens continuent.

VI.

DIVISION DU TRAVAIL DANS NOTRE LIVRE.

La tradition, cette lente éducation qui fait le tour du monde, est un orbe dont tous les rayons nous ramèneront à un centre commun, l'Asie centrale. La science établira l'unité de l'espèce humaine par une double série de preuves :

Unité morale, par la ressemblance des traditions historiques et religieuses, par la ressemblance des langues et par l'égalité des aptitudes.

Unité physique, ou réunion des variétés apparentes en une espèce unique.

Traditions , langues, races émanent du Caucase indien. La ressemblance des traditions est aussi évidente que la fusion chromatique des races diverses ; la même analogie est encore plus frappante pour les langues ! Pour quelques divergences fortuites, pour un petit nombre de similitudes inexplicables par les migrations, on trouve des milliers de rapports dont la filiation rend le compte le plus satisfaisant. Les langues ont marché comme les peuples et avec les peuples. Si les émigrans étaient peu nombreux, leur postérité a pu s'accroître plus rapidement : elle se propageait dans le vide. Nos adversaires affirment que langues et conquérans ont rencontré toujours des langues et des peuples autochtones : ils l'ont très mal prouvé pour les commencemens de l'histoire ; quant aux époques antè-historiques, ils l'ignorent encore plus que nous puisqu'ils récusent en masse les témoignages tradi-tionnels.

J'ai résumé dans cette introduction le cercle entier des argumens que le livre va développer avec preuves à l'appui. Une vue d'ensemble quand elle est satisfaisante quoique hâtive, affermit l'esprit contre les doutes qui surgiraient dans la lente évolution des détails.

LIVRE SECOND.

Unité Morale de l'Espèce Humaine.

LIVRE SECOND.

UNITÉ MORALE DE L'ESPÈCE HUMAINE.

I.

PHILOSOPHIE DE L'HISTOIRE.

D'après les réserves commandées par la logique même de la science, nous devons provisoirement abandonner à la foi, la création de l'homme et la plus grande partie de son histoire primitive. Ce n'est qu'après nous être solidement établis dans le département purement humain et critique de l'histoire, qu'il nous sera permis d'en remonter les sources, par de sages et fortes inductions. Elles nous seront fournies en abondance, car ce département, déjà fort étendu dans l'antiquité, acquiert d'immenses proportions jusqu'à l'époque très moderne où nous avons enfin catalogué les populations de la terre entière et embrassé l'ensemble de leurs traditions.

En attendant de montrer combien ces traditions sont au fond identiques malgré leur apparente variété, nous allons voir combien l'esprit des peuples , soit qu'il monte, soit qu'il descende est uniforme dans ses mouvemens.

L'activité ou l'initiative , portion la plus individuelle des aptitudes de l'humanité, est cependant renfermée dans des limites et sujette à des lois générales. Nous avons déjà dit dans l'introduction : à la ligne ascendante, les incidens rares ; un jour, une idée, un homme ; l'humanité en masse appartient à la tradition. L'étude des phases descendantes pourra montrer que l'activité ou initiative humaine n'est pas toujours employée à monter et même que cette activité n'est pas moindre dans un cas que dans l'autre.

Aux premières lueurs historiques , nous trouvons la famille humaine en possession d'une langue et d'une certaine science, héritages du passé. Ses aptitudes , ses passions, et les circonstances extérieures peuvent accroître cet héritage , le maintenir au niveau , le diminuer.

Des peuples énervés par le luxe et le doute ; des tribus amollies par un climat trop heureux, séparées trop long-temps des masses plus fortes ou plus instruites;

une famille, un couple dépaysés par une castastrophe ,
par un naufrage ; voilà les origines de la décadence
aux divers degrés de corruption, barbarie , état sauvage, abrutissement.

La corruption possède tous les raffinements ,
même la morale qu'elle méprise ; la barbarie n'a que
des arts grossiers capables à peine de conserver la
tradition. L'état sauvage survient après la perte totale
de ces moyens ; l'abrutissement après diminution encore plus grande de la mémoire du passé et de la pré-
vision du lendemain.

Pour ce dernier cas, on peut se figurer une pirogue
des côtes américaines ou des mers du Sud jetée par
la tempête sur un rivage inconnu, ou une île déserte.
Quelques jeunes gens, quelques enfans échappent seuls
au naufrage, en sachant imparfaitement la langue de
leurs parens, leurs arts, leurs récits de famille : voilà l'origine de ces malheureux qu'on a parfois rencon-
trés ignorant jusqu'à l'usage du feu.

Heureusement l'humanité en masse a conservé et
même élevé le niveau moyen de son héritage. Pour elle ,
savoir a été le souvenir et l'observation employés à lapré-
vision. S'approprier la nature en pensant à Dieu a été
le but constant de son activité. Discipliner l'égoïsme
a été la fonction morale de ses législateurs. L'association a fait travailler même les paresseux ; neutralisé,
écarté, puni les malveillans . La propriété, institution
précoce et habile, a été un progrès sur le simple

usufruit avec communauté , auquel s'est arrêté , ou plutôt vers lequel a reculé la race nègre. La loi agraire, on le voit, serait chez les blancs un retour à l'indolence du sauvage.

La famille, la tribu, la nation ont travaillé comme un seul homme en réunissant l'expérience de tous. Avant qu'il puisse en être de même de l'humanité en masse, il y aura de longs antagonismes de peuple à peuple, de violentes centralisations sur un point. Les idées de patrie et de nation sont à ce prix. Une idée de progrès se fait jour avec une lente sagesse, car elle doit passer par les états graduels, de sentiment moral, de dogme public, de puissance de fait. L'expérience a profité d'abord à l'individu, puis au citoyen, enfin à l'homme.

Dans la poursuite du bien et du mieux but du progrès, les passions, les individus et les masses quoique souvent aveugles, marchent à un but providentiel que le temps seul précise. Les révolutions, les grands hommes eux-mêmes ne l'avaient compris qu'à demi. Une conquête même injuste a révélé la valeur d'une tendance, la puissance du branle, l'élan que peut imprimer aux masses l'association , la prédication vers un but. L'expédition d'Alexandre fait remonter les Grecs aux sources premières et antiques de leur civilisation, en même temps qu'elle leur livre le luxe et le commerce de l'Asie ! Les Goths, les Mandchous, les Mongols conquirent des empires et trouvèrent par dessus le marché des religions et des civilisations! Les croisades inoculent à l'Europe grossière les raffinemens et la science de l'Orient !

Pendant ces crises, le travail intérieur proportionne les droits aux sacrifices qui sont les devoirs sociaux ; l'égalité se fait jour à travers les inégalités qui donnent force et discipline au cadre social primitif. La patrie, la cité, la nationalité répandent les arts et la dignité parmi les masses ; détruisent les castes après l'esclavage. Les arts et raffinemens de la civilisation qui furent d'abord énervans deviennent enfin conciliables avec l'énergie physique et passionnée des Barbares. Cette union sert au besoin, à la propagation des convictions et des vérités nouvelles, à la conquête des intérêts, des mondes nouveaux ! L'idée de fraternité gagnera les hommes de la cité, de la nation, de la terre : le sentiment religieux à son état le plus noble et le plus lucide est toujours mêlé à l'amour du prochain !

Nous acceptons pour ces aperçus les formules de quelques optimistes (1) qui ont revendiqué le fonds comme une dépendance du christianisme. Nous leur rappellerions plus tard cette confession, s'ils prenaient le christianisme pour un moyen et non pour un but.

Sans vouloir amoindrir le lot de l'initiative humaine nous devons maintenant faire la part de la tradition. Même en nous renfermant dans la civilisation de l'Europe moderne, nous serons comme toujours transportés de proche en proche vers l'Orient. Notre science politique et administrative est l'œuvre principale des Romains ; nos arts sont fils de la Grèce ; nos idées religieuses viennent de la Judée. Rome sortait de la Grèce ; la Grèce venait de l'Egypte, comme le peuple Hébreu. A l'Egypte donc l'honneur principal de notre longue éducation ! N'oublions pas que l'Europe latine doit quelque chose aux nations gothiques ou scandinaves. Celles-ci étaient sorties de l'arbre scythe et de la vieille civilisation indienne. L'Egypte et l'Abyssinie furent, elles aussi, des colonies indiennes : donc par deux grands arcs de cercle nous remontons à l'Asie centrale. Nous allons continuer la même route en interrogeant les cosmogonies des grands peuples de l'antiquité.

II.

UNITÉ PAR LES TRADITIONS.

Cuvier déployant une immense érudition et une logique irrésistible pour ruiner les prétentions des nations antiques à une chronologie très reculée, aurait-il, comme on le dit, travaillé au profit de Moïse ? Les profits seraient bien légitimes pour Moïse, auteur de la méthode imitée si heureusement par Cuvier. Si les découvertes hiérogliphiques récentes ont produit quelque chose de certain, c'est surtout la vérification des descriptions bibliques relatives à l'Egypte et à ses mœurs.

Moïse fut historien judicieux autant qu'observateur

sincère. Après avoir bien retracé ce qu'il voyait, il choisit avec le même discernement les traditions du passé. Aux époques qui le touchaient de près, il donna les générations comme mesure du temps, avec une précision à laquelle les méthodes n'ont rien ajouté depuis (1). Il relégua respectueusement les longévités merveilleuses vers les temps diluviens et les commencements du monde; et encore ses chiffres sont-ils modérés en comparaison des milliers d'années ou de siècles que d'autres peuples concédaient à leurs patriarches, à leurs rois primitifs! C'est surtout à ces temps éloignés et incertains qu'il est permis de croire que Moïse et les autres annalistes d'Orient appliquaient de préférence le langage tropique embrassant dans un seul nom collectif plusieurs générations d'une nation, ou d'une dynastie royale tout entière.

Si la cosmogonie et le déluge de la Genèse se trouvent le fond commun de toutes traditions antiques, malgré les variations des noms propres, il est permis d'espérer de ramener aussi à l'unité les dissidences de chronologie Depuis que l'orthodoxie ne se préoccupe plus exclusivement des livres sacrés sans réclamer les secours de la science, celle-ci a pu se demander si l'explication la plus simple et la plus digne, de la ressemblance des traditions, ne serait pas que chacune a vu et reproduit à sa façon le même grand évènement secondaire, le déluge; que toutes les traditions étaient l'écho diversifié d'une seule tradition, effet et témoin d'un évènement plus grand, plus reculé, la création !

En interprêtant les fables de récits, de noms et de chiffres des autres peuples, il est juste aussi de bien comprendre les récits, les noms et les chiffres donnés par les livres du peuple favorisé de Dieu. Cette justice distributive a remis en honneur la chronologie biblique des Septante qui donne à l'apparition de l'homme environ 1,500 ans de plus que le texte de la *Vulgate*. La version et la chronologie des Septante étaient au surplus adoptées par les apôtres et les premiers pères de l'Eglise ; par saint Jérôme lui-même en tant que continuateur de la chronique d'Eusèbe.

Notre terme de comparaison ainsi déterminé, nous allons l'appliquer successivement aux annales antiques en commençant par celles dont traditionnellement et géographiquement ce terme se rapproche davantage.

III.

CHALDÉENS.

Moïse tire les Hébreux de Jacob, frère cadet d'Esaü ; il rattache aussi Abraham à Seth fils puîné d'Adam. Les générations de Caïn, le fils aîné, ne sont pas poursuivies au-delà de la sixième. Au contraire les Chaldéens et Phéniciens rattachent directement leur origine à Caïn et font une chronologie de dix générations royales ou patriarchales anté-diluviennes. Les

Chaldéens font régner ces rois pendant 432 mille ans. Selon Pline les observations astronomiques des Chaldéens remontaient encore plus haut, à 720 mille ans. Mais d'après les historiens d'Alexandre , le philosophe Callisthène aurait réduit ce chiffre à 1,903 ans. Il est assez remarquable que 720 mille ans estimés en jours au lieu d'années , donnent un nombre d'années, 1791, assez rapproché de l'évaluation de Callisthène ; et nous savons qu'entre les mesures du temps usitées à Babylone , les petits *Sares* ou anneaux étaient simplement des jours. Les grands *Sares* , mentionnés par Suidas et tels que Freret les a calculés, ne donnnent à la période anté-diluvienne que 2,222 années ; c'est à 34 ans près, la chronologie des Septante.

IV.

PHÉNICIENS.

Le fragment de Sanchoniaton conservé par Eusèbe ne contient pas le chiffre chronologique de l'histoire des Phéniciens. Jules Africain ajoute seulement qu'ils font remonter leur origine à 30,000 ans. Ce qui est plus positif et significatif, c'est qu'ils admettent, comme les Hébreux, les dix générations des grands patriarches , et , comme les Chaldéens , ils rattachent ces générations à la branche de Caïn. Fourmont , dans un travail très-savant et très-concluant, établit la ressemblance de la triple génération hébraïque, chaldéenne et phénicienne, malgré la différence des noms, qui, tous étant qualificatifs autant que noms propres, devaient varier dans chaque idiome.

Philon, continuateur de cet esprit antique, n'a donné que la contre valeur grecque de ces dix noms qui correspondent aux dix patriarches chaldéens, depuis Alor jusqu'à Xixuthrus et doivent correspondre également aux patriarches Hébreux, depuis Adam jusqu'à Noé. Il est fort curieux de voir dans la Genèse les noms de la branche de Caïn, aïeul immédiat des Chaldéens et Phéniciens, reproduire périodiquement la plupart des noms de la branche cadette de Seth. Il n'est pas fait mention de déluge après Mysor ou Sydic, l'homme juste ou le Noé phénicien. Mais le fragment de Sanchoniaton est fort court et la cosmogonie chaldéenne-hébraïque se retrouve entière dans les plus vieilles traditions des Etrusques qui ne pouvaient l'avoir reçue que par les colons lydiens ou phéniciens. Aux temps postérieurs les Chaldéens, diseurs de bonne aventure, en Italie, ont pu réchauffer quelques restes de légendes asiatiques qui se seront mêlées aux oracles sybillins exploités à Cumes par une colonie chaldéenne. Les Etrusques, selon Suidas, donnaient au monde une durée de douze mille ans et les vers sybillins, auxquels Virgile fait allusion dans son églogue de Marcellus, plaçaient le monde à la fin de la première moitié de cette période.

V.

ÉGYPTIENS.

Les assertions des Egyptiens relativement à leurs annales, à leurs dynasties et même aux noms de leurs rois ont beaucoup varié selon les temps. Solon, Hérodote, Diodore, Germanicus, Mela, Josèphe, nous ont transmis ces variantes, inévitables dans tout pays où l'histoire est déposée aux mains d'une caste plus que discrète; à plus forte raison là où ses annales sont écrites dans une langue mystérieuse, peut-être mythique! Manéthon, prêtre d'Héliopolis, mais tempérant son orgueil national par la critique grecque, venue avec les Ptolémées dont il fut historiographe, donne 4,000 ans comme durée totale des dynasties humaines et divines jusqu'à la quinzième année avant la conquête d'Alexandre. Ce chiffre est variable dans le comput des divers interprètes de Manéthon, anciens et modernes; nous donnons ici une moyenne. C'était encore trop pour l'histoire égyptienne proprement dite; mais c'était déjà bien modéré en comparaison du règne de Ménès, placé à 11,340 par les prêtres qui instruisaient Hérodote. Le règne des douze grands Dieux n'étaient pas compris dans cette période puisque le soleil seul avait régné trente mille ans.

Enfin, à une époque où le scepticisme promené partout avec César avait fait relâcher même les prêtres égyptiens de leur ancienne réserve, Diodore de Sicile, homme exact et curieux, entendit ces prêtres dire formellement que dans le comput des annales, la mesure du temps, l'année n'avait pas toujours été de douze mois ; que ce nom d'année avait été le plus souvent appliqué à un espace de trente jours. Ce qui simplifie beaucoup le mystère de la longévité des Ethiopiens macrobiens.

De cette façon la chronologie du monde que l'orgueil égyptien avait rempli de ses propres dynasties, serait réduite à une période de 5,544 ans avant J. C. même en y comprenant le règne des douze grands dieux. On retrouve encore aujourd'hui quelque chose comme les années ou cycles d'un mois, de deux, de trois dans l'Inde et la Chine. Le Roudou ou Ritou est une période indienne de deux mois ; le pacham d'un demi-mois. Le zodiaque chinois double les douze signes et obtient vingt-quatre pacham dont les deux constituent le mois. Rask et Klee ont supputé la chronologie anté-diluvienne en admettant que la division du temps avait alors pour unité le jour, puis le mois lunaire. L'abbé Bellanger, après Scaliger, a trouvé dans le récit égyptien de deux levers du soleil à l'occident, le mythe des désordres de l'année vague et de ses réformes. Il aurait dû ajouter, comme Scaliger le fit avec sagacité, que dans une période de

11,340 ans, l'erreur du renversement des saisons aurait dû se répéter 15 fois au lieu de deux. Ceci prouve qu'il faut réduire dans la même proportion le chiffre de la période. La règle appliquée donne aux dynasties ou plutôt à la civilisation égyptienne un chiffre encore assez élevé, environ 25 siècles avant J.-C.

VI.

ETHIOPIENS.

Les annales d'Egypte ont absorbé celle d'Ethiopie d'où elles émanaient primitivement aussi bien que la civilisation et la race Egyptienne (1). Dans les traditions des Abyssins ou modernes Ethiopiens on voit la trace des remaniemens imprimés à l'histoire ancienne par les émigrations juives. La reine de Saba dont les Arabes font Balkis l'Hymiarite est devenue Makeda l'Ethiopienne et une longue dynastie procède d'elle et de Melinck, fils qu'elle eut de Salomon. Les chananéens chassés par Josué, figurent parmi les peuples qui envoyèrent des colonies en Ethiopie (2). Ce retour au sud de la mer Rouge, d'où ils étaient primitivement venus, était sans doute l'accomplissement de la malédiction de Noé que les Ethiopiens fils de Cham avaient détournée sur Chanaan leur cousin. Les Egyptiens paraissent s'être réamalgamés avec les Ethiopiens lorsque l'invasion des pasteurs refoula la population au sud de la vallée. Champollion a noté l'abondance de chefs et de gouverneurs Ethiopiens dont les noms figurent dans les stèles de la Nubie, même au temps de Sésostris le grand. Dans la décadence égyptienne les chefs redevinrent des rois et redescendirent en conquérans le fleuve le long duquel leurs aïeux avaient graduellement poussé leurs colonies. Diodore représente la vallée du bas Nil se peuplant d'abord par une race descendue d'Ethiopie et rencontrant sans doute la mer, aux lieux où les alluvions du fleuve commençaient le fertile Delta, qui selon les traditions rapportées à Hérodote n'existait pas encore au temps de Ménès.

VII

INDOUS.

Les livres indous décrivent une création, un paradis avec quatre fleuves, un déluge avec un Noé. Les dix avatars ou incarnations primitives de Vichnou rappellent les dix patriarches anté-diluviens et complètent la ressemblance avec la cosmogonie de la Genèse. Les quatre âges du paganisme se retrouvent aussi dans ces immenses Vedas et Puranas où les parures de la vérité sont trop souvent devenues des voiles ; et où l'histoire n'est accessible que sous une triple enceinte de fables et d'allégories. Les chronologies nationales toujours rédigées d'après ce système furent interrompues vers le commencement du seizième siècle, quand les fils de Timour furent maîtres de l'Inde. Elles ont été reprises dans les temps modernes et toujours avec le même esprit, car un Pundit a fait de graves dissertations pour prouver que Jésus-Christ et Mahomet furent deux nouvelles incarnations de Vichnou.

VIII

PERSES.

Les Perses sont une branche de la grande nation indienne, avec laquelle ils eurent long-temps en commun la patrie et la religion. Les livres sacrés des Perses sont ceux d'une réforme comparativement moderne opérée par un ou plusieurs hommes du nom de Zerdoscht ou Zoroastre. Le *Zenda-Vesta* est un code purement religieux de dogme et de discipline. Le Boundehesch contient une cosmogonie mais il passe pour avoir été rédigé au temps des Sassanides. Les Grecs en contact avec la monarchie de Cyrus nous ont appris assez vaguement l'histoire de ces temps et n'ont connu de l'histoire antérieure que des fables et des noms propres remaniés à la grecque et conséquemment méconnaissables. Achemenés par exemple, cachait Déjochès ou Yemchid.

Il était resté dans le pays beaucoup de traditions orales qui ont été recueillies long-temps après la conquête musulmane par Mohamed-Mohsen-Alfanny (1). Son livre intitulé *Dabistan* (2) contient une cosmogonie accommodée à la religion sabéenne, avec deux grandes dynasties d'hommes et de demi-dieux. Celle-ci fondée par Mahabad subsista plusieurs milliards d'années dont chaque jour était composé d'une révolution de Saturne ou de trente ans. Ce qui est plus certain et plus important, c'est que sous ce Mahabad, roi de toute la terre, le peuple était divisé en quatre castes portant exactement les noms indous ; et que les Mahabads furent au nombre de quatorze, comme les Menous indiens. Ils furent remplacés par des hommes dont le premier fut aussi le premier roi de Perse et de la dynastie Pyschdadienne. C'est alors que la religion primitive d'un dieu suprême paraît avoir fait place au culte des éléments et des astres diversement modifié et réformé beaucoup plus tard par les Zoroastres. Le Sabéisme accompagné des castes indoues demeura cher à beaucoup de gens qui furent persécutés et se réfugièrent dans l'Inde où Mohsen trouva leurs livres de controverse. C'est surtout à propos de ces émigrés qu'il était permis de dire que la religion des Guèbres n'était pas séparée de celle des Indous : remarque faite déjà cinq siècles auparavant par Saadi, philosophe et bel esprit qui ayant habité l'Inde et la Perse, avait composé de belles poésies en langue persane et qui tout musulman et persan qu'il était, s'était laissé tenter dans le même but poétique par la nouvelle langue vulgaire de l'Inde et par la vieille religion de Brahma (1).

Les recherches copieuses des Indianistes modernes (2) ont identifié la Perse et l'Inde antique, à l'*Iran* des livres sanscrits, *Ariana* de Pline et de Pomponius Mela. Les vieilles monarchies indiennes, d'Aoude et d'Indra-Praschta, les monarchies assyriennes de Nembrod émanaient d'un tronc commun, qui avait son centre géographique dans la Bactrianne.

Avant de parler d'autres rameaux qui, du même centre, s'échappèrent vers le nord, l'est et l'ouest, nous devons dire quelques mots de l'astronomie antique en général.

IX.

ASTRONOMIE ANTIQUE.

Quand l'agriculture imposa la nécessité de mesurer la terre et l'espace, les phénomènes du jour et de la nuit avaient longuement accoutumé l'homme à mesurer le temps. La périodicité des saisons et leurs rapports avec l'agriculture firent sentir la nécessité d'une année tropicale ou solaire corrective des erreurs de l'année lunaire. Les mouvements de la lune, commodes pour établir le mois par une révolution complète, fournirent probablement les sous-divisions en semaines, par leur quatre aliquotes. Une semaine plus courte de moitié, et dont Fauriel a trouvé trace dans la langue basque, serait le souvenir d'un calcul encore plus fractionnaire (1). En supposant cette semaine antique, le chiffre et la dénomination des jours seraient un schisme exceptionnel mais non inexplicable, puisque 3 est un diviseur de 30 aussi bien que 7 de 28. Selon Dion Cassius, les jours de la semaine furent institués par les Egyptiens, d'après le domicile et l'exaltation des planètes, et dédiés à ces astres ou divinités secondaires. Mais ce fond est tellement ancien qu'il est permis d'affirmer que tout peuple primitif le reçut traditionnellement de ses aïeux. La science des nations s'est mesurée par la précision et la multitude des observations nouvelles et surtout par l'exactitude des rapports établis entre l'année vague et l'année sidérale.

Quand des savants tels que Delambre et Laplace ont nié la science astronomique des anciens, on a besoin du respect qu'inspirent d'autres savants, Fourrier et M. Jomard, pour rester dans le doute et penser que le procès subsiste tout au plus quant au degré de cette science, à la valeur, à la date, à l'authenticité de ces découvertes. Pour nier que ces peuples eussent observé et observé longtemps, il faudrait nier qu'ils ont existé et vécu age de nations.

La grande période de 26 mille ans, dite précession des équinoxes, fut induite d'un très-minime déplacement de l'épi de la Vierge. Mais les anciens prêtres d'Egypte devaient avoir fait beaucoup d'observations et d'inductions pareilles, en constatant l'état du ciel à l'avènement des rois.

Cuvier (1) répète, après Laplace et Delambre, que la précession des équinoxes indispensable à connaître pour déterminer les grandes périodes, n'était point connue au temps d'Eudoxe, puisque Hipparque, le premier, la communiqua aux Grecs. Déjà, avant l'époque grecque, les Egyptiens étaient en décadence et ils pouvaient ne plus savoir ce qu'ils avaient sû dans une époque antérieure. Delambre a aussi contesté la période luni-solaire de 600 ans admise par Cassini et Bailly, comme appliquée déjà au temps des patriarches. Mais Delambre et Cuvier n'ont pu nier que les Egyptiens eussent déterminé la grande période sothique ou Isiaque. Ils n'ont pu effacer non plus les textes de Strabon et Diodore qui donnent positivement l'année solaire de 395 jours et quart aux Thébains, ni le texte de Syncelle qui avait trouvé la même assertion dans Manéthon.

Les calculs Indiens, bases d'annales vieilles de plusieurs millions d'années, ont été révisés depuis et non seulement trouvés faux ; mais de plus reconnus interpolations des temps modernes (2). Le simple énoncé de la prétention rencontrerait assez d'incrédules, sans l'adjonction de la preuve scientifique de l'imposture. Dans les quatre ou cinq décadences éprouvées par la civilisation indienne, et dans les trois ou quatre renaissances plus ou moins troubles qui s'y sont inter-calées, les brahmes ont plus d'une fois rompu le fil de la science antique et essayé de le renouer avec les se-cours étrangers. James Mill (1) nous a assez fait con-naître le système d'interpolation pratiqué en grand par les copistes jaloux de tenir les livres sacrés au niveau de toutes les découvertes successivement appor-tées par les musulmans et les Européens (2). La Légende de Krischna dont la ressemblance avec nos évangiles avait frappé tant de gens a été reconnue pour une œuvre du VIe ou VIIe siècle de notre ère, époque où le christianisme avait déjà en Orient, plusieurs contre-coups manifestes, notamment la révolution sociale de Mazdak et la conversion chrétienne du roi de Perse Nouchizad. Dans l'Inde immobile les révolutions se traduisent en mythes.

Les Macédoniens qui à la suite d'Alexandre fondèrent le royaume Helleno-Bactrien furent sans doute causes et témoins de remaniemens pareils dans les livres sa-crés déjà vieillis entre les mains de Brahmanes déchus. Dès lors peut-être les constellations d'Andromède, de Céphée, les fables de Prométhée dévoré par le Vautour passèrent dans le planisphère et dans la mythologie indienne avec leurs derniers noms et leurs dernières figures grecques (3). Ce qui n'empêchait pas la langue grecque d'être, dès lors, une fille bien jeune de la très vieille aïeule sanscrite.

La question n'est donc pas de savoir si la période fut réellement trouvée et trouvée juste, mais si elle fut cherchée et rencontrée approximativement à travers des observations de lever héliaque ou de lever acronique des astres voilés ou troublés par l'horizon vaporeux des Zones Torrides (1). Les approximations grossières étaient corrigées par les tâtonnemens des saisons, par la périodicité des pluies Ethiopiennes, des débordemens du Nil, du Gange, de l'Indus, du Tigre, de l'Euphrate ! La question est de savoir surtout si ces formules ainsi obtenues n'ont pas été colportées par la tradition ? (2) Cuvier tout le premier se range à cet avis en proclamant que ce n'est pas le simple hasard qui fit remonter à quarante ou cinquante siècles avant J.C. l'origine traditionnelle des monarchies Assyrienne, Indienne, Chinoise, Egyptienne ! ou plutôt l'origine de la société, de la famille humaine ' Cette concordance n'est vraiment explicable qu'en lui donnant la vérité pour base.

Voici maintenant les calculs qui enveloppaient et gonflaient orgueilleusement cette base raisonnable et uniforme (3).

La durée assignée aux quatre âges indiens est :

Pour le Satya - Yug ou âge d'or 1,728,000 années.
Pour le Treta-Yug ou âge d'argent 1,296,000 années.
Pour le Dwapar-Yug ou âge de bronze 864,000 années.
Pour le Caly-Yug ou âge d'argile 432,000 années.

Total.... 4,320,000 années.

432,000, chiffre de l'âge actuel divisé par 360, nombre des divisions du cercle zodiacal primitif ou des jours de l'année vague grossièrement compulée, donne pour quotient 12,000, chiffre de la période perse et étrusque et élément de la période chaldéenne pour le règne des dix patriarches antédiluviens ; précisément égale au dernier des âges indous. Les âges antérieurs ne sont que la multiplication successive par 2, du chiffre 432,000. Celui-ci exprime également la plus longue année de restitution, grand cercle d'une planète, d'une étoile ou grande année qui fut évaluée successivement à 25, à 36, à 432,000 ans. 36,000 et quelques fractions est aussi le chiffre de l'ancienne chronologie égyptienne comprenant le règne des dieux. Tous ces nombres ont pour commun diviseur 6, 9, 12, 13 37, 74, 144. Leurs multiples en progression décuple constituent les plus célèbres périodes des Chaldéens, des Indous, des Grecs et des Tartares.

Année, *annus*, qui a signifié une moyenne révolution a signifié aussi une révolution immense, une petite, des siècles, un an, une saison, deux mois, quinze jours, un jour. La durée du monde a été une révolution circulaire, *annus*, *orbis*, *mundus*. Le zodiaque matériel était devenu chronologique.

Partout donc parité de calculs astronomiques, partout application proleptique ou rétrograde vers un passé obscur. Les Egyptiens ayant appris un peu

d'astronomie s'arrangeaient des zodiaques et des dynasties comme les Egyptiens ayant appris beaucoup
de sculpture se construisaient la série complète des
statues de leurs grands prêtres réels et imaginaires.
Les chiffres de ces chronologies étaient l'expression
des vanités nationales plutôt que d'une antiquité
réelle. Et en tout cas, entre peuples rivaux, il
pouvait y avoir accord véritable; les prétentions contradictoires reposaient sur un oubli fortuit ou volon-
taire des premiers rapports de parenté (1) : la donnée
première et la méthode étaient preuves de filiation.

Deguigues en agitant la question de la priorité de
l'astronomie, hésite entre les Indiens et les Chaldéens.
Il aurait pu hésiter entre la même nation à deux âges
divers, à deux stations différentes; et pour préciser
davantage la question, hésiter entre les avantages de
la plaine et de la montagne pour l'observation des
astres. Indiens et Chaldéens descendus dans les pays
plats jouirent d'un horizon sans bornes et des nuits
admirables des pays chauds. La contemplation noc-
turne y est d'autant plus facile que la chaleur acca-
blante du jour a fait prendre un long repos par la sieste.
On y voyage la nuit en se guidant sur les astres.

Aux plaines donc, la multiplicité, la suite, la régularité des observations; mais aux montagnes leur initiative; d'abord parcequ'elles furent le séjour premier
des peuples; ensuite parceque les nuits sereines plus
rares ont une solennité qui commande l'attention

3*

après le respect. Les lieux élevés sont des observatoires naturels par le large horizon qu'on y découvre, par les nombreux points de repère qui fournissent au passage des astres les profils des montagnes et la saillie des pitons ; par l'éclat extraordinaire dont brillent les étoiles dans un air plus léger. La reconnaissance de l'homme pour ces vives œillades, premier stimulant de son admiration, premier guide de son génie dans la découverte des grandeurs de la nature, (1) se mêla au culte que les vieilles nations rendirent toujours aux montagnes, dont elles firent leurs temples, leurs autels, leurs nécropoles, le séjour de leurs prêtres et de leurs dieux. Quand les montagnes manquèrent, on en construisit d'artificielles, pyramides, pierres druidiques, tours, acropoles, coupoles et dômes, imitations plus ou moins dignes, emblêmes plus ou moins effacés du modèle et du souvenir primitif !

X.

CHINOIS.

Entre les peuples dont il nous reste à parler nous choisirons d'abord les Chinois dont les annales ont mentionné les jours de la création, le chaos, la formation du ciel et de la terre, des végétaux, des animaux, puis de l'homme. Les rois-hommes ou Gin-Hoang sont partagés en dix générations jusqu'à Fohi ; il y a jusqu'à une tradition du déluge qui s'est, comme de raison, passé dans leur pays sous le règne de Yao. Tout cela ressemble assez à la Genèse. Ce qui suit est indien : Le ciel fut 10,800 ans à se former ; il y a eu trois séries de dynasties : rois du ciel, rois de la terre, rois des hommes. Ces rois du ciel et des hommes qui se retrouvent dans la mythologie indoue rappellent beaucoup les *enfans de Dieu* et les *enfans des hommes* du sixième chapitre de la Genèse. Sous ces qualifications orientales, la plupart des commentateurs (1) de la Bible ont reconnu la race privilégiée de Seth et la race maudite de Caïn.

La dynastie des hommes nommée en chinois *Gin* rappelle les *Djin* chaldéens, arabes ; les *Div* perses ou Indous. Les trois ensemble ont régné 432,000 ans. *Fohi* que les Chinois regardent comme l'aïeul spécial de leur race est rapporté par Freret à 2,555 av. J. C. mais Confucius déclare qu'avant la troisième dynastie chinoise, bien postérieure à Fohi, il n'existe aucun monument historique digne de foi. La nation chinoise s'appelle Pe-Sing, les cent familles, il n'y a encore que quatre ou cinq cents noms propres de familles et les porteurs du même nom ne peuvent s'allier entr'eux. Ce fait contredit singulièrement les prétentions à une très haute antiquité.

L'origine de Fohi que l'on a souvent confondu avec un des réformateurs indiens du nom de Boudha donne un certificat étranger à la civilisation sinon à la race chinoise. Fohi parut d'abord dans la province de Chou-si et régna dans le territoire de Tchin avec ses compagnons d'émigration, les Tchinas dont nous aurons bientôt occasion de reparler à propos des colonies sorties de l'Indo-Bactriane.

XI.

BOUDHISME & SCHISMES INDOUS.

Une origine plus éloignée et plus singulière a été assignée à la civilisation chinoise. Diodore s'était contenté de porter les colonies égyptiennes en Assyrie, en faisant de Belus un Thébain et de ses compagnons de voyage les premiers prêtres chaldéens. Les monuments des rives du Nil fournissent assez d'allusions à des rapports hostiles entre les deux nations qui dans les temps de trèves peuvent bien avoir échangé des idées. Huet, Kircher, Kempfer, Deguigues, Langlès sont allés chercher en Egypte les éléments de la civilisation Indo-chinoise et ont fait de Boudha un Egyptien. C'était, à la vérité, pendant que la priorité égyptienne était à la mode et que les livres sanskrits étaient à peine connus de nom. Un sinologue (1) qui est en même temps indianiste y est revenu dernièrement en s'appuyant sur un texte fort obscur et fort contestable (2). L'écriture idéographique, le culte des aïeux

et l'immobilité du cadre social sont les analogies desquelles est sortie une opinion insoutenable.

La figure noire et les cheveux crépus de plusieurs
idoles de Boudha vues dans l'archipel Indo-chinois ,
ont fourni un argument plus spécieux tant qu'on n'a
pas connu physiquement les races humaines qui peuplent ces îles et qui font naturellement à leur image
les idoles de leurs Dieux et demi-Dieux. Un bien plus
grand nombre d'idoles de Boudha et même de Sammo-
nokodon ont les cheveux plats avec la face basanée ,
apparence physique bien plus semblable aux races
américaines , qui eurent , elles aussi , des gouvernements immobiles et des hiéroglyphes. Les Xéques ou
prêtres des Moscos, les Caraïbes , caste sacerdotale
errante , faisaient de longues processions que les
Tamnaz , de l'Amazone, continuent encore aujour-
d'hui , la tête affublée de masques représentant divers
animaux comme un bas–relief de Thèbes ou d'Ebsam-
boul. Est-ce une raison pour faire naviguer les Américains vers l'Egypte des Pharaons , ou les flottes de
Sésostris vers le golfe du Mexique ?

La préoccupation de la multiplicité et de la diversité
des espèces d'homme et de leur éternel éparpillement
sur la terre, force toujours à recourir à des communications secondaires et difficiles , chaque fois qu'on
découvre deux points de ressemblance. Au contraire,
pour le dogme de l'unité primitive d'espèce et d'habitation, de pareils accidents sont des repères prévus et

commodes . l'Indien , le Chinois peuvent offrir les traits physiques et moraux de l'Egyptien, ou de l'Aztèque aux deux extrémités du monde et prouver la fraternité première des races et des traditions à peu près comme en physique trois points établissent un niveau.

Moins que personne je serais porté à nier de très anciennes communications entre l'Egypte, l'Ethiopie et l'Asie maritime orientale et méridionale. J'ai cru trouver dans ces communications la solution du problême relatif aux races métives de la vallée du Nil (1). Les relations commerciales, même timidement entretenues, portent quelque jour un représentant des deux intérêts à l'extrémité des limites géographiques des deux échanges. L'Arabie , la Perse , la presqu'île Indienne , l'Archipel , les vaisseaux de Chamites qui ne s'appelaient pas encore Phéniciens furent le théâtre de ces relations où les deux parties finirent par recevoir chacune des idées après des marchandises ; mais où il y avait eu primitivement un seul courant partant d'une métropole et marchant graduellement vers des colonies. Peser la métropole en Egypte, c'est méconnaître la loi qui fait rayonner l'espèce humaine de l'Asie centrale , loi dont l'étude des traditions historiques et religieuses fournit en attendant des preuves dignes d'attention.

Sans reprendre ici tous les rapprochements établis par Creuser, Norden, W. Jones, entre le paganisme

des Grecs-Egyptiens et le Polythéisme Indou, on peut
noter certaines coïncidences, moins connues et non
moins remarquables : la vache dans laquelle Myce-
rinus ensevelit sa fille pour la purifier ne rappelle-
t-elle pas les purifications et adorations indiennes ?
Le vrai nom du fleuve d'Egypte et d'Ethiopie, connu
assez tard des nations grecques ; mais ancien comme
la civilisation égyptienne est identique à celui de
la principale branche de l'Indus d'où Eusèbe tire une
très ancienne colonie, *Nil-Ab* (eau bleue). *Nil* signifie *bleu* en sanskrit comme *bleu* ou *indigo* en langue
sémitique ; la terminaison indienne *ab* se retrouve
dans le nom de *godab* (1), grande branche de l'Abbaï
ou Nil bleu, et même dans le nom de *godjab* (2)
affluent des *Didessa* ou Nil blanc. Ces deux mots ressemblent prodigieusement au persan *Khochab* qui
veut dire *bonne eau*. Abraham d'abord appelé Abram,
et Brahma ; Aram et Armen ne se trouvent-ils pas
placés au nœud des races de Sem et de Japhet, comme
Menés et Menou au point de jonction des peuples de
Japhet et de Cham ? Kousch n'est-il pas à la fois le
nom de la patrie du Brahmanisme, (l'Indo-Kousch
Caucase indien), et de la principale race basanée issue
de Cham ? Les tribus Schatria émigrées de l'Indo-
Bactriane ont fourni, nous allons le voir, plusieurs
nations au Caucase occidental ; on aurait dû remarquer
en outre que la troisième Caste, les *Vaisia* s'appelaient aussi *Aria*, nom des nations de l'Iran ou Ariane.

Tirer d'Egypte avant l'Exode, la civilisation indienne ou chinoise, ce serait renouveler le procès de Niebuhr à Tite-Live ; mais avec de bien pires chances : ce serait prétendre savoir l'histoire d'Egypte mieux que Moïse né, vieilli en Egypte et armé de toute la science des Egyptiens (1). Après l'Exode on se rapproche effectivement des temps assignés au plus ancien des Boudhas, réformateurs homonymes presque aussi nombreux que les Zoroastres. Mais les traditions de l'Inde font émigrer Boudha au nord-est ; celles de la Chine le font entrer par l'ouest. Ceci nous ramène aux *Tchinas* ou premiers civilisateurs de ce grand empire.

Le code de Menou mentionne un très ancien schisme suivi de l'émigration de plusieurs tribus hors du territoire sacré : Les Yavanas (Yoniens, Pelasges ou Hellenes) les Sacas (Saces ou Scythes) les Paradas (Parthes) les Pahlavas (Pehlvis) et enfin les *Tchinas*. Tous ces émigrés appartenaient à la Caste militaire et allèrent former de grandes nations. Les *Tchinas* pénétrèrent en Chine par le territoire de Chem-si et donnèrent leur nom au territoire de Tchin. Fohi ou Boudha devint leur chef spirituel.

Les Indianistes modernes, comme embarrassés des richesses que chaque jour leur révèle dans les livres sanskrits prennent tour à tour des partis extrêmes sur la chronologie extraite de ces livres et sur les dates de leur rédaction. Il faudra bien pourtant que la haute antiquité assignée par eux-mêmes à la langue , mère commune des idiomes les plus vieux, s'incarne dans une nation ayant parlé et propagé cette langue. Je fais cette réflexion à propos de la date assignée par un jeune Indianiste (1) au code des lois civiles et religieuses dit de Menou, dont la collection ou rédaction ne remonterait qu'au VIII° siècle av. J. C. Quand cela serait vrai une simple analogie montrera combien il faut reculer de ce point les annales primitives de la nation. Le code de Menou représente à peu près le *Dijeste* de Justinien qui ne fut compilé que 14 siècles après la fondation de Rome. La rédaction des Vedas ou premiers livres sacrés est au moins de 15 siècles (2) antérieure à notre ère ; et comme Cuvier, l'a fort bien noté pour la Genèse que Moïse écrivait à peu près vers le même temps, un livre considérable en suppose toujours d'antérieurs, chants, traditions, poëmes, collections de lois, de préceptes.

Mahabarat et Ramayana sont l'œuvre de plusieurs générations de Rhapsodes ; les Vedas ont été remaniés 28 fois par de grands Richis ou lettrés.

Le code de Menou définit la terre sainte du Brahmanisme l'espace compris entre l'Hymalaya, le Vindhya, la mer orientale et l'occidentale. Ce pays s'appelait Arya-Bharta, la patrie des hommes honorables. La presqu'île du sud était nommée la forêt Daodaca. Ainsi bien avant la rédaction des lois de Menou, la grande nation indienne avait éprouvé une série de révolutions, qui lui avaient fait perdre son territoire primitif, la Bactriane, et avaient altéré non seulement sa discipline politique et religieuse , mais jusqu'aux formes extérieures et aux dogmes de sa religion. L'éruption des Indous dans la presqu'île est attribuée au triomphe des sectes Boudhiques qui les refoulèrent au sud parmi les barbares Rakchassas, Vedars et Couroumbars. Un peu plus tard le boudhisme envahit toute la Péninsule et même l'île de Ceylan où il est définitivement resté depuis. Mais vers le commencement de notre ère, le brahmanisme parvient à expulser les Boudhistes de toute la presqu'île et à plus forte raison du territoire de l'Arya-Bharta. A cette époque on rapporte tous les grands monumens religieux. Deux siècles avant J. C. l'architecture sacrée taille les grottes d'Ellora, Mahabalipouram, Eléphanta , Salsette, qui malgré leur magnificence annoncent, dit-on, un culte primitif et clandestin. Puis viennent les pagodes de Trichinopoli, Maddura, Jaggernaut, Chillambram qui s'élevant au grand jour attestent un nouveau développement de l'art et un triomphe définitif du culte.

Ces suppositions répondraient amplement à Cuvier demandant comment les Grecs d'Alexandre n'avaient rencontré dans l'Inde aucun des grands monumens qui ont fait depuis l'admiration des voyageurs. Il eut été juste de remarquer que les historiens contemporains d'Alexandre n'ont presque rien laissé sur sa campagne Indienne, qui d'ailleurs fut dirigée vers le

nord de l'Indus, pays froid, neigeux et pluvieux où les
monumens se conservent très mal et où pour cette raison et pour d'autres on avait pu juger à propos de n'en
élever que de très médiocres, en réservant les plus
beaux pour un climat conservateur. La date très moderne attribuée à ceux-ci, en les rapportant à la seconde
occupation de la presqu'île par le brahminisme serait
déjà bien reculée si comme rien ne s'y oppose, ils
étaient rapportés au premier établissement, période de
zèle et de richesse aussi favorable au développement
artiste qu'une période de réaction. Mon but est moins
de contester leur jeunesse que de faire des réserves
pour leur plan, lequel, expression des dogmes mêmes
de l'Indianisme, devait avoir été réalisé bien des fois
soit à ces lieux, soit à d'autres où le temps, les révolutions politiques, l'inclémence de l'air en avaient
abrégé la durée. C'est ainsi que lorsque les temples
Egyptiens croulent, on s'aperçoit que leurs pierres
avaient déjà été employées à des édifices antérieurs
dont la forme actuelle n'avait été qu'une dernière
édition.

M. Lepsius a proclamé l'origine indoue de l'architecture Egyptienne même à ses périodes les plus antiques.

La conquête de l'Inde par Bacchus est une traduction
Grecque des expéditions de Sésostris sous le drapeau
d'Osiris. Euripide n'avait conduit Bacchus qu'à Bactres;
c'est plus tard qu'on lui fit conquerir l'Inde. Mais Osiris,

Iswara, Yaho-Sir est un mythe indou bien antérieur, et les gens qui tirent d'Egypte la religion et l'architecture des Indous oublient que les plus anciennes pyramides sont souvent attribuées aux pasteurs, et que ces pasteurs étaient de la race Ariane ; qu'il y avait parmi eux des astronomes capables de réformer l'année vague par l'addition des jours épagomènes et à plus forte raison des savans déjà versés dans l'architecture. On oublie qu'une expédition venue du Khorasan ou de la Chaldée sous la conduite d'une reine Semiramis fut maîtresse de l'Egypte trois mille ans av. J. C. On oublie que les meilleurs critiques (1) d'Alexandrie font venir de l'Inde, la philosophie et la science Egyptienne en passant par l'Ethiopie.

Avec les avantages que leur font aujourd'hui les Indianistes, Langlés, Kircher et Kempfer, au lieu de faire arriver leur Boudha Egyptien par Siam ou Canton, lui feraient traverser le Malabar et le Carnatic en répandant avec sa réforme religieuse les plans des architectes égyptiens. Car les architectures se ressemblent autant que les religions et plus que les races ! mais les traditions de nationalité n'ayant jamais été interrompues chez les Brahmes, comment leur orgueil artiste, leur discipline religieuse auraient-ils condescendu à accepter les plans offerts par des étrangers qui euxmême se targuaient de posséder des arts et une religion nationale ? Ils se trompaient sans doute et la ressemblance actuelle au lieu d'être un hasard, provenait d'une communauté d'origine oubliée ou dissimulée par 'es Africains ! Cette communauté était-elle oubliée par les Brahmes ? Les Africains étaient des barbares ! les Brahmes s'en souvenaient-ils encore? leur orthodoxie repoussait des schismatiques excommuniés !

La défense de sortir de la terre sacrée de l'indianisme ou du brahmanisme est un fait commun à toute la durée de ce vieux peuple et résulte naturellement de ce qu'il s'est toujours regardé comme un peuple privilégié. La menace et la pénalité présupposent le délit qui avait été fréquent et grave dès les temps les plus reculés. Le dénombrement que nous avons déjà emprunté aux lois de Menou est un index de tribus hérétiques en même temps qu'une liste d'émigrés. C'est surtout parce qu'on s'était aperçu que la foi se corrompait vîte, loin de la métropole, qu'on cherchait à y retenir les fervens et les timides; ou plutôt qu'on déclarait étrangers et ennemis les aventureux qui allaient poursuivre au loin d'autres climats en y portant d'autres mœurs, d'autres Dieux !

Le cercle entier de la civilisation et de l'histoire s'est déroulé sur ces nations asiatiques que nous retrouvons encore aujourd'hui fidèles à leur politique exclusive et peu s'en faut, à leur système religieux. Seulement comme le monde regorge d'habitants et d'idées, la protection du sol sacré s'exerce moins par la défense d'en sortir que par le châtiment de l'émigré qui tenterait d'y rentrer. A la Chine, il est puni de mort ! Le Brahme, désarmé du glaive temporel, a excommunié Dwarnakat Tagor malgré ses richesses, il aurait excommunié Rammohan-Roy, malgré sa science et malgré la protection des Anglais !

Le double affront de l'étranger qui viole le pays par la force, et du national qui insulte le pays par le doute en le quittant et y revenant est un fait social fréquent et bien antérieur aux temps modernes. Mais les exemples des temps modernes, aident puissamment à comprendre les analogies de l'antiquité. Les invasions des Afghans et des Perses dans l'Inde renouvelaient la descente des peuples d'Iran. Les principautés Arabes de Cannanore (1), les monarchies abyssines de Malabar sont un dernier jalon du mélange des peuples aux bords de l'océan Erythréen. Les Banians de Mokha et de Zanguebar avec leur métempsycose et leurs vaches sacrées ne montrent-ils pas la route par laquelle leurs aïeux vinrent oublier l'Inde et commencer l'Egypte sur les côtes et les montagnes d'Ethiopie !

XII.

THIBETAINS.

Entre l'Inde et la Chine, le Thibet et le Boutan, pays de très-hautes montagnes sont habités par une race indoue-tartare dont la civilisation est un *mezzo-*

termine de celle des deux grands peuples voisins.
Le missionnaire Cassiano a recueilli sur le Thibet des
matériaux curieux insérés dans le travail de Georgi (1).
De nos jours, le Hongrois Csoma de Koros a fait, dans
ce pays, un séjour assez long pour y traduire une
vaste encyclopédie. D'après ces deux autorités aussi
bien que d'après les recherches des sociétés asiatiques
anglaises, les Thibétains sont une colonie indienne
par leurs lois, leur écriture, leur religion. Celle-ci
est la nuance du boudhisme qui a pris le nom de
Lamaïsme, d'après le titre de son grand prêtre ou
Lama.

Un dogme qui recommande la comtemplation et
permet la paresse, ne peut avoir pris naissance que
dans un climat doux et fertile. Un pays où l'hiver est
très long et très rigoureux aurait bientôt altéré un
dogme pareil, comme on l'a vu dans les croyances
émanées de l'Asie et transformées en religions guer-
rières et féroces à mesure qu'elles approchaient du
nord. Le contact de l'Inde et de la Chine, métropoles
intellectuelles et commerciales, a protégé contre le climat le dogme mais non les mœurs, car les Thibetains
en guerre sont accusés de manger le foie de leurs
ennemis morts ou gisant sur le champ de bataille.

L'alphabet thibetain ressemble beaucoup au sanskrit; la langue a la même parenté, mais ses mots
tendent à se briser en monosyllabes selon le système
chinois. Quand le boudhisme arriva ou revint aux pla-

teaux du Thibet et du Boutan vers le premier siècle de notre ère, les peuples de ce pays avaient une tradition qui les fesait descendre d'une race de singes. C'est le mythe de quelque invasion d'un peuple mongol qui avait croisé leur sang et modifié leurs traits.

Quoique l'hymalaya soit le plus haut système de montagnes du grand continent asiatique, ce n'est donc pas vers lui que remontent les souvenirs les plus reculés des premières nations. Les Chinois eux-mêmes accusent les Thibetains d'être un peuple presque moderne. Ce qui ne veut probablement dire autre chose qu'un peuple ancien demeuré barbare, car Gaubil Klaproth et M. Ed. Biot font de la race thibetaine les premiers habitants de la Chine représentés encore aujourd'hui par quelques peuplades insoumises appelées *Miao Tseu.*

Mais l'hymalaya touche de fort près au système du Caucase Indo Bactrian dont il n'est séparé que par la vallée du haut Indus. Les Contreforts septentrionaux du même Caucase tiennent à l'Altai d'où Cuvier tire la race mongole ; disons plus prudemment vers lequel cette race rattache de très anciens souvenirs. Nous avons expliqué le rôle très important que jouent les montagnes dans les religions primitives et par conséquent dans les primitives traditions de l'humanité. Nous apercevons déjà assez clairement le point du globe où ces traditions se confondent ; la source commune d'où elles émanent avec les migrations des peuples divers et d'après l'aveu explicite de ces peuples. Les Indous, les Perses rapportent leur origine au nord-ouest (1), les Chinois à l'occident, les Chaldéens au nord-est. Le Caucase Indo-Bactrien est le centre où convergent tous ces rayons de la boussole historique.

Achevons le tour de notre immense horizon pour ne pas conclure à la légère : circonspection est précisément l'image de cette opération de l'œil et de l'esprit ! Les Scythes que nous réservons pour les derniers parce que leur histoire est la plus connue, mais aussi la plus longue et la plus concluante, les Scythes rapportent leur origine au midi et à l'orient. Les nègres n'ont pas d'annales et nous réduiront aux analogies tirées de leurs langues et de leur organisation. Nous verrons que les Polynésiens et Malais sont un appendice des Indiens et des Nègres. Occupons-nous des Américains dont le vaste continent qui semble séparé de tous côtés du vieux monde y touche cependant par le septentrion. C'est du septentrion aussi que les traditions d'Amérique font arriver les races de leurs aïeux !

XIII.

AMÉRICAINS.

Les trois-quarts des habitants de la terre ont encore le teint basané ; mais par les efforts des visages pâles, la proportion va changeant tous les jours. Les races asiatiques pourront durer, grâce à leur nombre et à une éducation qui leur permet de comprendre, mais non d'éviter notre suprématie. Les nègres de l'Afrique ont un auxiliaire tout-puissant dans leur climat; mais les peaux rouges d'Amérique n'ont, hélas! pour les protéger, ni les secours du climat, ni les capitulations de l'intelligence. Le blanc vit très bien dans ces forêts, dans ces savannes, dans ces pampas qu'ils refusent de partager avec lui en travaillant et jouissant à sa façon. Leur race disparaîtra : tel est l'arrêt terrible de la civilisation confiante en son droit, et surtout en sa force. Depuis les Fernand Cortès, les Pizarres, jusqu'aux héritiers de Penn et de Franklin, guerriers, politiques, missionnaires, marchands, tous obéissent à la même fatalité : refouler ce qui ne veut pas s'assimiler aux colons ; exterminer ce qui leur résiste!

Au contact passager de l'Européen, l'Américain a pris des vices plus dangereux que l'imprévoyance et l'entêtement du sauvage : l'eau de feu achève ce qu'épargne l'arme à feu! Les Caraïbes ont totalement disparu des Antilles. L'Illinois, l'Algonquin, l'Iroquois sont acculés à l'Océan Pacifique! Dans l'Amérique du Sud, la colonisation partie des deux rives de l'Océan gagne les grands plateaux après avoir remonté les grandes rivières. Avant un siècle l'histoire déjà obscure des habitants primitifs de l'Amé-

rique aura perdu le secours que l'aspect de leurs descendants et des derniers débris de leurs traditions
pouvaient nous offrir pour pénétrer ses mystères !
Hâtons-nous donc d'enregistrer ce que nos yeux peuvent voir, nos oreilles entendre encore.

La race Américaine qui ne compte aujourd'hui que
quelques millions d'individus dans l'Isthme et les
deux Presqu'iles, est à la fin d'une période de décadence commencée bien des siècles avant la conquête
espagnole. Trois peuples seulement avaient éprouvé
une sorte de renaissance : les Mexicains, les Péruviens, les Mozcos ou Muizcas du midi de l'Isthme et
du plateau de Bogota. Pour tous les autres la dégradation était descendue même au-dessous de l'état
pastoral. Les Mexicains conservaient la mémoire des
actions par des tableaux tissus de diverses couleurs ;
ils fixaient leurs annales par des peintures hyérogli-
phiques devenues aujourd'hui lettres mortes. Dans
le temps quelques missionnaires espagnols et italiens
en reçurent des explications orales que Clavigero,
Garcilasso, Vater et Humboldt ont considérées comme
dignes de confiance. Ces peuples avaient des théogonies et des Cosmogonies d'une ancienneté aussi
orgueilleuse que celle des Chaldéens et des Indous ;
leur société politique avait de savantes complica-
tions ; leur religion avait des légendes subtiles, des
sacrifices barbares dont on suit la trace jusque chez
le sauvage moderne. Martius a noté avec un étonne-

ment mêlé d'admiration , la présence d'une quantité d'expressions abstraites dans les langues des Américains modernes ; dans leur culte, les mythes très évidens de dieux bienfaiteurs et révélateurs ; dans leurs rapports fédératifs , dans leur administration de tribus , des rouages multiples et habilement engrenés ; dans leur économie rurale , des animaux , des plantes domestiques dont les types sont perdus ! Les prêtres mexicains avait une année solaire presqu'aussi parfaite que l'année romaine puisqu'elle avait un système intercalaire. Leurs architectes élevaient des temples de la plus grande dimension avec des colonnes et des voûtes ; ils amenaient l'eau par de beaux et longs aquéducs.

L'antiquité américaine paraît avoir surpassé ce moyen âge surpris et étouffé pendant sa régénération. Dans ces forêts du nouveau Monde aujourd'hui abandonnées à la formidable voix des Jaguars et des Batraciens géants , dans ces prairies parcourues par les Bizons , la hâche du bucheron rencontre chaussées , temples , tombeaux , pyramides ; la charrue heurte dans ce sol vierge des fragments de poterie , de métallurgie , de sculpture , vestiges d'intelligence humaine , traces d'arts , de religions et de lois ! Une convulsion de la terre aurait-elle balayé des nations entières et cultivées ? Les aveugles triomphes de la guerre auraient-ils fait place à des hordes barbares sur les débris des sages ? Hélas ! pire que tout cela .

une lente et graduelle décadence mit les éléments de la vie sauvage à la place d'une civilisation écroulée !

Tout le monde a entendu parler de la fameuse pyramide de Trotihuacan et des ruines colossales de Palenquè. Les savants des Etats-Unis découvrent chaque jour dans l'Amérique du nord des monuments qui paraissent appartenir aux mêmes âges et aux mêmes peuples. Brakembridje en a déjà compté plus de cinq mille dans la vallée du Mississipi ; Raffinesque cinq cents dans le Kentuky et l'Ohio ; mille quatre cents au dehors. On a suivi la trace jusqu'à New-York et jusqu'aux Florides. La ligne traverse au midi, l'isthme de Panama et va s'épanouir sur le Chili , le Pérou et la Colombie. Ces monuments dont quelques-uns ont plus de cent arpents de surface se ressemblent sensiblement partout sauf la différence des matériaux. Dans les prairies du Nord les architectes élevaient les tumulus, les pyramides ou les remparts en terre et en briques ; au midi on y consacra des matériaux plus so lides par l'abondance de la pierre. L'orientement était scrupuleusement exact.

Les traditions Aztèques avaient perdu le souvenir et même la trace de ces ruines que la luxuriante végétation des tropiques avait couvertes d'un impénétrable manteau. Les botanistes (1) qui observent depuis deux siècles le mouvement des forêts spontanées du nouveau monde , ont déduit du port des arbres , de la succession, de la prédominance et du mélange des espèces, une sorte de cycle qui doit durer quatre ou cinq siècles au moins et qui s'était déroulé plusieurs fois sur la plupart des ruines, depuis que l'industrie de l'homme les avait abandonnées au jeu des éléments (1). Les Toltèques, peuple le plus ancien mentionné par les annales mexicaines, seraient arrivés vers le milieu de notre sixième siècle. Ils furent suivis des Chichimecas et des Nahuatalcas, dont les Aztèques ou Mexicains proprement dits étaient une tribu. Les trois nations se considéraient comme d'origine commune et se disaient venues du Nord où les traces de leur passage sont écrites non seulement sur les monuments anciens mais dans les langues de plusieurs tribus encore vivantes.

Les Toltèques trouvèrent l'isthme occupé par des nations dont quelques-unes, comme les Almacas, étaient civilisées. C'est à celles là ou plutôt à leurs ancêtres qu'on attribue les magnifiques monumens de Palanquè ; c'est dans les Almacas aussi que l'on a cherché les aïeux des Caraïbes aux yeux obliques.

Deux tribus barbares, les Othomis et les Tétonaques avaient une langue monosyllabique indo-chinoise. Sous une dynastie Toltèque apparut un réformateur nommé Quetzalcohuall ; malgré ce nom local, c'était un étranger à visage pâle, à longue barbe et accompagné de satellites à vêtements noirs. Les habitants primitifs du Yucatan étaient arrivés conduits par un patriarche nommée *Vatan*. Ce nom ressemble davantage à une corruption de celui de Boudha, que des critiques ont osé appliquer au réformateur Toltèque. La pente des rapprochements était irrésistible et elle a entraîné sans doute à des assertions d'une précision présomptueuse. On a tour à tour voulu voir dans les Américains les dix tribus d'Israël expatriées par Salmanazar, et des colonies carthaginoises. Kircher et Huèt les font venir d'Egypte; Deguigues voit en eux des émigrations de Hioung-Nou; sir W. Jones, des Indous. Banking a osé faire de Manco Capac un fils de Kublaï, et, par conséquent, un arrière petit-fils de Gengis Khan; Wiseman n'hésite pas à accepter Manco-capac pour un émigré du Thibet ou de la Tartarie; il ne dit pas si c'est dans des temps antérieurs, ou à l'époque même de Maughu, fils de Kublaï. Le maïs peut avoir été alors importé d'Asie s'il n'était déjà arrivé avec les premiers émigrés indo-chinois. Maltebrun a cru à une émigration d'Asie à une époque où les nations qui la composaient ne savaient encore compter que jusqu'à 2 et 3. Cette concession laisse la question entière puisque Maltebrun, à la façon des savants du xviii siècle, n'allait pas jusqu'au fond de la difficulté : il versait ces émigrés asiatiques sur un fonds de population autochtone. Siebold a fait venir les Muizcas d'émigrés japonais; Bradford d'Indo Chinois, toutes les races américaines primitives; M. Macque reconnaît l'Amérique dans le pays *Fou-Sang*, des chroniques chinoises.

Les traditions de l'Asie antique sont évidentes dans les théogonies et cosmogonies exposées par les Aztèques ; elles sont reconnaissables encore dans les souvenirs de quelques sauvages. Les âges du monde avec une technologie presque indoue (1), le déluge universel avec un Noé, la dispersion des peuples, la confusion des langues, l'année solaire, un zodiaque mongol, japonais, thibetain, la physionomie et le teint de l'Asie orientale, l'architecture égyptienne, c'est-à-dire indienne, les castes, les sépultures en momie, les hiéroglyphes (2); ne voilà-t-il pas une masse de ressemblances capables d'excuser même les esprits qui poussent la hardiesse jusqu'à assigner les dates du passage de la famille humaine de l'ancien dans le nouveau monde.

L'espace par lequel eut lieu ce voyage est plus facile à assigner que le temps : les Ogibbeways ou Athapascas modernes ont continué les annales Aztèques et Toltèques puisqu'ils ont conservé le souvenir de leur passage sur un bras de mer glacé et couvert de neige. Les premiers espagnols ont vu des dessins américains représentant un détroit coupé par une île, et Torquemada (3), qui raconte ce fait, ne connaissait pas encore la topographie du détroit de Behring où se trouve la plus grande des îles Diomèdes. Les races de l'Amérique polaire sont aujourd'hui en commun avec le Groënland et la Sibérie orientale : Les Yakutes et les Namollos de la Sibérie sont un reflux des Américains (1). Le trop plein de l'Amérique fait maintenant le voyage inverse en marquant doublement la route des aïeux poussés par leur propre volonté ou par la force aveugle des vents et des vagues : on rencontre assez fréquemment des joncques chinoises ou japonaises jetées par la tempête sur les côtes de Californie.

Les peuples de l'Asie centrale et septentrionale avaient certainement envahi l'Amérique avant l'Exode. Mais rien ne prouve que tout ou partie de ce grand continent ne fût pas impliqué dans l'appellation *Asie* des vieilles traditions orientales résumées par Moïse ; illusion reproduite depuis par une autre homme plein de science et de foi, Christophe Colomb.

Bien que la folie et la malice soient des productions spontanées chez les hommes de tous les temps et de tous les lieux, l'imitation est encore un de leurs moyens de propagation les plus communs ; une de leurs explications les plus naturelles et les moins déso-lantes. Beaucoup de races de la vieile Asie avaient inventé les travers qu'on retrouve dans les mœurs Américaines aussi bien que chez les insulaires de l'Océanie. Le tatouage, parure naturelle des peuples nus, était pratiqué par les Scythes et n'est pas encore totalement abandonné par les classes inférieures des descendants de ces Scythes devenus les nations les plus raffinées du monde. Les Scythes, à l'état nomade, se faisaient des trophées du cuir chevelu de leurs ennemis ; mêlaient le sang des deux parties contrac--

tantes pour conclure un traité; immolaient des serviteurs sur le tombeau du maître (1). Des nomades
Indiens et Scythes (2) assommaient leurs vieux parents
comme le font encore quelques populations siamoises
et beaucoup de tribus américaines. Parmi celles-ci,
quelques-unes fixées près des cours d'eau ont une
agriculture paresseuse qui ne les empêche pas de
souffrir périodiquement la famine quand le débordement du fleuve couvre leurs plantations. Alors elles
font par nécessité ce que quelques Chinois et Malais
pratiquent, par un singulier raffinement de gourman-
dise; ils lestent leur estomac avec une argile très fine.

Les idiomes du nouveau monde s'étaient pénétrés
mutuellement par les conquêtes et les migrations; les
unes et les autres avaient superposé des populations
en castes composées parfois de tout un sexe. Les mâles
assez grossiers pour se mettre au lit en place de l'é-
pouse qui venait d'accoucher, poussaient la tyrannie
au point de défendre l'usage de leur propre idiome à
tout le sexe féminin qui devait pourtant le comprendre
en parlant un idiome différent (3). La même singularité se retrouve au Japon avec les mêmes motifs; elle
subsiste dans le midi de la France avec des motifs
moins sauvages : nous parlons français à des paysans,
à des domestiques qui nous répondent en patois. Le
supérieur dédaigne le patois en le comprenant : l'inférieur sait assez de français pour comprendre, pas
assez pour parler.

XIV.

OCÉANIENS & NÈGRES.

Comme les traditions simplement orales s'altèrent au bout de peu de générations, les peuples qui n'ont point d'annales écrites ou figurées ne peuvent nous inspirer qu'une confiance restreinte. Les nègres de l'Afrique et de l'archipel Indo-Chinois sont entourés de peuples auxquels ils peuvent faire chaque jour, des emprunts ; les insulaires de l'Océanie ont toujours été d'actifs et hardis navigateurs et depuis trois siècles ils sont hantés par les marins et les missionnaires de l'Europe. Aussi ne rapporterons-nous qu'avec une extrême réserve les légendes comme celle des îles Tonga, qui décrit la dispersion des hommes, leur partage en bons et méchans, en blancs et en noirs, à la suite d'une espèce de malédiction de Cham ou du meurtre d'un Abel par un Caïn ; les légendes de Taïti où Dieu endort le premier homme pour lui arracher un os dont il fait la première femme ; où le premier homme est pétri d'un argile rouge ; où le genre humain est englouti par un déluge auquel échappe un Noé. Toutefois en supposant ces légendes produites par le contact des missionnaires ou des chrétiens d'Europe, les souvenirs du nouveau Testament auraient dû y figurer d'une façon aussi saillante que ceux de l'ancien. D'autres insulaires accroissant perpétuellement le nombre de leurs dieux bienfaiteurs y ont fait figurer des visiteurs important cochons ou fruits à pain, visiteurs dans lesquels il n'est pas difficile de reconnaître des colons espagnols.

La trace de relations beaucoup plus éloignées est perceptible dans les cérémonies du culte, dans les mœurs qui, comme nous l'avons déjà noté à propos des Américains, sont le plus souvent œuvre d'imitation et par conséquent signe probable de parenté. Les naturels de l'Australie ont le dualisme perse avec un bon et mauvais principe appelé Koyan et Potayan. Dans l'Océanie le sabéisme mexicain se retrouve presque partout; le fétichisme y est presque aussi compliqué que le polythéisme indou. La poésie scythe-Ossianique y est représentée par des chefs qui déifiés après leur mort, mugissent dans la tempête, frollent dans le feuillage, sifflent dans les vagues, grondent dans le tonnerre. La circoncision a été retrouvée à Taïti et au Mexique; l'inoculation chez les Cafres. L'amputation du petit doigt comme signe de deuil est commune aux Hottentots, aux Californiens, aux Guaranis et aux Polynésiens. L'usage de mêler le sang des deux parties contractantes dans une alliance ou un traité, de sacrifier plusieurs esclaves à la mort du chef, la division en castes, le sacrifice de la veuve sur le tombeau du mari, et d'autres sacrifices humains rappellent les cruelles aberrations de la vieille Asie, avec une aberration plus excusable puisqu'elle émane de la pitié, je veux parler du respect pour les fous.

En définitive, le ralliement de la race nègre aux autres races relèvera principalement de ses caractères matériels et moraux, en l'absence des traditions historiques ou religieuses et par l'état incomplet des études relatives aux langues de l'intérieur de l'Afrique et de l'Australie. Mais nous pouvons dire d'avance que par ce dernier point, la grande famille océanienne offre un des triomphes les plus certains et les plus brillants au dogme unitaire. Ces mille tribus isolées dans les îles ont pu oublier leurs traditions, ont pu modifier leur aspect physique au milieu de climats si variés; il serait bien suprenant que leurs langues fussent restées à l'épreuve du temps. Le temps a produit son effet; mais à un degré si léger que l'identité primitive est restée plus reconnaissable encore là que partout ailleurs. Flottille innombrable et dispersée sur la plus vaste mer par le caprice des chefs et des vagues, la famille océanienne a conservé dans tous ses idiomes un pavillon aussi reconnaissable au moins que les drapeaux éparpillés par les conquêtes et les langues de la race Indo-Germanique à laquelle nous allons enfin consacrer notre attention.

XV

SCYTHES.

Les ressemblances de traditions permettent d'induire la communauté d'origine; mais à la seule filiation historique, il est réservé de la prouver définitivemént. Ici nous pourrons être sobres du premier moyen, confians que nous sommes dans l'abondance et la forcé du second; soit que nous remontions scrupuleusement le cours des âges et la ligne des émigrations, soit que profitant des synthèses péremptoirement construites par la science, nous replacions notre optique sur ce haut plateau de la Bactriane, atteint par les premières lueurs historiques et d'où nous avons aperçu sinon tous les royaumes de la terre, du moins toutes les agrégations sociales qui aient mérité le titre de grands Etats. Sur le penchant Austro-oriental, aux lieux où le Caucase Indien verse l'Indus et le Gange, prospèrent déjà les monarchies d'Aoude et de Pratichtana; au sud-ouest sur le plateau où naissent le Tigre et l'Euphrate et sur leurs rives même, Ecbatane, Ninive et Babylone sont les noyaux de futurs et puissans empires.

Au lieu de poursuivre ces deux rameaux de l'humanité, attachons-nous à un troisième moins coloré de peau et qui a pris la route du nord et de l'occident en continuant les goûts primitifs de l'homme pour le séjour des pays montagneux. Répugnant aux habitudes sédentaires, il a dédaigné de se bâtir des villes, il campe sous la tente et pousse, avec ses troupeaux, ses excursions dans toutes les vallées qui entourent la Caspienne et la mer Noire. Le Caucase occidental a imprimé son nom à cette race comme s'il eut été sa patrie; le Caucase n'est réellement que le chemin par lequel elle s'est versée sur l'Europe. Cette race est la postérité de Japhet à qui Dieu avait promis multiplication et gloire; multiplication d'abord, gloire beaucoup plus tard qu'à ses frères issus de Cham et de Sem. Mais l'avenir lui donnera d'amples compensations pour ce retard. L'Europe de Japhet et son génie turbulent iront un jour rallumer le flambeau de la civilisation chez ses frères dégénérés de toute la terre.

Les annales primitives de l'Inde débarrassées de leurs fables et interprêtées dans leurs allégories nous montrent sous le nom d'Iran et de Touran, cette vieille division de la plaine et de la montagne. Le roi persan Feridoun en fait l'apanage séparé de ses deux fils. Le mont Taurus, le mont Sinaï, portent encore le nom de Tor dans cet Orient où rien ne change. Tor, Touran, le Caucase tout entier est occupé par la race Indo-Persanne prenant le nom de Saque, Sace, Scythes.

Diodore place des Scythes jusqu'au bord de l'Indus. Ammien Marcelin, identifie les Scythes aux Perses; Anquetil Duperron a complété le rapprochement des dieux des deux nations, rapprochement déjà commencé par Homère. Les Mèdes souvent mêlés aux expéditions et à l'histoire des Scythes primitifs sont des Iraniens ayant plus d'industrie et de goût pour la plaine et la vie sédentaire. Mais les Iraniens fixés dans les villes d'où ils prendront le nom de Zend, ne dédaignent pas le titre de Scythes. Yemschid nom royal et national est rapporté par M. Eug. Burnouf à Jama-Schaëta, scythe brillant. Hérodote nous représente les grands Scythes ou Messagètes disputant d'antiquité avec les Egyptiens.

Ils avaient disputé aux Egyptiens jusqu'à leur terre, car on ne peut plus douter que les pasteurs ne fussent des scythes. Champollion a lu le nom de scheto écrit mille fois avec une épithète insultante, par le ressentiment des vaincus redevenus vainqueurs. Les peintures qui décorent les palais et les tombes royales de Thèbes donnent à côté des noms propres, des portraits fort ressemblans : teint blanc et rose, cheveux chatains ou blonds. Les grands bas-reliefs de Medinet-Abou représentent les Caramans et Gedrosiens la tête couverte d'une peau de cheval avec crinières et oreilles (1). Les branches encore sauvages de la race des Scythes, nos propres aïeux du midi de l'Europe sont reproduits avec une exactitude que nôtre amour propre pourrait accuser d'épigramme, si l'ironie était admissible dans le caractère sérieux de la caste sacerdotale égyptienne ; si la moquerie pouvait avoir accès auprès de la double solennité des pharaons et des tombeaux !

—

Josèphe qui a rapproché Gètes et Scythes les assimile tous deux à Gog et Magog. Le nom de Hiksos donné par cet historien aux pasteurs, contient, prononcé à l'orientale, le nom national de Scythes, Schotz(1) et le nom de Hik encore aujourd'hui porté par une des plus belles nations du Caucase, les Arméniens. Diodore fait expressément passer les Scythes par l'Arménie et l'Ibérie. Les pasteurs avaient laissé quelques-uns des leurs en Palestine. Les Anaké d'Hébron s'appelaient Titans ou Géants ; leur nom et leur taille grandie par la peur effrayèrent les espions envoyés pour reconnaître la terre promise.

Les annales carthaginoises consultées et citées par Salluste sous le titre de bibliothèque du roi Hyemsal, peuplent le nord de l'Afrique, de Mèdes, de Perses, d'Arméniens, conduits par plusieurs Hercules, c'est-à-dire, par les Géans ou Titans. L'Atlas offre encore aujourd'hui la race Kabyle qui par sa vieille langue et ses traits kouschites descend des Chananéens exilés après la conquête juive. Les Scythes ont pu s'y mêler par diverses routes : par le littoral de Barca après l'expulsion des pasteurs ; par la navigation qui rapproche bien d'avantage le Cyrenaïque de la Crète, de l'Archipel, de la Thrace, et de l'Asie mineure. Les Phéniciens ont, fort anciennement, sillonné cette mer, et comme l'a fort bien noté Volney, leurs navires auront jeté à Carthage et à leurs autres colonies, des aventuriers ramassés partout!

R. F.

Le commerce a pu, même avant ces temps reculés, occuper directement la race Scythe, mais dans des lieux plus voisins de son origine. Hérodote dit que les Bactriens et les Messagètes avaient beaucoup d'or. Volney le tire des mines de Sibérie et le fait échanger dans un trafic entre la Caspienne et l'Océan Indien par l'Indus et l'Oxus. Un autre fleuve de la Sogdiane, le Yaxarte, abreuve les troupeaux et peut-être fait flotter de grossières embarcations des Scythes ou Saces que Ptolémée identifie aux Curètes ou Crétois et aux Gomériens sortis d'une ville de Ghomer en Bactriane. La Bible nomme un Ghomer petit-fils de Japhet. Ces deux limites éloignées, le mont Imaüs et la Crète assignées à la même race préjugent l'occupation des points intermédiaires : l'Asie mineure, la Thrace et tout le littoral de l'Euxin. En effet la chronique d'Eusèbe raconte une expédition des Cimmeriens ou Gomériens et des Amazones vers l'an 1706, av. J.C.

Strabon assimile aux Gêtes prononciation adoucie des Scythes ou Schytes, les Thraces à qui les Grecs Pelasges de l'intérieur doivent une partie de leur éducation : Thamyris, Orphée, et Musée en sont sortis un ou deux siècles avant la guerre de Troie. Le grand poète chantre de cette guerre désigne les nations Thraces-Scythes par le nom collectif de Mysiens. Les Bébrices, Bryges, Phrygiens, Thyniens, Bythiniens, Medo-Bythiniens appartiennent à cette grande famille et remplissent de leur remuante activité les deux côtés de l'Hellespont et de l'Euxin. Au nord les Taures, Touraniens on Thraces-Cimmériens occupaient les Chersonèses auxquelles ils avaient donné leur nom de Tauride et de Cimmérie. La grande invasion des Scythes Nomades, assignée par Hérodote à l'an 630 avant notre ère, fait réfugier les Taures dans leurs montagnes. L'Asie mineure et la Syrie sont également envahies par un autre flot de Scythes qui semblent vouloir recommencer l'expédition des pasteurs : le Pharaon-Psammetik arrive à temps pour les arrêter.

Hérodote fait fuir les Cimmériens vers l'orient, mais Possidonius soutenu depuis par Freret a objecté que par cette voie, la retraite était coupée par deux fleuves profonds, le Borysthène et l'Hypanis, enfin par un bras de mer, le Bosphore-Cimmérien, de l'autre côté duquel ils auraient encore rencontré les Scythes. Il est plus rationnel de faire fuir les Cimmériens au nord-ouest vers la mer Baltique où l'antiquité place de très bonne heure des peuples de même nom et de même race, Celtes, Cimmériens, Cimbres.

Un historien qui soutient dignement un des beaux noms de notre littérature moderne a rattaché à cette émigration Cimmérienne le mouvement expansif des Gaulois de Sigovèse et Bellovèse, inquiétés dans la possession des Gaules. Il était alors plus facile et peut-être plus glorieux de chercher une nouvelle patrie que de défendre l'ancienne.

On peut dire que cette agitation de peuples Celtes et Germains immigrans et émigrans, fuyards d'un côté, agresseurs de l'autre, a duré avec toute certitude historique pendant douze siècles, six avant, six après notre ère. Dans la crise finale qui brise l'empire romain d'Occident, les Barbares forment une chaîne continue d'Asie en Europe, du Volga à la Loire; que dis-je ? au Tage, au Bétis, à l'Atlas ! D'Orient en Occident les mouvements se propagent. C'est un océan houleux, où une vague pousse l'autre vague. Le génie de Stilicon soutenu par les Francs et les Allemands n'arrêtera que quelque années ce débordement de Quades, Marcomans, Burgondes, Alains, Gépides, Vandales poussés par les Goths de la Pannonie, à qui d'autres tribus Gothiques ont ricoché l'inquiétude qu'elles ont reçue des Huns, race bigarrée, refoulée elle-même par des races Mongoles.

Tous ces peuples à l'exception de quelques tribus de Huns sont de même apparence physique et peu s'en faut de même langue, induction précieuse pour le corollaire que j'ai maintenant à cœur de dégager, à savoir que les nations gothiques sont sorties non pas seulement de la Scythie mais du premier peuple Scythe.

—

Bien que l'histoire ne mentionne les Goths qu'au premier siècle, il n'est pas impossible de les reconnaître sous le nom de ces Cotini trouvés en Baltique quatre siècles avant par Pythéas, le navigateur Massaliote. Le savant Suhm, surnommé le Varron danois, a trouvé dans les annales islandaises, remontant au iiie siècle av. J.-C., des Goths continentaux entre l'Oder et la Vistule, des Goths insulaires dans la Scandinavie. C'étaient donc les aïeux des *Gutæ* ou *Yutæ* Scandinaves de Ptolémée, *Gythones*, de la Vistule, Guthones et Gothones que Pline et Tacite placent aux bords de l'Oder. Si le nom d'Aosthini, porté par quelques-unes de leurs tribus, n'est pas une corruption du mot Scythe, le mot Gète, tant de fois assimilé à Scythe, ne peut être méconnu pour une très-légère variante de Goth. *Tschoude* ou Youtoun des anciens Sagas qui ressemble fort à tous les trois est le nom d'une branche considérable de la race Slave que tous les autres caractères assimilent aussi à la famille Scythe dont elle fit partie sous le nom de Thraces, Sarmates, Bastarnes, Illyriens.

Joud, est une région montagneuse de l'Inde où le colonel Tod a trouvé des nomades appelés *Jit* et qu'il fait descendre des Scythes aussi bien que les Radjpout. Le moderne *Deutsch* ou Teutsch, prononciation confuse de Gète, ressemble bien davantage à Tagik, nom des Persans sédentaires et de plusieurs tribus d'Uzbeks et de Thibétains.

Les combinaisons étymologiques se prêtent à retrouver Scythe jusque dans Celte, qui prononcé à l'italienne se rapproche de Gète. Tchielte, Celte, Galate, Scolote (1), Scythe sont plus génériques et plus anciens que Gaël ou Galle ; ou peut en croire Hérodote, Possidonius et César, malgré les savantes objections de M. Thierry. La parenté des deux races Celte, Scythe a été suffisamment établie par Pelloutier, après Strabon et Ptolémée, qui appelèrent les Celtes : Saces, Tytans, Celto-Scythes ; après Tacite, Pline, Procope qui ont uni Celtes et Goths aux Scythes par tous les caractères physiques ; et après tous les historiens qui les avaient identifiés par les mœurs.

—

Encore aujourd'hui l'idée de Scythes se confond dans notre esprit avec celle de Tartares, peuples nomades qui se déplacent sans regret ; pasteurs qui peuvent se déplacer bien loin, car ils portent avec eux leur richesse et leur nourriture. Ce qui s'appelle Tartarie sur les cartes modernes, est le lieu où se centralisèrent les Scythes de l'antiquité. Les *Chaty*, de Ptolémée, le *Chataï* du moyen-âge rappellent parfaitement le nom des *Schèto* ou pasteurs conquérants d'Egypte. Beaucoup de Tartares sont de pure race Scythe et ont conservé les mœurs de leurs aïeux, sauf les modifications apportées par les religions chrétiennes, lamaïques, musulmanes.

La Scythie de Ptolémée ou Asie centrale a été envahie par des Mongols basanés qui ont un peu mélangé le sang et l'aspect des Tartares, leurs voisins. Ce mouvement est de vieille date, car les nomades cuivrés, camus et rasés ont été bien décrits par Hérodote sous le nom d'Argypéens.

Aristote paraît en avoir fait la troisième espèce humaine sous le nom de Thrace ; les Ethiopiens ou Nègres et les Scythes ou blancs étaient les deux autres espèces. Mais Hérodote et Aristote ont en vue une Scythie bien plus occidentale que celle de Ptolémée. Ephorus, de Cumes, contemporain d'Aristote, avait déjà classé les races humaines : les Indiens, au levant ; les Ethiopiens, au couchant d'hiver ; les Celtes, au couchant d'été ; les Scythes ; au levant d'été. Maltebrun, grand partisan des autochtones, voit là l'origine du *rêve* des antiquaires qui tirent tous les peuples européens de la race Celte ! Maltebrun a vécu assez pour voir élargir le rêve puisque les Celtes et Germains ont été rapportés à la race indienne. Et lui-même a confessé qu'il était au moins un pays sans autochtones puisqu'il affirme que les îles Açores étaient entièrement vides d'habitants quand les Portugais y arrivèrent.

Les Scythes d'Hippocrate étaient des Gètes qu'Abel-Remusat assimile aux Goths et dont il a suivi les traces dans des temps fort anciens et dans une Asie très reculée. Il y a encore aujourd'hui au Précop des

Tartares qui parlent le tudesque d'Athanaric et d'Ulphilas. Hérodote qui visita la Scythie au delà de l'Ister et du Borysthène, énumère et classe géographiquement plusieurs familles de Scythes tantôt par leurs noms de tribus, tantôt par les sobriquets tirés des costumes, des mœurs, des apparences physiques : Callipèdes, Ægypodes, Arimaspes, Alazons, Neuzes, Obliopolites, Androphages, Budins, Tissagètes, Irques.

A la place de ce dernier nom, Pomponius Mèla a lu Turkoi, Turcs ; et la science moderne a approuvé cette variante (1). Les Turcs sont une des nations les plus considérables et les plus anciennes de la Tartarie. Ils rattachent leur origine au Taghorma de l'Ecriture si justement identifié au Targitaos, fils de Japhet ou Jupiter. Ses trois fils, Lipoxaïs, Arpoxais et Colaxais triple terminaison où Pelloutier avait cherché le tudesque sohn (fils), sont arrangés par les Tartares en trois frères décorés du titre de khan (2). Oghuz-Khan qui correspond à Arpoxais et qui est contemporain d'Abraham a quelques traits de Déjocès, le Mède ou Jemschid des Arians ; il rappelle Nembrod par sa passion pour la chasse. On retrouve là d'anciens souvenirs de relations avec les peuples civilisés du Caucase méridional d'où le roi Cyaxare (3) envoyait des enfants Mèdes chez les peuples Scythes pour avoir des interprètes bien versés dans la langue de ces voisins.

Mais le gros de la nation turque paraît s'être développé davantage vers l'Altai , grand plateau entre le lac Aral et la Chine , la Boukharie et la Sibérie. C'est de là que les tribus se sont répandues à l'ouest et au midi sous le nom d'Ouigours , Turkomans, Uzbeks , Bouides , Seljoukides , Ottomans. La race turque , bien connue des Chinois sous le nom de Tuku , et sous le sobriquet de têtes jaunes fut mêlée aux expéditions des Huns à cheveux noirs et à teint bronzé , à peu près comme nous avons vu de nos jours arriver des mêmes régions , des nuées de Cosaques blonds avec quelques hordes de Kalmouks, véritables fils de Huns. Seulement la race mongole quoique en minorité avait fourni le chef de l'expédition, Attila. La terreur occasionnée par l'invasion des Huns tenait d'abord à leur cruauté, ensuite à l'habileté guerrière et équestre de ces barbares.

Par ce dernier point, c'était la reproduction à quinze siècles d'intervalle de l'émotion occasionnée à la race Pélasge Hellène , par la première apparition de Scythes montés à cheval. Cet exercice est une acquisition comparativement récente puisque l'Iliade n'emploie les chevaux qu'attelés aux chars de guerre. Lorsque les Thessaliens virent des hommes montés sur le cheval lui-même, leur étonnement et leur effroi imaginèrent la fable des monstres appelés Centaures et Lapithes. L'éducation du cheval à ce dernier degré peut amener un changement profond dans les mœurs et la condition d'un peuple. On l'a vu pour les tribus américaines qui ont adopté le cheval espagnol. Les Scythes Touraniens ou Arians purent en éprouver une juste fierté et cette fierté put aller jusqu'à modifier le nom de quelque tribu, peut-être d'une nation entière, comme un érudit (1) a cru l'entrevoir dans le changement de nom des *Céphènes* en celui de Perses. La moitié des peuples au moins a commencé par s'appeler guerrier, brillant, terrible, brave (2). Ombre, qui signifie *vir* en espagnol, est le nom des Ombres ou Ambrons de la vieille Gaule transalpine et Cisalpine. Slave, d'où nous avons tiré esclave, n'a-t-il pas commencé par signifier glorieux ou gloire?

Comme la division du travail tout entier devait se trouver dans cette race scythe aux tribus si nombreuses, aux facultés si complexes, le lot humble de l'agriculture tomba un peu prématurément aux Slaves Finnois bientôt asservis par les Suèdes Warègues ou par d'autres Warègues, Russes issus des Roxolans. Au nord les Slaves furent asservis par les Germains ; les Slaves méridionaux par les Maggiares compagnons des Huns, des Awares et représentés encore au Volga et au Tobolk-Jaik par des Tartares parlant une langue très ressemblante au Hongrois.

Le lot guerrier longtemps continué par l'Ichtoglan turc qui parade encore dans ses cérémonies publiques, la *Sagare* ou double hache scythe (3) semble s'éteindre dans la volupté; le musulman a conservé les bains d'étuve aux lieux mêmes où Médée les importa

jadis (1) ; il mêle la rêverie de l'opium à l'ivresse que
ses aïeux les Hyperboréens et Budins se procuraient
avec le chanvre (2).

—

La géographie ancienne assez peu précise pour le
monde grec et romain put assigner vaguement aux
Scythes les environs de la mer Caspienne et de l'Euxin ;
aux Gomériens, aux Celtes, aux Gaulois les bouches
du Danube, les Gaules, la forêt Hercicienne. C'était
la même race à des stations diverses, ayant fait un pas
de plus vers le Midi pour chercher du soleil et de l'a-
griculture ; vers l'Occident pour chercher du vide et
des pâturages ; ayant modifié ses mœurs par une industrie, une arme nouvelle, l'éducation du cheval ;
ayant modifié son nom par une épithète orgueilleuse,
par le nom d'un chef illustré, d'une tribu vaillante.
Lorsqu'une chaîne de montagnes, un fleuve profond,
un bras de mer, une tribu passée à l'état de nation
arrêtait la marche des nomades, il fallait bien faire
halte, rétrograder, fuir, combattre, chercher passage
à droite, à gauche. Ces *recours* furent plus fréquens
et plus obligés quand la race eut rencontré l'océan aux
finistères scandinaves, gaulois, ibériques, africains.
Ces effets par cette cause seraient reconnaissables aux
lueurs de l'histoire d'Europe quand même la philologie n'eut pas révélé le plus curieux mot de cette énig-

me complexe en retrouvant la vieille langue de l'Inde dans tous les dialectes celtiques?

Les nations de l'Europe moderne sont le produit incontesté de la distribution et superposition du dernier flot de Scythes sous le nom de Germains et de Slaves. Ils recouvraient un flot antérieur arrivé d'une façon pareille et du même pays, puisqu'il se composait de Cimmériens, de Gaulois, de Celtes (1). Ne demeure-t-on pas fidèle à toutes les lois de l'analogie en étendant à quelques siècles très obscurs et très éloignés, le mécanisme qu'on a vu appliquer vingt siècles de suite! En expliquant par le trouble des traditions orales et par un peu d'orgueil national les prétentions d'autochtones, d'aborigènes, d'enfants du terroir, arborées par tant de peuples d'Europe; acceptées par quelques historiens!

Lorsque les Gaulois-Ombres se répandent dans le bassin du Pô douze siècles av. J.-C., ils le trouvent occupé par des Sicules qui se disent originaires du sol en oubliant qu'ils sont arrivés par la même route après avoir été chassés par les Lygiens ou Lygures! Caton appelle Autochtones les peuples du Latium, et Denys d'Halicarnasse nous apprend que ces Autochtones étaient venus d'Arcadie. Les Arcadiens, race têtue et stationnaire, étaient des Pélasges comme les Crétois, les Itales, les Osques, les Cariens, les Phryiens-Mysiens et par conséquent comme les Thraces. Un peu de civilisation spontanée hâtée par le beau climat du littoral de la Méditerranée leur avait donné de l'aversion pour les étrangers qui finirent cependant par séduire les Pelasges-Grecs et les régénérer sous le nom d'Hellènes.

Il serait superflu de reprendre ici les preuves de l'identité des Pélasges avec les Hellènes et des Pélasges avec les Celtes; après les travaux des Freret, Niébuhr, Brotonne, Michelet, Am-Thierry. Le Druidisme est définitivement rapporté aux mystères pélasgiques de Samothrace; les souvenirs de l'Asie ne sont pas encore effacés dans les dernières traditions des peuples Gaéliques d'Erin et d'Albion (1).

—

La nation Ibère divisée quinze siècles avant J.-C. par des incursions Gauloises qui finirent par l'occulter entièrement, survit encore aujourd'hui dans l'idiome basque, vestige aussi curieux que les langues celtiques. Les secours ou les embarras que l'idiome basque peut donner à l'Ethnograhie regardent le chapitre où nous étudierons les langues. Ce n'est pas non plus ici le lieu de considérer l'apparence physique d'un peuple réduit à de faibles débris après des mélanges continuels avec d'autres peuples. Par le même motif ses traditions historiques et religieuses ont perdu leur originalité: le plus ancien monument de la langue basque a trait à une attaque romaine du temps d'Auguste (1). Toutefois l'induction poussée par les probabilités et les preuves permet, ce me semble, de considérer dans les Ibères, le flot le plus ancien de l'invasion primitive de l'Europe par les Celtes ou Scythes asiatiques.

Le rameau Ibère était un peu mêlé de sang Chamite ou Sémite puisqu'on le rapporte à une émigration Chaldéennne. La plupart des anciens auteurs ont établi la parenté des Ibères d'Asie et d'Europe par l'incertitude même des origines qu'ils leur assignaient ; les uns (2) tirant de l'occident, les Ibères de la mer Noire ; les autres (3) assignant une origine asiatique aux Ibères d'Espagne. Le nom est reconnaissable à travers ses modifications diverses, Heber en Chaldée, Ibère en Espagne , Hiberne en Irlande, Berbère le long de l'Atlas ; peut-être jusque dans le Brei-Zad (Eber-Zadé, fils d'Eber) de l'Armorique. Nous avons déjà remarqué le même |éparpillement dans le temps et l'espace pour les noms Scythes : on aurait tort d'en être surpris; il serait bien plus étrange que de si longues et si lentes migrations n'eussent pas laissé trace de leur passage ou de leur séjour.

L'Europe fut donc primitivement peuplée principalement par le nord de la Méditerranée avec quelques affluents Japheto-Sèmites qui cheminaient par les îles et le long de l'Atlas. Les deux courants se rencontrèrent dans ces mêmes îles, en Espagne, dans l'Armorique. Les Ibères ou Celtibères, Turdé-

tains, Sicanes, Aquitains, Lyges ou Ligures ne seraient donc que les premiers émigrés du Caucase,
les enfants perdus des Gaëls, ayant droit à ce nom
d'indigènes concédé par Ammien Marcelin, mais y
ayant droit seulement à titre de premier occupant
d'un pays vide.

—

Tous les historiens qui ne croient pas délibérément
à la création spontanée des hommes sur chaque point
de la terre ont laissé cette équivoque pendante à leurs
assertions d'Autochtone ou Aborigène. Mais à ceux là
même qui avaient fait des professions de foi explicites
sur la multiplicité primitive des espèces et des langues,
il est arrivé d'émettre au nom du bon sens pratique,
des hypothèses qui infirmaient singulièrement leur
dogme épicurien : Je lis dans Niebuhr ce précieux
apothegme : (1) « dans les traditions obscures le
même peuple apparaît tour à tour comme envahissant
et comme chassé. » Il est impossible de formuler avec
plus de sagacité le mécanisme des immigrations. Un
peuple, une tribu même ne se déplacent pas sans en-
voyer en avant quelques éclaireurs. Les aventuriers
et les aventureux précèdent le gros de la nation. L'armée française conquérante d'Alger en 1830 trouva à
la Calle une colonie Française datant au moins du roi
René puisqu'elle parlait le patois provençal. Penn

rencontra des Anglais en Amérique ! Chez les peuples dépourvus d'industrie et d'unité, le schisme et le départ d'une tribu qui va chercher fortune, indépendance, sont évènemens fréquens et bientôt oubliés. Qu'une émigration rencontre au bout de plusieurs siècles les neveux de ces émigrés primitifs, il suffira de très légères altérations de mœurs, de costumes, de langage pour que colons et métropolitains aient peine à se reconnaître et surtout pour qu'ils aient peine à s'accommoder sans combat.

Partout donc, le nom d'autochtone ne désigne que les premiers arrivés. Eux-mêmes où les masses desquelles ils s'étaient séparés conservent le souvenir de la migration, quand ils possèdent les moyens de rendre ces souvenirs durables. Mais lorsque ni la ruche ni l'essaim n'ont possédé ces moyens, l'essaim a pu se dégrader bientôt jusqu'à oublier même la plus grossière industrie du sauvage. Les insulaires qui avaient perdu l'usage du feu et des nombres se servaient encore d'arcs et de flèches. Les nègres de la Nouvelle Hollande ent conservé les nombres et le feu en oubliant l'arc. L'arc et le feu aussi bien que les nombres et surtout une langue sont les preuves traditionnelles d'une ancienne parenté avec des peuples plus instruits.

—

Chez les Ibères, la langue et les mœurs avaient pu être modifiées de très-bonne heure par le contact des peuples de l'Afrique et de la Méditerranée (1). Nous avons déjà indiqué ces chemins du Caucase comme plus courts que le nord de l'Euxin et la vallée du Danube, surtout après que les Phéniciens eurent facilité les communications par leurs vaisseaux et les eurent intéressées par leur commerce. Il y eut dans les trois péninsules et dans les îles de la Méditerranée un mélange des races de Sem et de Japhet, mélange encore visible dans les traits et dans la langue des Espagnols. La conquête arabe l'a retrempé, mais elle n'en eut pas l'initiative. Treize siècles avant notre ère, les Phéniciens maîtres de tout le littoral de la Méditerranée avaient passé le détroit de Calpé et Abyla, creusaient des ports, traçaient des routes, exploitaient des mines dans la Gaule méridionale. Peu après les Pélasges et Gaëls Ombriens d'Italie recevaient des Lydiens (2) et des Grecs d'Orient, les arts, l'alphabet et les religions dès longtemps apportées par Inachus, Cécrops, Cadmus et Danaüs.

Rien n'est plus favorable à l'humanité que ce frottement des civilisations et des races : l'enthousiasme allemand l'oublie un peu lorsque tout fier d'avoir reconstruit les annales du monde il pare sa race du titre d'Indo-germanique! La prétention est un peu étroite malgré la longueur du titre : aucune allusion aux éducateurs chamites; les frères aînés, les Celtes y sont sournoisement oubliés; les aïeux Scythes remontent à l'Indou! Autant valait l'arbre généalogique de leurs barons du moyen-âge, arrivant toujours à Adam! Comment la philologie qui, à l'heure qu'il est, peut rapprocher avec bonheur tant de noms anciens et modernes (1), comment cette science nationale et patriote n'a-t-elle pas fermé en un cercle complet les traditions du passé et du présent en rapprochant *Titans* et *Teutons*, *Saxes* et *Saxons* de l'Allemagne, *Sakes* de la Grande Scythie et *Saces* excommuniés du livre de Menou!

LIVRE TROISIÈME.

Unité Morale de l'Espèce Humaine,

PAR LES LANGUES ET LES APTITUDES.

LIVRE TROISIÈME.

UNITÉ MORALE DE L'ESPÈCE HUMAINE
PAR LES LANGUES ET LES APTITUDES.

I.

NATIONS DE L'EUROPE MODERNE.

Pour amener jusqu'à nos jours et à notre pays le fil des traditions et la marche des peuples, il resterait à dresser l'inventaire des nations vivant aujourd'hui sur la terre. Si les faits et les déductions posés dans le chapitre précédent sont vrais et légitimes, le débrouillement des nations d'Europe est bien facile; il pourrait se réduire au simple dénombrement.

Nous acceptons le classement établi par Frédéric Schœll (1), compilateur modeste et libraire instruit qui nous importa les premiers travaux de l'ethnographie allemande, un peu trop tôt pour être remarqués. La répartition politique, outre qu'elle est mobile comme les révolutions, divise la même race ou agglomère des races diverses ; la répartition par langues est à la fois plus rationnelle et plus stable ; elle fournit les quatorze classes suivantes : Basques, Celtes, Cimbres, Germains, Latins, Slaves, Hongrois, Finnois, Turcs, Grecs, Albanais, Juifs, Arméniens, Zingares.

—

Les Basques, Biscayens ou Escualdunac occupent en France les départemens des Hautes et Basses Pyrénées ; en Espagne les quatre provinces de Navarre, Alava, Biscaye, Guipuscoa. Les espagnols disent *Bascongados* ; Pline avec dit Vascones que nous avons altéré en Gascon. On voit que le pays où subsiste encore la langue basque correspond à celui où César place les Celtes aquitains. Les Celtibères, les Ibères primitifs occupèrent les Gaules jusqu'à la Loire et aux Alpes méridionales la péninsule espagnole tout entière, les Iles Baléares, la Sardaigne, la Corse, l'Italie, la Sicile ; car beaucoup de noms de la géographie antique de tous ces pays s'expliquent par des étymologies basques ; et pour les hommes compétens (1) , cette trace du passage et du séjour de la race, n'est pas moins certaine que des annales explicites. Une nation si étendue et si nombreuse peut avoir été subjuguée politiquement; avoir été amalgamée par les mariages. Si ses caractères physiques spéciaux étaient différens de ceux des races conquérantes ou alliées, il en aurait subsisté quelques vestiges dans la physionomie aussi bien que dans la langue de ses derniers représentans.

—

Les Celtes ou Gaëles habitent les Iles Britanniques et les départemens Français de l'ancienne province de Bretagne où ils sont mêlés avec les Cimbres ou Kimry. Depuis le ve siècle av. J. C., ces deux nations sœurs par la race et la langue se sont touchées, poussées, combattues, sans se confondre (1). Les Belges, peuple cimbre appelé Germains par César, avaient envahi l'Armorique après avoir occupé tout le nord de la Gaule. Les Gaëls armoricains s'embarquèrent et gagnèrent l'Ile montagneuse, ou Albion sans être pour cela à l'abri des poursuites des Belges qui passèrent la mer à leur tour. Alors les Armoricains gagnèrent l'Irlande et l'Ecosse.

Jusqu'au dixième siècle les Irlandais ont été nommés *Scots* ou *Scuits*, fugitifs. Plusieurs tribus de Scots passèrent en Ecosse au quatrième siècle et, unis aux Pictes et aux Calédoniens ou *Gael-Edon*, Gaels de forêts, ils donnèrent à leur pays le nom de Scotland vers le neuvième siècle. Dans les hautes montagnes nommées Albanièh, se parle encore le Gael-Erse , Albanieh qui est le fond des chants ossianiques.

Au Cinquième siècle les Pictes et les Scots menaçaient la Grande-Bretagne abandonnée par les légions romaines ; les Belges-Bretons appelèrent les Saxons à leur secours et n'eurent qu'un ennemi de plus. Il fallut fuir au sud-ouest de l'île et même s'embarquer. Les comtés de Galles et de Cornouailles reçurent alors leur population actuelle de Bretons-Kimry ; la mer transporta le reste en Armorique qui en prit le nom de Bretagne. Aux deux bords de la Manche ces deux populations se comprennent encore un peu. Les Gallois et les Cornwallois s'appellent Kimry. Le mot de Wales me paraît la corruption de Gaël plutôt que le *Wales* (étranger) donné par les Anglo-Saxons. Les Bretons armoricains se nomment aussi Kimry ; mais le terme Breizad est préféré par eux. Le fonds des dialectes Gallois et Bretons est Germain mêlé de Latin et de Celte. Le Celte s'est conservé plus pur, c'est-à-dire plus sanskrit dans l'Erse d'Irlande et d'Ecosse.

—

Les Germains , Germani des Latins (1) se nomment eux-mêmes Teut ou Teutsch. Germain peut venir de Wehr ou Guer qui en Gael et en Allemand signifie guerre; Man veut dire homme. Les Scandinaves ne sont qu'une branche de ces Teuts ou Teutons échelonnés au commencement de notre ère depuis les bouches du Danube jusqu'à la Baltique. Alleman (totalité, réunion d'hommes) est le souvenir d'une confédération formée entre le Rhin et le Mein pour repousser une attaque de l'empereur Caracalla. Les peuples Germaniques ou Allemands actuels sont les Suisses, colonie Germanico-Scandinave, greffée sur des Celtes-Helvétiens; les Rhénans, Alsaciens et Suabes, les Saxons, les Flamands, les Hollandais.

Les Germains sont mêlés en Illyrie aux Wendes ou Slaves et aux Grecs; aux Slaves en Bohème, Moravie et Silésie; aux Hongrois en Hongrie, aux Russes, Lettons et Lives en Livonie, Esthonie, Ingrie et Courlande. La langue Allemande a plusieurs dialectes : le Suabe, si rude en Suisse, qu'il n'est pas compris au nord; le Bavarois parlé par la Bavière, Autriche et Illyrie et moins estimé que le Franconien des deux rives du Mein. Le Saxon occupe le nord de l'Allemagne jusqu'aux limites du bas Allemand. Le Saxon ou Allemand supérieur a été écrit et épuré par Luther; les Hanovriens, Saxons et Prussiens le pratiquent; les grands seigneurs Livoniens, Courlandais et Esthoniens le parlent avec plus d'élégance. Les Hollandais descendent des Francs, Frizons et Saxons de Charlemagne. Leur langue a prévalu dans les livres, seulement après le seizième siècle, époque de la grande vogue du Flamand , autre dialecte du bas Allemand

La Scandinavie est composée des îles et presqu'îles entre la Baltique , la mer du Nord et la mer Glaciale. Sa portion la plus considérable est occupée par les Suédois et Norwégiens. Les premiers, sous le nom de Suèves , furent mentionnés par Tacite et Lucain. C'étaient des Goths ou Germains qui s'établirent sur la province du Rhin ; celle-ci en prit le nom de Suabe. Les Suèves formèrent des royaumes en Espagne avec les Vandales et les Goths. Les Suédois modernes s'appellent Suenske.

Les Norwégiens ou Norske parlent une langue peu différente du Suédois et dont l'Islandais fut un dialecte après que les Norwégiens eurent colonisé l'Islande. Ce peuple renommé par ses incursions maritimes sous le nom de Normands, hommes du Nord , fonda des états en Angleterre, en France, en Russie , Naples , Sicile. Les voyages dans l'Europe des troubadours , polirent sa langue dans laquelle fut écrit l'Edda, recueil de Sagas, ou traditions poétiques. Aujourd'hui en Norwége , les campagnes seules parlent norwégien ; les villes parlent danois, depuis la fin du xive siècle époque où la Norwège fut unie au Danemark.

Les Danois Danske s'appelèrent Jutiens jusqu'au vie siècle. Leur langue est un dialecte allemand voisin du Frizon et Saxon.

Les langues et invasions Scando-Germaniques nous

ramènent vers la Grande - Bretagne. Le norwègien est encore aujourd'hui parlé aux îles Orcades et Feroë dont les habitants s'appellent Norns. Les Angles et Saxons établis en Angleterre en 450, y formèrent sept petits royaumes dénommés d'après leur orientement Sussex, Essex, Midlessex (Saxon du Sud, de l'Est, du milieu), comme les Goths se dénommaient Ostrogoths, Visigoths, d'après leur position sur le Dniester. Au viii° siècle, la langue gothique ou saxonne fut remplacée par le Danois après une conquête Scandinave. Le saxon restauré après Edouard le confesseur, demeura mêlé de Danois. Le français fut la langue officielle après la conquête des Normands sous Guillaume le Conquérant. Le Saxon, redevenu langue des affaires publiques sous Edouard iii , était mêlé d'une grande proportion de français! Ce mélange a formé l'anglais actuel.

—

Le Français forme la transition des peuples et des langues germaniques aux nations et langues néo-latines, puisque un cinquième au moins de notre langue moderne vient des dialectes Bas-Allemands, Franc et Frizon; (1) et que notre territoire fût dès le v° siècle couvert au nord de Francs; de Bourguignons, à l'Est; de Visigoths au midi. En huit cents ans les langues d'Oc et Ouï furent complètement dégagées par le peuple, fixées par les troubadours et trouvéres, polies par les cours de Champagne , de Flandre , de Normandie , de Provence, d'Occitanie , de Catalogne. L'idiome roman intermédiaire au Tudesque des Francs et aux langues d'Oc et d'Oui est déjà beaucoup plus latin que germanique dans le serment des rois Carlovingiens.

Le latin était toujours demeuré langue des affaires, de la religion , de la science, et ce ne fut que sous François 1ᵉʳ que la langue d'Oui remplaça le latin dans les tribunaux et cours de justice. L'extinction des comtes de Toulouse, le passage des comtes de Barcelonne au trône d'Aragon , des comtes de Provence au trône de Sicile firent tomber la langue d'Oc à l'humble condition de patois. Les patois picard et poitevin sont devenus la langue d'Oui et la langue française moderne qui est privée de la faculté de faire de mots nouveaux tout de pièce ; privée de déclinaisons, de passifs, de comparatifs ; qui est troublée par des participes demi adjectifs; par la multiplicité des significations du même mot si favorable aux faiseurs de calembourgs ; troublée par la similitude des désinences si chérie des rimeurs ; mais qui rachète tous ces inconvénients par une construction ferme, analytique et limpide capable de juger rapidement toute proposition soutenable par les ambiguités des autres langues. Le faux douteux, ou le faux vraisemblable dans ces langues devient tout simplement faux dans la traduction. Deux grands efforts sont faits dans les temps modernes pour rejeter le français dans le droit ou plutôt le travers commun aux autres langages; ce sont en France l'anarchie littéraire et partout les formules des diplomates qui se servent de notre langue comme parlage officiel.

Le français est aussi l'idiome national des Belges, des Savoyards, et de quelques Suisses issus de Gaulois et de Bourguignons. Il est parlé par une moitié des Grisons; l'autre moitié descendant comme ses frères de Rhètes celtiques parle patois Souabe ou patois italien.

La langue romane s'évolue à plus forte raison dans l'Italie, métropole de l'empire des Césars et où le latin rustique avait pénétré dans le plus petit hameau ; le latin urbain dans la plus mince cité. Le latin rustique était une transformation du Celte, accomplie avec quelques variantes dans les Gaules et dans les deux péninsules. Le latin urbain était le rustique rénové par le pélasge ou Grec, surtout par les dialectes éolien et dorien des colons de l'Italie moyenne et méridionale. Au moyen-âge le latin de l'Italie et des îles fut modifié par les Germains, les Arabes, les Normands, les Aragonais. La renaissance toscane constitua définitivement une langue italienne correcte avec quelques aspirations tudesque amollies par les gosiers romains.

L'Espagnol où les lettres gutturales sont encore plus nombreuses que dans le Florentin, les doit aux Goths autant qu'aux Arabes. Il est même permis de croire que les accents se trouvaient primitivement

dans les idiômes ibères ou dans les importations pœno-
phéniciennes ; car en linguistique comme en agriculture, la récolte est produite en raison de la graine
semée et du fonds qui la nourrit. Un philologue
espagnol a argüé de cette idée pour soutenir l'existence d'un latin rustique déjà national en Espagne
avant la conquête romaine, et ayant préparé les voies
pour le latin romain si rapidement germé et persistant
encore aujourd'hui dans l'Espagnol à un plus haut
degré qu'en aucun autre idiome néo-latin ! En effet,
à peine quatre cents racines latines sont demeurées en
dehors du castillan, où sept-cents racines à peine sont
étrangères au latin. Le Basque, le Celte, le Carthaginois, le Suève, le Visigoth, le Vandale et l'Arabe
les ont successivement importées.

La langue portugaise n'est que le dialecte espagnol
gallicien fixé et poli par une cour depuis le XII° siècle.

Sur des terres où le latin rencontrait des idiomes
autres que les patois celtes, il a fait surgir des idiomes
Romans d'une autre physionomie : Le Valaque aux
bouches du Danube ; le Letton en Lithuanie, Samo-
githie, Courlande, Livonie. Il a même un peu déteint
sur l'Albanais des Skipes. En Pologne, Transylvanie
et Hongrie où le latin urbain est demeuré langue officielle il a débordé jusques sur le peuple qui le parle
conjointement avec les idiomes slaves nationaux.

Les peuples slaves étaient soumis aux Goths dès le IV° siècle; déplacés par l'irruption des Khozars et des Huns, ils allèrent vers la Vistule se mêler aux Sarmates leurs frères; ils occupèrent l'Orient et le Nord de l'Allemagne après la destruction des Thuringiens par les fils de Clovis.

Vers l'an 623 un grand commerce unissait l'empire des Francs à l'empire grec et à la mer Noire par la vallée du Danube. Un Franc fameux à la fois comme spéculateur et protecteur militaire des caravanes était natif de Sens et s'appelait Samo. Vainqueur des Avares et couronné roi, il centralisa les Slaves en un grand empire qui s'étendait des provinces Illyriennes à la Vistule. Sous les successeurs immédiats de Samo, l'empire fractionné a commencé les états Slavons du moyen âge, la Moravie et Bohême, la grande Servie saxonne, etc. Une partie des Slaves adopta l'alphabet grec avec la lithurgie orientale; le reste se fit catholique avec l'alphabet romain ou goth. Le grammairien Reiff compte comme dialectes Slaves, le Russe, le Polonais, le Bohémien divisé en Czek (prononcé Tehek) Morave et Hongrois, ou Slavaque; l'Illyrien parlé par les Bulgares, Bosniens, Serbes, Esclavons, Dalmates; le croate parlé en Styrie, Carinthie, Carniole, Lusace, Cotbous, Caschan, Lukau.

Schozer, après Nestor l'annaliste, a tiré les Warègues de la Baltique : origine corroborée par les noms scandinaves de tous les premiers chefs Warègues aux-

quels se soumirent les Russes de Novgorod et Kiew.
Ewers, au contraire, fait des Russes un peuple Kho-
zar identique aux Roxolans (Russes alains) de Strabon, de Pline et de Ptolémée. Les historiens grecs
appellent Ross un peuple Scythe de la mer Noire dont
les flottes attaquèrent Constantinople en 856. Ils
nomment aussi des Varangues (Barraggoi) parmi les
nations qui fournissaient la garde de l'empereur,
C'était quelque voisin barbare d'où a pu venir le nom
de Warègue. Vater de Kœnisberg a essayé de combi-
ner les deux systèmes en se préoccupant sans doute
de la fraternité des peuples répandus depuis l'Euxin
jusqu'à la Baltique. Seulement il rattache les Roxolans
aux Goths d'Hermanric, au lieu de les rapporter aux
Khosars. Schœll donne la préférence à la version de
Schœuzer et il a été suivi par Reiff, Rabbe et Kha-
ramsin.

—

Les Hongrois qui, par leur langue Slavake et ma-
gyare tiennent des Slaves, des Turcs et des Finnois,
ont des origines encore plus controversées que les Russes. Les Allemands les ont souvent confondus avec les
Huns, Ounoi des Grecs, Hioung-nou des annales chinoises expliquées par Deguigues. L'idendité des Huns
et Hioung-nou a été acceptée et propagée par Gibbon
et faiblement contestée par Fauriel qui ne mentionne

pas les recherches de Desmoulins précisées depuis par E. Biot. En voici le résumé :

Les premières colonies ou premiers chefs des Hioung-nou sont rapportés par les annales chinoises aux fils de Kie, dernier souverain de la dynastie Hia ; le grand empire des Hioung-non fut détruit au premier siècle de notre ère par ses propres déchirements et par les efforts des Chinois.

Cent ans après Jésus-Christ, une portion de la famille des Huns s'établit dans la Sogdiane sous le nom d'Euthelites, Naphtalites et de Huns blancs, ce qui en suppose d'autres basanés ; comme on l'a noté avec raison, des Araméens blancs de l'Asie mineure.Une partie des Hioung-nou (1) chassée de proche en proche vers le nord-ouest avait fini au troisième siècle par s'établir dans les contrées de l'Artisch et de l'Obi supérieur jusqu'à l'Oural et aux sources du Jaïk. C'était le royaume du Xüe-Po dè l'histoire chinoise. Tout-à-coup, à la fin du quatrième siècle, au moment où le royaume s'éteint silencieusement dans les annales de la Chine, apparaissent sur l'Euphrate et le Tanaïs , avec des nations Finoises arrachées à leurs forêts, ces Huns, dont la figure inconnue épouvante les Goths du grand Hermanic, les Romains de l'Asie et jusqu'à St-Jérôme dans son hermitage de Betléhem.

Au reste, le problême relevait fort bien d'un naturaliste, car il s'agissait de savoir si Attila était de race tongouse-chinoise et si toute son armée lui ressem-

blait physiquement. On peut affirmer la première proposition, d'après le portrait d'Attila que nous emprunterons aux témoins oculaires. A la seconde question,
il faut répondre par la négative car les races blanches
étaient dans l'armée d'Attila plus nombreuses que les
Mongols pur sang. Desmoulins a scruté les races diverses qui fournirent leur contingent à cette terrible
invasion. Il pouvait y avoir outre les Finois, de ces
Bulgares qui adoptèrent plus tard la langue illyrienne;
il y avait certainement de ces Khozars (1) dont le nom
est encore reconnaissable dans kosaque ; il y avait de
ces Turks Ouigours, dont le nom Aware réuni à celui
des Huns, *Hunawaria*, *Hungaria*, a été retenu par
la Pannonie.

Ce pays fut successivement occupé par les Slaves
Vendes, Windiles ou Vandales, par les Goths, les Huns,
les Gépides, les Turcs Ouigours. Le peuple Hongrois
actuel est slave par la langue dite slavaque, les
nobles ou hongrois proprement dits, sont turcs par
leur physionomie ; leur langue est un idiome tartare
ayant beaucoup de rapports avec le turc, avec le
lapon et le finnois ; ils s'appellent madgyares comme
les Tartares que nous avons déja mentionnés. Au ixᵉ
siècle ils s'étaient avancés du Dnieper aux Krapachs
lorsque Arnoul, roi d'Allemagne, les appela pour les
opposer aux Moraves.

Les peuples de langue Finnoise sont, outre les Hongrois, les Finlandais, Lives, Esthoniens et Lappons.

Desmoulins qui a minutieusement poursuivi cette race,
ou plutôt cette langue, l'a retrouvée en Asie chez les
Tchéremisses, Votiaks, Morduans, Ersdad. Les Vogouls
de l'Ugorie appelés Ugres par les anciennes chroniques
russes, parlent la même langue que les Transilvains
Czékes, qui passent pour des restes des anciens Huns.
Donc beaucoup de tribus comprises sous le nom de Huns
parlaient un idiome Finnois. Les *Ounoi* mentionnés
au II° siècle par Denis Periégète, comme les plus orientaux des Scythes, n'étaient que les plus occidentaux des
Hioung-non. Les Russes qui désignent les Finnois par
le nom de Tchoud, leur donnent aussi le sobriquet de
Bièloglas , œil blanc. Le teint fort clair de beaucoup
de Finnois s'accompagne d'un œil d'un bleu très-pâle.
Mais un iris de la même teinte est encore plus remarquable sur une peau foncée, comme est celle de plusieurs nations Slaves , Russes, brunies par le mélange
des Huns. L'antiquité grecque avait formulé un pareil
étonnement en arrangeant un jeu de mots sur le nom
de Sarmates (Sauro-mates, œil de lézard) (1). Reiff dérive Sarmate de Syromède après Desbrosses et Diodore
qui ont jeté au nord de l'Euxin des colonies ou des
fugitifs Mèdes.

—

Les Turcs qui ont commencé à la fin du moyen-âge
le rôle des Goths et des Huns , étaient sortis de l'Altaï, leur idiome tartare s'est mêlé d'arabe et de persan
pendant les incursions de la race au sud de la Cas-

pienne et de la mer Noire. Elle a adopté quelques mots grecs et albanais depuis qu'elle occupe l'Archipel et la Roumélie.

—

Les Grecs modernes s'appelaient Romains dans les pays soumis aux Turcs. Le titre d'Hellène a repris faveur dans la Grèce d'Othon. Pendant l'insurrection qui se termina par l'organisation de ce petit royaume, les souvenirs classiques des Pélasges et Hellènes de l'antiquité furent invoqués mainte fois pour augmenter l'intérêt inspiré par les efforts d'un peuple brisant ses fers. Les Turcs trouvèrent des apologistes sinon de leur oppression , au moins de leurs droits de souverains dont la légimité reposait sur une longue prescription après conquête. Hoffman (1), qui se mêlait déjà d'Ethnographie, fortifia l'argument en disant que si une invasion barbare était déplorable quand elle tombait sur un peuple élégant et policé, deux fois éducateur de l'Europe , la conquête devait ressortir tous ses droits contre l'insurrection de simples barbares. Les Hellènes étaient éteints ; les Grecs modernes n'étaient que des Albanais ayant adopté et corrompu la langue grecque !

Les voyages en Grèce de Stakelberg et les traits fort peu classiques des Grecs qui voyageaint en Europe rendaient l'argument spécieux. La physionomie grecque antique et moderne nous occupera ailleurs.

Quant aux allégations du touriste allemand elles reposent sur le fait réel de plusieurs invasions Slaves (1) accumulés sur la Thrace; mais non rapides au point d'avoir anéanti les populations Hellènes, surtout au bord de la mer et dans l'Archipel.

La religion grecque qui donna une écriture et une éducation à la moitié des Slaves a conservé la langue et la littérature des Grecs modernes. Kodrika, Fanarlote instruit, imprima à Paris des échantillons des quatre styles écrits usités par ses compatriotes. Le *littéraire* emploie les mots anciens avec les formes de la grammaire actuelle. Coray en a laissé un modèle précieux dans sa préface de l'édition d'Hippocrate. Le style *commercial* est plein de Français et d'Italien qui se retrouvent quoique avec moins de profusion dans le style *politique* du Fanar. Le *haut ecclésiastique*, tradition des derniers temps byzantins, est trop peu intelligible pour être prêché dans les églises. Les idiomes parlés sont bien plus loin, du Grec ancien, Kodrika en compte une douzaine; il aurait pu en admettre autant qu'il y a de provinces et d'îles.

—

Les Albanais Skippes, ou Schipetars, sont les Arnaout des Turcs. Ils descendent des Epirotes et Illyriens mélangés de Tartares Albaniens du nord du Caucase. Leur langue, qui s'est imprégnée de latin, a absorbé une plus grande proportion de grec et de slave.

—

Nous complèterons ce tableau avec les trois nations errantes en Europe : les Juifs, les Arméniens, les Zingares.

Les Juifs descendent sans aucun doute des Hébreux dispersés par Titus et Adrien, et membres de cette antique famille sémite établie entre l'Asie mineure, l'Arménie, la Médie, la Méditerranée, la mer des Indes et l'Afrique. L'assertion de Strabon touchant la proche parenté des langues sémites a été vérifiée par Albert Schultens. Eichorn, puis Adelung ont fait prévaloir la désignation de langues sémitiques pour ces familles appelées Araméennes par Leibnitz. Ses dialectes sont l'Araméen au nord, le Chananéen au milieu, l'Arabe au sud. L'Araméen comprend le Chaldéen et le Syrien ou Syriaque ; le Chananéen embrasse le Samaritain, le Philistin, le Phénicien, le Punique et l'Hébreu. L'Egyptien vulgaire et Hiératique ainsi que l'Ethiopien furent probablement des dialectes rapprochés du Phénicien. L'arabe se divise en arabe vrai, maure, abyssin, maltais et mapulien ou arabe de l'Indostan.

L'alphabet arabe aujourd'hui répandu depuis Maroc jusqu'aux îles de la Sonde, et depuis Madagascar jusqu'à la Sibérie, provient du caractère estrangélo-syriaque introduit en 530 à la Mecque et à Médine. L'alphabet Syriaque venait du Chaldéen ou Babylonien qui avait succédé au Samaritain. La langue de Babylone, mélangée à l'hébreu antique, donna naissance au chaldéen ou araméen ; qui, dans la Syrie grecque , forma l'idiome syriaque ou nouveau chaldéen. Le caractère hébraïque a été poursuivi jusques dans le démotique égyptien (1), sorte de langue vulgaire dont l'hiératique était un dialecte relevé, comme le latin par rapport au roman.

Après la captivité, l'hébreu du *Pentateuque* n'était plus compris par le peuple et même par le clergé puisqu'il y eut des interprêtes d'office dès le temps d'Esdras (2). Le syriaque n'a cessé d'être parlé qu'au temps des croisades.

Les Juifs demeurés en Judée s'étaient mis en rapport avec leurs frères émigrés : ils commencèrent à s'appeler , d'après leurs positions respectives , Juifs d'Orient et juifs d'Occident (3). Ces derniers, répandus dans l'empire Romain, obéissaient spirituellement à un patriarche ; ceux d'Orient avaient un prince de la captivité. Les lois impériales abolirent le patriarche, et les Juifs n'eurent plus que des chefs de synagogue appelés primats. Les princes de la captivité subsistèrent jusqu'au onzième siècle à Babylone, puis à Bagdad, et entretinrent des écoles célèbres à Babylone et à Tibériade, où se tint la fameuse assemblée des docteurs appelés Massorêtes. Les réformes grammaticales commencées là se continuèrent en Espagne quand le prince de la captivité eut été expulsé de la Chaldée. Ces travaux successifs donnèrent naissance à l'hébreu rabbinique, encore aujourd'hui étudié par tous les Juifs instruits.

L'Espagne est le pays où la renaissance juive ait fait les efforts les plus suivis et les plus brillants. Les Juifs y étaient nombreux de très bonne heure : l'édit d'Antonin le prouve. Ils y devinrent ce qu'ils n'ont jamais été depuis : agriculteurs et propriétaires. Grenade était une magnifique ville juive à l'arrivée des Maures , et 800 ans après , les Juifs possédaient le tiers de la péninsule avec des tribunaux nationaux. Les écoles de Salerne , de Cordoue, de Tolède fournirent aux rois et aux papes des médecins et même des ministres. Maimonide écrivit une philosophie qui posait la raison et la liberté humaine en face de l'autorité divine ; Benjamin de Todèle entreprenait d'immenses voyages. Ce luxe fut expié par de longues et cruelles persécutions : il y eut de véritables croisades contre les Juifs pour leur extorquer l'or dont on avait besoin pour les croisades sarrazines. Le Quemadoro ou bûcher de Séville dévora plus de quatre mille victimes en trente-sept ans ; huit cent mille durent fuir malgré le baptême auquel plusieurs s'étaient soumises. Trois papes (1) firent la fortune d'Ancône en y rappelant les Juifs baptisés. La Hollande émancipée se remplit de Juifs de la péninsule qui, sous le nom de Portugais, priment encore tous les Juifs allemands et polonais.

Ceux-ci ont conservé le caractère oriental dans les mœurs et le costume ; ils se disent descendants des Galiléens ; les Portugais émanent de Benjamin et de

Juda. On évalue à quatre millions la nation entière des Juifs vivant aujourd'hui non pas seulement en Europe et Asie occidentale ; mais en Abyssinie, en Maroc, en Chine, Indo-Chine et jusqu'en Amérique.

—

Les Arméniens qui sont en Europe et Asie des courtiers commerciaux rivaux des Juifs ont perdu leur nationalité depuis plus longtemps. Leur littérature précieuse parce qu'elle a conservé la traduction de quelques livres anciens dont les originaux sont perdus, n'a un alphabet spécial que depuis le quatorzième siècle. Auparavant ils écrivaient leur langue dans l'alphabet des nations auxquelles ils étaient mêlés. La langue Arménienne est un dialecte Sanskrit ressemblant beaucoup au Grec. Elle a toujours été parlée concurremment avec quelques autres langues, autrefois comme aujourd'hui. C'est ce qui excuse Strabon de l'avoir classée parmi les dialectes Syriens ou Sémites (1).

—

Les Zingares ou Bohémiens font durer au milieu de notre civilisation un curieux échantillon de la vie nomade. Mendians, baladins, diseurs de bonne aventure, maquignons, tondeurs, forgerons, vetérinaires ; ils s'abritent momentanément près de nos cités ; bivouaquant dans nos campagnes en ayant oublié la tente de leurs aïeux, issus pourtant d'un climat plus serein et plus doux. Leur langue analysée par Grohman, David Richardson, Pallas, Butner, Pott, ressemble beaucoup à l'Indoustani et a fait croire à une émigration d'Orient pendant les conquêtes de Timour. Une nation de l'embouchure de l'Indus s'appelle encore Tchingana, origine très vraisemblable du nom allemand de *Zingare* prononcé Tchingare. Sint, nom qu'ils se donnent, rappellerait le fleuve de leur patrie. Ils s'appellent encore Kola, noir, et Rouma, homme. Les Persans les nomment Indous noirs ; une partie de l'Allemagne Tatares : l'Espagne et l'Angleterre Egyptiens. Leur teint basané, leurs yeux asiatiques guident ces hypothèses.

Une grande colonie de Zingares établie en Moldovalaquie a accrédité une autre version. Constantin Copronyme, ayant pris en 755 Molitène et Théodosiopolis, villes d'Arménie, en ramena avec lui des Syriens, Ethiopiens et Nubiens à qui il donna des habitations dans la Thrace. Ils eurent le crédit de placer à leur tête un chef nommé Athinghan, en formant une nation vassale, mais libre sous les empereurs grecs ; les Turcs les réduisirent en esclavage. Ils sont au nombre de 300 mille environ dans les deux provinces; (1) quelques boyards opulents ont 5 ou 6,000 de ces serfs ;

la Couronne en a 30,000. Ils ont la peau bronzée , les cheveux crépus ; ils parlent un mélange de Turc, de Bulgare , de Valaque. Par ce dernier trait les Zingares du Danube sont assimilés aux Gitanos des Pyrénées et d'Espagne parmi lesquels a vécu un Anglais qui a publié ses observations. (1) Ces Gitanos entendent fort bien la langue moldave apprise exprès par cet Anglais, et le nom de Roma ou Roumany qu'ils se donnent ne serait que le synonyme de Valaques ou Grecs romains. La Bohême peut avoir été le chemin par lequel les nomades Valaques se sont répandus en Europe et en ont gardé en France le nom de Bohémiens.

Resterait à expliquer comment l'empereur pût importer d'Arménie des hommes bazanés que la science bisantine déchue appela au hasard Ethiopiens et Nubiens.

Vers les régions voisines du haut Euphrate d'où venaient les Chaldéens, discurs de bonne aventure à Rome , (2) j'ai retrouvé des Nomades parlant couramment turc et arabe et ayant un jargon secret. Leur physionomie et leur nom de Tchingané s'adaptent fort bien à une origine du Sind. Schœll croit retrouver aussi le pariah Indou dans les mœurs : Ils aiment les habits rouges et les danses lascives ; ils forgent sur une enclume de pierre et vivent dans les bois et les champs. Notons que ces deux derniers expédiens sont à l'usage de tous les industriels privés de maisons et d'enclumes de fer. Les danses lascives sont goûtées par l'impudicité de tous les sauvages et même par la pruderie de beaucoup de civilisés. Quant à la prédilection pour les vêtements rouges, ce n'est que le sentiment naturel de l'harmonie des couleurs qu'on peut suivre en gamme chromatique ascendante depuis la brune piquante d'Europe jusqu'à l'Otaïtienne olivâtre, à l'Egyptienne bistre et à la négresse carbonisée..

II.

PREUVES & PROBALITÉS DE LA FILIATION DES LANGUES.

Ce réseau de peuples, grâces aux lumières de l'histoire ancienne et de la civilisation moderne, a été facile à démêler malgré l'entrecroisement de ses fils. En Asie, la tâche est plus ardue, à cause de l'obscurité des matériaux, même pour l'époque présente et de leur complication dans tous les temps. Mais la physiologie des principales familles de langues nous servira de fanal pour affronter les écueils et les ténèbres du reste du monde; après quoi, procédant du connu à l'inconnu nous pourrons résumer autant que raconter, atteindre des principes en même temps que des faits.

Depuis que Leibnitz chercha dans l'analyse comparative des langues, la véritable généalogie du genre humain, beaucoup d'autres érudits d'Allemagne ont montré la justesse de la méthode par l'abondance et la richesse de ses applications. En 1806, Fréd. Schlegel et Adelung avaient signalé la parenté du sanskrit avec le latin, le grec et l'allemand. Les formes grammaticales, déclinaison, conjugaison et syntaxe qui sont la façon du langage; les racines étymologiques qui en sont l'étoffe se retrouvent dans la langue indienne comme un douaire où les trois héritiers auraient puisé. Mais le douaire était plus grand encore qu'on ne se l'imaginait d'abord : les formes et racines des langues slaves se sont rapportées au sanskrit avec la même exactitude ; et enfin les idiomes celtes ont reproduit ces singulières coaptations.

Dugald Stewart plus habile en métaphysique qu'en philologie, s'est opposé aux conclusions obligées d'un pareil rapprochement en faisant du sanskrit un jargon postérieur au grec et au latin, et importé d'Occident en Orient par je ne sais quelle nation; les trente mille Macédoniens d'Alexandre, ou les dix mille Grecs de Xénophon, je suppose !

La conjugaison grecque semble formée par des particules et des verbes auxiliaires insensiblement fondus dans la racine. Dans le sanskrit les flexions tiennent à l'organisation primitive de la langue. Les changements de conjugaisons et les cas des noms se passent sur la racine même : la structure indienne est donc antérieure. Plusieurs formes étrangères au latin, au grec et qui sont dans le sanskrit, se retrouvent dans l'èrse, le gallois, le bas-breton, dans le slave, dans l'Allemand ou plutôt dans les patois frizons ou dans le goth d'Ulphilas. Le pot pourri aurait-il roulé jusques là pour ramasser ses ingrédiens? Le fleuve des langues aurait-il coulé vers l'Orient tandis que le fleuve des peuples qui les parlaient courait vers l'Occident?

En acceptant la seule conséquence logique, on est préparé à rencontrer le grand intervalle de l'Inde à l'Europe occidentale, rempli d'idiomes participant à plus forte raison de la parenté des points extrèmes. La Thrace des Slaves, l'Yonie des Grecs sont séparées de la Bactriane par les hauts plateaux de l'Afghanistan, par les grandes plaines de la Perse, par les montagnes de l'Arménie et de la Géorgie. Géorgien, Arménien, Ossète, Alain, Pouschtou-Afghan, Persan moderne, Perse ancien, c'est-à-dire, Zend et Pehlvy sont langues Indo-Germaniques (1) proches parentes du Sanskrit. La fraternité des langues antiques dure même dans les procédés par lesquels elles se permettent en langues nouvelles, se brisent en idiomes, se dissolvent en patois.

« Quand un sultan Patane monta sur le trône de Delhi, la langue brahmanique se démembrait. De langue vivante et osant produire des mots nouveaux elle devenait morte et arrêtée, n'osant plus rien produire. Ce bel idiome perdait la richesse de ses formes, se dépouillait de ses flexions multiples qui se développent sur le radical comme les branches sur le tronc et font jaillir du verbe comme d'une source inépuisable tout une gerbe de pittoresques images. De langue vivante procédant avec logique , capable de produire des composés sans nombre , l'idiome brahmanique se faisait , pour ainsi dire , langue morte, prenant les mots tels quels, loin de la racine , élagant les terminaisons grammaticales , s'imposant de ne plus rien créer par lui-même. Chaque province altérait à sa façon ce langage si parfait. Il devenait rude et concis chez les Rajpout , énergique mais sans grâce chez les Mahrattes , énervé et adouci au Bengale , plus correct mais sans sonorité dans l'Indoustan même (1). »

La révolution de notre moyen-âge n'a pas besoin d'une autre formule ! Il n'y a qu'à mettre Latin à la place de Brahmanique , Portugais à la place de Rajpout, Castillan au lieu de Mahratte, Italien, Français en place de Bengali, Indoustani.

Le Persan moderne qui accomplit sa transformation après avoir été submergé par une conquête et par une langue voisine , se trouve par ce fait dans la position de l'Anglais issu du Saxon après une conquête Française. Les deux langues se ressemblent aussi par la fabrique très simplifiée du verbe et des déclinaisons. Le verbe indoustani lui-même est tellement plaqué d'auxiliaires et de participes que l'Anglais seul peut le traduire avec précision (2). L'Anglais aurait assez d'adverbes et de prépositions outre les cinq articles des cas pour reproduire les deux datifs et les cinq ablatifs (1) admis par quelques grammairiens décidés à retrouver dans des articles postfixes les neuf flexions de la déclinaison sanskrite.

Cette habitude d'abréger la conjugaison par des auxiliaires et la déclinaison par des articles s'est donc retrouvée aux deux bouts du monde dans des langues déchues par la barbarie ou rénovées par le principe utilitaire. Le Sanskrit d'où sont émanées les mères de ces langues y a révélé le secret de formes grammaticales long-temps acceptées comme caprices inexplicables. La racine primitive écourtée dans un temps du verbe ou dans un cas du nom se reconstruisait dans un autre temps, dans un autre cas. Ainsi le nominatif latin *Elephas* occultait deux lettres dévoilées par les cas obliques et qui rappellent déjà la forme grecque *elephanto* où le latin emprunta ce nom. Le grec avait puisé plus immédiatement à la source indienne *Aïlavanta* (2). L'auxiliaire latin *esse*, fort incohérent dans ses temps divers, se reconstruit régulièrement dans les deux verbes sanskrits où il fut taillé. La même irrégularité se retrouve dans le verbe italien *andare*. Les fragments *vado* et ses dérivés sont les débris du verbe latin *vadere* dont le verbe moderne *andare* envahit la moitié. *Better* comparatif hétéroclite de *Good* a un positif régulier dans *beh* Zend et Pehlvy.

—

Je passe à l'analyse du groupe sémitique dont les principales branches et la géographie ont été déjà indiquées en parlant des Juifs répandus en Europe. Le trait le plus frappant et le plus général de ces langues est 1° l'uniformité de leurs radicaux composés de trois syllabes ou plutôt de trois lettres selon un système d'écriture qui ne fixe que les consonnes en abandonnant les voyelles à la tradition. 2° la fabrique du verbe où les trois radicales persistant toujours mais entremêlées de quelque crément font passer l'action par toutes les nuances possibles; actif, passif, neutre, réfléchi, transitif, intransitif, réciprocité, désir, rivalité.

Les Sémites n'ont pas eu le monopole de ces langues que les nations de Cham eurent en commun avec eux pendant qu'elles habitaient les bords de l'Océan Indien, de la mer Rouge et du Nil. Ce que le déchiffrement des hiéroglyphes permet d'ajouter aux vestiges de l'ancien Egyptien conservés dans le Cophte, y montre une affinité incontestable avec le vieil Araméen; toutefois avec une indépendance du système graphique trilittère. Ce qui prouverait que cette ingénieuse mais gênante discipline fût une invention comparativement tardive.

L'Ethiopie fort ancienne colonie Chamite a conservé jusqu'à nos jours un idiome où l'on a cru retrouver tantôt l'Hébreu des aïeux, tantôt l'Arabe des neveux. Les deux hypothèses sont soutenables comme pour Malte ou Soldanis croyait parler le Phénicien tandis que les voyageurs arrivant d'Egypte ou de Barbarie reconnaissent un Arabe assez moderne.

L'Arabe versé depuis mille ans sur les Berbers de l'Atlas n'a pas avancé au même degré, l'assimiliation de leur idiome, forme très antique du langage de Sem ou de Cham (1). Mais à l'Atlas cemme chez les Foulls du désert africain, comme chez les Boukhares et les Ouigours de l'Asie centrale, comme chez les Persans, Afghans, Indous convertis, chez les Turcs d'Europe et d'Anatolie, la langue de l'Islam a imposé son système graphique, ses noms d'action, ses substantifs abstraits, ou ce qui compose la partie métaphysique du discours; de telle sorte que toute proposition un peu étendue et un peu relevée a besoin de recourir à la langue philosophique et sacrée. Cela suffit pour donner un air d'homogénéïté aux idiomes musulmans (2).

La parenté de Sem et de Japhet, celle d'Elam et de Magog aïeux communs des Scythes, parentés longtemps réléguées dans les assertions traditionnelles, passent à l'état de démonstration par la parenté des langues. Le cophte, sorte de cabinet d'antiquités où le vieil Araméen domine offre pêle-mêle bon nombre de vestiges indiens.

Toute la fabrique des pronoms cophtes s'est retrouvée dans l'hébreu (3) et s'est reconstruite dans le sanskrit (4). L'inventaire des racines indiennes com-

munes aux langues sémitiques va grossissant chaque jour (1); le perse ancien ou pehlvi est sémitique par les mots , indo-européen par la grammaire.
Le zend accepté comme la souche des idiomes sémitiques , tient de fort près au pehlvy, et, par conséquent,
au sanskrit (2). Les flexions du verbe arabe par des
pronoms demi latins, rappellent la conjugaison grecque
par des particules ; le *moyen* de la conjugaison
grecque rappelle un peu les formes et tout à fait la
signification des réfléchis sémitiques (3).

—

Le troisième groupe que nous devons examiner se
compose des langues océaniennes dont l'hydrographie
plus étendue que la géographie des langues japhétiques , semble, par cela même , deux fois difficile à
expliquer. La prodigieuse analogie de tous les idiomes
répandus dans l'océan Indo-africain et dans l'océan
Pacifique vient heureusement à notre secours et met
hors de doute des communications actives et anciennes:
la mer devient un moyen puissant aussitôt qu'un
peu d'industrie a levé l'obstacle qu'elle opposait aux
migrations. Des îles de Sandwich à la Nouvelle-
Zélande il y a près de dix-huit cents lieues et les
idiomes y sont fort ressemblants. De Madagascar aux
îles Philippines il y a presque aussi loin et l'on y
parle des langues sœurs. De Java aux Marquises il y a

un tiers de la circonférence du globe et les glossaires y sont de la même famille.

Reland , Cook, Forster furent les premiers à comparer les idiomes océaniens et à reconnaître leur parenté avec le madécasse, le malais, le javanais. Ces deux derniers, dans leur forme populaire, sont le résumé et le moyen terme de toute la famille. On croirait le *kawi*, arrivé par mer, lui aussi, et colon récent du continent asiatique. Cependant la race qui le parle est indigène de l'Asie. On sent quel avantage avait un pareil idiome pour devenir langue franque de l'archipel indo-chinois, surtout quand le peuple malais joue, dans cet océan , le rôle mercantile des anciens phéniciens.

Après que Flacourt eut publié le vocabulaire des idiomes de Madagascar, les premiers savants (1) qui y firent des emprunts crurent retrouver, la trace du trafic et du passage récent des malais. Mais l'intérieur de l'île parle les idiomes du littoral et parmi eux il en est qui reproduisent le Tagala de l'intérieur des Philippines. Que de temps pour la fusion intérieure du langage des colons! En supposant que ce temps n'eut pas suffi pour changer la physionomie de ces colons eux-mêmes ! L'idiome kawi , forme moderne de l'ancien malais, javanais ou kawar est la langue sanskrite rognée de ses inflexions (2).

En proclamant le vieil idiome de l'Inde comme solidaire des trois plus grandes familles de langues, nous

nous ne prétendons pas tenir la langue primitive, cette herbe immense, bananier du Paradis qui habilla la nudité de nos premiers parents, ou reçut les premiers essais de leur pensée ! La plante a durci ; ses feuilles sont moins larges mais plus nombreuses, les rejetons ont prospéré au point de voiler à tout jamais la tige-mère ; ils ont couru si loin et le long de racines si cachées qu'il faut un effort de l'esprit pour les reconnaître. Cet effort sera complet seulement le jour où l'Australie, l'Afrique centrale, l'Amérique du Sud, l'Asie du Nord, et de l'Est auront été étudiées avec autant de soins que l'Europe, l'Asie centrale et l'Amérique du Nord.

Toutefois ces *desiderata* de la philologie tiennent déjà aux trois familles par des liens encourageans. Les langues Indo-Chinoises ont beaucoup de rapport avec les langues Chinoises proprement dites, qui au Sud se rattachent au Kawi par le bugis, le Malaïa, le Batta et le Tagala ; au nord se rattachent au groupe Tartare par le Thibetain et le Bouthya ou idiome du Boutan. Les Tartares sortis de la famille Ariane parlent aussi des langues Arianes ; mais tombées dans le laisser-aller de *lingua Franca* puisqu'on n'y conjugue pas le verbe (1). Les Tartares basanés tongous et Mongols ont des idiomes fort rapprochés de ceux de leurs frères. Le groupe de langues Ouralo-Sibèriennes pénètre en Chine par la Gorée, et en Europe par le idiomes Slaves-Finnois. Ainsi les Kalmouks, Vogouls,

Ersdad, Morduans, Wotiaks et Tchermisses parlent la langue des Hongrois, des Finnois, des Lapons et surtout des Samoièdes (1).

—

Les langues de l'Afrique sont sémitiques au nord par le Berber, à l'est, par l'Amharique, idiome africain avec les flexions Sémites. Le Galla, le Samawli, le Dankali dont nous commençons à avoir des dictionnaires, les idiomes Routana, Noubi, Tibbou, Twarik dont quelques voyageurs ont entamé le débrouillemen livreront peut-être ces ressemblances asiatiques espérées dans l'idiome des Fouls et réalisées par ceux de Madagascar.

—

Les langues américaines malgré leur variété infinie, cèdent à l'analyse et se fondent dans un type assez uniforme pour affirmer déjà l'unité de leur émanation. Quelques-unes tendent au monosyllabisme Indo-Chinois ; mais pourtant on retrouve cette fabrique du verbe à la fois simple par le procédé, compliquée par le résultat puisqu'elle varie les nuances de l'action par l'interposition de quelques crémens dans la racine. Nous avons déjà expliqué quelque chose de paréil a propos de langues sémitiques ; le basque l'offre bien plus in-extenso, puis que la même racine y fournit 25 conjugaisons (1).

—

L'existence d'une langue antérieure aux idiomes sémites et Indous est fort admissible puisque la fraternité suppose la communauté en père ou mère. Cette mère, plus complexe que les deux enfans connus, pût avoir d'autre enfans à qui elle légua la fabrique du verbe avec son entière complication. L'induction permet d'y rapporter les Basques précurseurs des Celtes dans l'Occident, et d'autres nations qui errèrent au centre de l'Asie avant de trouver passage vers la grande île américaine.

Si la décadence monosyllabique avait commencé avant l'émigration, une civilisation fut assez vigoureuse pour limiter cette tendance au point que les Ogibbeways dont les souvenirs remontent assez nettement vers là Sibérie, les Esquimaux si semblables au Samoièdes par les traits, conjugent le verbe par agglutination comme la grande majorité des Américains.

Plusieurs nations de l'Inde méridionale : Tamouls, Tèlingas, Karnatics, Mysoriens, Tulaviens, Parbalhyas ont des langues qui ne rentrent pas immédiatement dans le Sanskrit, mais qui se rapportent davantage aux idiomes tartares (2).

Les probabilités qui autorisent tant de coaptations,

les preuves qui ont commandé le rapprochement de tant de peuples séparés par le temps ou l'espace, nous les devons au zèle des voyageurs, aux lumières des sociétés savantes. Que les uns et les autres reçoivent l'expression de notre reconnaissance au moment où nous allons discuter quelques doctrines et procédés fondamentaux de la philologie.

III.

CE QUE FUT LA LANGUE PRIMITIVE.

Si le problême de la langue primitive est insoluble, il est au moins fort tentant et peut bien excuser l'illusion des chercheurs de cette quadrature du cercle et des calculateurs de cette dernière approximation. La formule de Kennedy, une langue mère ou aïeule commune du Sanskrit et de l'Araméen rappelle un peu la physique de la cosmogonie indoue : l'éléphant qui supporte la terre s'appuie sur une tortue portée par un autre éléphant appuyé à son tour par la même base chélonienne, laquelle aussi est soutenue par les épaules d'un troisième pachiderme pareil, etc. La querelle s'est agitée longtemps entre le système éléphant et le système tortue. Le système mixte de Kennedy implique toujours priorité absolue ou relative d'une langue de Sem ou de Japhet, et comme toujours l'insolubilité de la question tient à l'inexactitude des termes dans lesquels elle est posée. Quelle fut la langue primitive ? on ne peut le savoir, puisque les annales authentiques commencent fort tard et n'ont pas précisé la langue des premières traditions. Mais cette recherche implique l'existence d'une langue primitive ; et c'est cela même qui est le véritable sujet de la controverse.

Comme toutes les propositions relatives aux causes premières se tiennent de fort près, les épicuriens et naturistes doivent admettre l'éternité des langues comme l'éternité de la matière. Si l'arrangement de la matière homme est un accident récent, une transformation dernière du ver perfectionné, la parole n'est qu'une fonction fatale comme le chant des oiseaux ; seulement elle est complexe en proportion de l'organisation de son larynx qui varie les sons, de son oreille qui recueille ceux de la nature ; de son esprit et de ses caprices qui mêlent ce double produit en combinaisons infinies.

Nous allons exposer dans toute leur naïveté les prétentions de cette école résumées dans le livre de Desmoulins :

« Les langues, effets et causes de l'inégalité des aptitudes sont l'œuvre des peuples divers et l'œuvre primitive. La diffusion des langues est aussi insoutenable que la dispersion des races. Les langues et les races se sont touchées sans se confondre. L'aptitude cérébrale qui modifie aujourd'hui le dictionnaire et la grammaire, créa d'abord les racines et formes grammaticales par l'effet de son primitif exercice. L'oreille recueillit les bruits extérieurs et en fit les onomatopées; elle enregistra les exclamations spontanées des passions. Ce fonds modifié par le caprice, par la tradition, donna des combinaisons infinies comme le hasard. Le larynx, organe moins complexe que le cerveau, resserra les langues dans des alphabets assez bornés. L'homme a fait sa langue comme les oiseaux font leur chant. Il n'y a que la différence du simple au composé.

» Malgré les communications opérées entre les races par les conquêtes et les migrations, les variétés de linguistique se retrouvent encore partout. Beaucoup de coïncidences ont été remarquées à des distances qui excluaient toute idée de communication. Les boschimanes ont une lettre claquante qui se retrouve dans les tribus circassiennes !

» Comment les importations auraient-elles couvert un fonds primitif doublement ténace et par la routine et par le patriotisme? Le fonds a duré de toute éternité chez les Basques, les Gaels, les Bretons. Luttes de langues, luttes de races; il y a toujours eu des autochtones préexistant aux conquérans ; les masses ne se sont jamais déplacées ; les conquérants étaient comparativement peu nombreux. Procope compte à peine cinquante mille Vandales conquérants de l'Afrique; les Turcs Ouigours qui faisaient trembler Bizance sous Justin II étaient au nombre de 200,000 au dire de leurs ambassadeurs à qui la prudence autant que l'orgueil commandait de grossir les objets ; les armées ont assez de peine à arriver à un terme éloigné et à se fixer dans un pays étranger ; les invasions de peuples meurent en masse comme des sauterelles ; les premières croisades nous l'ont appris.

» De très minces exceptions n'infirment pas cette règle générale. Les Espagnols ont exterminé les Guanches aux Canaries, les Caraïbes à Saint-Domingue, où les nègres ont usé de représailles envers les blancs. Chrétiens, nègres, Caraïbes avaient encore de courtes et précises traditions de déplacement ; mais que de peuples envahis étaient sans traditions, sans aïeux plus sauvages, sans pères moins dégradés qu'eux-mêmes ! quelle invasion avait peuplé ces îles où l'on a surpris des sauvages ne connaissant pas l'usage du feu ? les rivages américains où vivaient des tribus ne sachant pas compter jusqu'à six, apparemment parce qu'elles n'avaient que cinq doigts à la main et n'avaient pas remarqué que leur main était double ! »

Nous avions, par anticipation, répondu à cette dernière série d'argumens ; quant à l'origine onomotopéique du langage soutenue par Court de Gébelin, et encore admise par quelque Français (1), elle a été bravement précisée par l'anglais Murray en neuf monosyllabes représentant toute sorte de coups et desquels il dérive toutes les langues de la terre différentes de forme et de fond, le hasard ne créant que des individualités dépareillées.

Cependant les calculs d'un mathématicien (1) établissent que six mots pareils dans deux langues appuient par dix-sept cents chances contre une la probabilité qu'ils sont dérivés, dans l'un et l'autre cas, de quelque langue mère ou introduits par communication. Huit mots pareils donnent près de dix milles chances contre une, c'est-à-dire une certitude à peu près entière. Que serait-ce lorsque les mots et racines semblables montent à plusieurs milliers en des langues séparées par la longueur totale de la chronologie ou par la moitié de la circonférence du globe !

L'argument tiré des immigrations est surtout favorable à la dispersion des langues rayonnant d'un tronc commun. Il ne peut aider le système de la génération spontanée et universelle du langage, qu'en faisant étouffer entièrement l'idiome autochtone par le langage importé ; ainsi tout devrait être danois dans l'anglais après la conquête danoise ; tout français après Guillaume. En ce cas, l'autochtone se présume mais ne se prouve pas. Si, par hasard, on en découvre des traces elles ne doivent ressembler à rien ; mais l'anglo-saxon est goth, le celte est sanskrit !

Comme dernière ressource, pour soutenir les deux originalités, malgré la ressemblance, on admet la similitude des résultats par la similitude des organes en action et des forces en travail. Cela veut dire apparemment que les alphabets de tous les peuples sont bornés à une quarantaine de sons, et que la grammaire générale peut être enfermée en une centaine de propositions. Les éléments de l'instrument nommé kaléïdscope n'étaient pas si nombreux et l'on a estimé à plusieurs millions, les combinaisons possibles avant que la même se reproduisît deux fois ! La génération spontanée et multiple des langues ne peut donc expliquer ni les ressemblances ni les différences des idiomes.

—

Quand les questions montent dans les nuages métaphysiques, il y a des chatoiemens capables de mettre en contradiction des intelligences aussi éminentes par leur savoir que par leur force. Fréd. Schlegel commença par croire l'esprit humain ouvrier primitif du langage et finit par admettre explicitement la révélation divine du langage. Nous trouvons, comme lui, une affirmation sur bonnes preuves bien préférable à des discusions sans fin et à des vagabondages dans un labyrinthe sans issue. Nos bonnes preuves sont déjà fournies : nous avons retrouvé expérimentalement les débris d'une langue primitive dans les trois grandes familles Semite, Indoue , Océanienne. Nous pouvons hardiment formuler le dogme de l'unité de l'espèce humaine et de la population de la terre par une famille graduellement élargie. Les individus et les nations ont largement usé de leur libre initiative en combinant, changeant, rénovant selon les forces et les caprices de leur esprit; mais ils travaillaient toujours sur une trame première, sur un patron primordial et traditionnel. C'était plus que le vaisseau de Thésée puisque plusieurs pièces n'ont pas été altérées; plus que la goutellette de sang, héritage maternel préexistant dans l'œuf avant l'ébauche du poulet (1). Un fait non moins certain et non moins admirable que la parenté des langues est la fabrique de plus en plus savante et compliquée de ces langues à mesure qu'on en remonte la généalogie. L'anglais est plus simple que le français et l'allemand; ceux-ci plus simples que le latin, le goth, le sanskrit. L'aieul ou les aieux inconnus du sanskrit dûrent être plus vastes, plus compréhensifs!

Nous pouvons raisonner ici comme Herschel remplissant de soleils la voie lactée explorée par son télescope : plus nous approchons de Dieu et plus l'immensité est admissible! ici elle a de plus l'avantage de se trouver à la portée de l'intelligence commune.

Dans tous les pays frontières, en pays basque, en Transylvanie, à Smyrne, à Constantinople, les familles d'une éducation ordinaire voient leurs enfans grandir en babillant trois ou quatre langues. Observons les classes plus élevées où le fait est à la fois plus complexe et plus régulier. La Médie, le Pont n'ont plus de Cyaxares ou de Mithridates ; mais les Scythes du Borysthène apprêtent leurs enfans pour le voyage et peut-être pour la conquête du monde. Les grands seigneurs au maillot sont entourés de précepteurs de toutes les nations européennes ; les princes ont, en outre , des serviteurs qui doivent toujours s'exprimer daus leurs langues asiatiques.

A cinq ans le jeune boyard , l'intéressant tzarèvitz donne au slavon les quatorze cas arméniens ; il tatonne dans le persan les vingt-cinq formes positives et négatives du verbe turc , il parle allemand au valet anglais ; italien, au français ; français et russe à tout le monde. A dix ans il fait des fautes dans toutes les langues ; mais il les a définitivement classés dans des cases distinctes de sa mémoire. A dix-huit ans , il voyage et pratique tour à tour chaque idiome dans son terroir ; il les pratiquera tous simultanément à la cour sans une erreur de grammaire, sans un retard de mémoire, sans une hésitation de registre.

Le tour de force n'est pas exceptionnel , il se reproduit en cent villes , en mille châteaux ; les individus ne sont pas choisis parmi les privilégiés de l'esprit ; à cela près du talent polyglotte la plupart seront tout simplement de grands seigneurs ou des princes. A leur place tout autre enfant eut été aussi curieux , aussi admirable ; tout autre nous eut offert ce tohu-bohu déjà sillonné de lumière et de vitalité ; cette Babel confuse et savante ; ce pêle-mêle de langues amalgamées maintenant pour se diviser et se préciser plus tard. Qu'on appelle d'un nom unique, ce large trésor avec lequel cet être jeune et naïf, pourra tenir tête aux représents de plusieurs races, et l'on aura une idée approximative du langage primitif, cadre virtuel et matériel de toutes les langues futures. Avais-je tort de crier à l'immense et au simple ! C'est un enfant de nos jours qui révèle en le renouvelant familièrement le grand phénomène rapporté à l'enfance du monde !

IV.

ACTION DE LA SCIENCE, ACTION DU PEUPLE,
ACTION DU TEMPS.

Les langues ont donc roulé dans le torrent des âges, comme ces blocs de rochers que le frottement dégrossit en cailloux, émiette en graviers, égruge en sable ; et de même que la loupe du géologue ou le creuset du chimiste signalent dans le moindre grain, le bloc auquel il fut agrégé, la montagne dont il fut partie intégrante ; de même le philologue remonte à la vaste fabrique des idiomes anciens par l'analyse des phrases et des mots de nos idiomes modernes.

La décomposition des mots en leurs racines est l'opération principale, le fonds de cette science qui a rendu d'immenses services à l'histoire malgré les sarcasmes encourus par les abus de l'étymologie. On commence à sentir aujourd'hui que l'analyse des mots n'est complète qu'en rendant compte aussi des flexions. Celles-ci faisant partie de la forme, la grammaire spéciale de chaque langue ou collection de ses formes , a dû être étudiée en regard des autres grammaires.

Les recherches lexiques ou la comparaison des langues par dictionnaires et racines dépistent des rapports plus nombreux et plus distans. Les ressemblances par grammaire constatent une parenté plus immédiate.

Une grammaire étrangère ne peut apparaître sans un fond de mots que l'importateur impose comme première application de sa methode nouvelle. On explique de cette façon (1) l'origine des langues néolatines qui auraient accepté quelque grammaire germanique avec une bonne provision de mots tudesques. Ceux-ci abondent effectivement partout , Schœll qui les estime à 1/5 de la langue fançaise n'a eu que l'embarras du choix (2). Le Visigoth , le Bourguignon , le Frizon déclinaient avec des articles , faisaient des passifs avec des auxiliaires. Mais s'est-on bien assuré que ce laisser-aller ne préexistait pas déjà dans le latin rustique d'où l'anarchie littéraire et politique l'aurait transporté d'abord dans la langue parlée par la bonne compagnie et par degrés dans le roman parlé et écrit.

Il suffit d'avoir voyagé en Allemagne, en Turquie , en Perse pour voir que la phrase longue et inversive est monopolisée par les savans et par les livres. Le peuple, ou plus généralement la parole improvisée hache le discours et raidit la phrase vers la ligne droite. Les Barbares avaient donc déjà des intelligences dans les places et surtout dans les campagnes latines.

Une préparation préalable par la grammaire , par l'accent ou par les mots eux-mêmes est une condition excellente pour l'adoption d'une langue nouvelle. La Belgique où le peuple parle flamand aurait parlé hollandais si la politique et la religion n'eussent brisé la loi de Nassau. Les Kimris d'Albion étaient façonnés pour l'accent tudesque , puisqu'ils prononçaient Britain ce qu'ils écrivaient Pridain (1). Les Epirotes Skipes s'amalgament dans la famille grecque : les Pélasges s'hellénisèrent facilement en Grèce , en Asie mineure, en Italie (2). Le Grec ne s'acclimata que superficiellement sur la Syrie, l'Egypte, la Cyrénaique où des patois sémites dormaient pour se réveiller Arabes.

L'observation du passé et plus encore du présent aide un peu à l'éclaircissement du problême de l'apparition secondaire des langues; de leur diversité, de leur renaissance ; problême grave puisque de très-respectables autorités l'ont rélégué parmi les miracles au moins en ce qui regarde la confusion première.Pour les autres confusions, les seules dont nous veuillions nous occuper ici , un effet très-prononcé peut tenir à des causes fort légères. Quelques variantes de synonymes et d'accents suffisent pour empêcher les Arabes Maugrebins d'être compris en Egypte, Syrie ou Arabie. Hérodote traite de Barbares tous les débris des idiomes Pélasgiques. Partout où une capitale politique ou bien une littérature ne centralise pas le langage , il se divise en dialectes aussi nombreux que les principaux aggrégats de peuples. Et si , l'indifférence ou l'inimitié sont aidées par une frontière naturelle , fleuve , montagne ou bras de mer ; si la nonchalance des climats chauds est aidée par une ceinture de désert, les schismes peuvent devenir plus multipliés et plus profonds . On a compté jusqu'à 1,200 dialectes en Amérique ; le continent africain est plus large et plus coupé. Dans la petite île de Timor il y a , dit-on, une quarantaine de dialectes ! et plusieurs centaines à Bornéo !

Notre Europe, avec ses langues soi-disant fixées par la littérature et par la presse, ne peut les empêcher de virer de prononciation tous les cent ans et d'ortographe tous les deux cents ! Qui peut répondre que nos aïeux de quatre ou cinq siècles, réveillés subitement ne nous paraîtraient pas aussi singuliers par le langage que par le costume! (1) En tout cas pour l'accent aïeux et neveux risqueraient fort de demeurer totalement incompris.

Les sociétés anciennes trouvaient un modérateur

à ce frottement dans le repos des masses et dans l'influence des lettrés qui étaient en même temps des
prêtres. Les académies au contraire sanctionnent les
faits accomplis bien plus qu'elles ne les préparent
ou ne les dirigent : elles sont les échos autant et plus
que les oracles du peuple. Si là même où un idiome
est abandonné à lui seul il oscille et pivote, il tour-
noie à plus forte raison sous le tiraillement des conquêtes, des migrations, des littératures et des frot-
tements internationaux.

V.

PHASES & AGE DES LANGUES.

Les mots progrès et décadence ont aujourd'hui des
valeurs si contestées qu'il faut prudemment les res-
treindre à l'acception de mouvement. Mais à moins de
nier le mouvement lui-même, il me semble bien difficile d'accepter l'opinion de quelques savants qui
croient les langues secondaires, surgies de toutes
pièces (1). Ce mysticisme s'explique ou se protége
par un autre : il ne se fait plus de langues !

Il suffit de regarder autour de soi sinon pour nier
cette seconde proposition, au moins pour infirmer la
première. Toute la côte méridionale de la Méditerranée parle un jargon appelé petit maure ou *lingua
franca* : Les mots sont espagnols, français, italiens,

grecs, turcs, arabes; la construction est directe; le verbe est **réduit** strictement à l'infinitif présent, déterminé tout au plus par des adverbes ou des pronoms personnels. Le jour qu'une puissance barbaresque aura adopté cette langue comme moyen et symbole d'une civilisation quasi-européenne, les premiers efforts de ses écrivains donneront au verbe une précision plus grande. L'anglais est là pour montrer comment l'infinitif peut aisément devenir base d'un pareil travail.

Qu'un remaniement semblable se soit opéré sur l'anglo-saxon, le saxon, le danois, l'anglo-français, il n'est pas téméraire de l'induire. Notre vieux Français servira de témoignage plus positif : le verbe y a pris les pronoms personnels si tard que leur suppression est encore un des artifices de la poésie voulant représenter les époques naïves et reculées ; enfin la plupart des patois du Midi déclinent plusieurs cas sans articles, conjuguent le verbe nu et non encore armé de tous ces temps trop nombreux dans le Français, puisque les étrangers ne savent pas user de nos conditionnels et que les Parisiens rejettent l'imparfait du subjonctif. L'adjectif verbal s'immobilise en un participe absolu.

La démolition représente les degrés de l'édification ; l'économie explique l'origine du luxe.

Dans plusieurs des petites Antilles il s'est formé des synchrétismes pareils à la langue franque d'Afrique : à St-Thomas, à Curaçao (1), l'anglais, le bas allemand sont melés à l'Espagnol et à d'autres idiomes d'Europe ou d'Amérique, déjà rabottés par les patois créoles ou nègres.

L'indépendance politique est la seule condition qui manque pour constituer ces jargons en un langage officiel d'abord, régulier plus tard. Le Guarany du Paraguay et le Cheroki de l'Amérique du Nord ont bien affiché et réalisé une pareille prétention, et Dieu sait de combien de débris ils étaient formés.

Ce qui a signifié ces langues au monde Américain ; ce qui imposait l'idiome roman à la Gaule des Carlovingiens, c'était l'instruction et l'esprit de suite des hommes capables de les rédiger en manifestes ou en serments. Les idées et l'art d'ajuster ces idées sont choses plus importantes que l'instrument, et l'on peut dire en ce sens que l'instrument est parfait le jour que quelqu'un daigne ou sait l'employer. Mais combien de temps n'avait-il pas mis à mûrir sourdement ; quels changements ne subira-t-il pas plus tard ?

Lorsque dans le passé on voit surgir une langue, instrument d'un nouvel empire ou compagne d'un grand homme, il y a dans ce fait complexe une portée providentielle qui peut compéter principalement de Bossuet, de Joseph de Maistre ou de Wiseman, théologiens. Des observateurs plus humbles auront le droit de noter que les forces de l'esprit servent de levier à la providence aussi bien que les forces de la matière, et que, par exemple, dans telle période historique donnée, dans le grand événement qui lança sur le monde la nation et la langue, il n'est pas impossible de reconnaître une situation dont les éléments furent tout pareils à ceux que nous voyons rouler sous nos yeux ¡dans les pays de moyen-âge et de renaissance !

L'ouvrier ne peut être bien orgueilleux de sa part dans ce travail ; il n'y fournit pas les matériaux qui sont les mots ; pas même l'outillage, c'est-à-dire les formes grammaticales ; celles-ci et ceux-là sont, nous l'avons déjà montré, un héritage vieux comme le monde. Les remaniements d'une ou de plusieurs langues en un idiome nouveau sont l'œuvre du temps et des hommes ; est-il besoin de redire combien il y a loin de là, à une création première et de toutes pièces ? Donc les théologiens ont eu quelque droit de dire que l'humanité n'a qu'une seule langue ; mais ils doivent convenir qu'elle s'est évoluée et s'évolue encore dans le temps et l'espace en des variétés infinies. Le procès ne subsistera que sur la proportion relative de neuf et de vieux, d'initiative et de tradition employées dans chaque variété ou idiome.

L'initiative par les onomatopées est une fraction trop minime pour la mettre en balance avec la masse énorme de convenu, c'est-à-dire de traditionnel qui fait le fond des langues. Les lettres clappantes des Circassiens, Cafres et Hottentots ne sont qu'une variation des schuintantes slaves et sémites, ou des sifflantes de tous les pays. Si les bruits naturels ont eu une influence plus large, cet élément humain sera de plus belle impuissant à rendre compte de la ressemblance des langues. Les bruits naturels (1) les plus uniformes partout sont justement ce que les langues ou onomatopées nationales représentent avec la plus incroyable variété.

Les mots et formes grammaticales sont employés en quantité à peu près égale, tantôt en petits idiomes tantôt en langues immenses. Avec de pareilles phases il est bien difficile de contester aux dialectes une vie semblable à celle des empires ou des individus ; une enfance, une maturité, une mort. Nous avons vu poindre quelques idiomes qui se dégagent de leurs langes patois ; l'Europe a plusieurs langues qui, après la sève de la jeunesse, sont tourmentées par le plethore de l'âge mûr ; les langues de l'Amérique succombent et meurent par milliers.

VI.

ROLE IMPORTANT DU SANSKRIT.

Ces phases sont lentes puisque les grands dialectes ont moyennement duré 1,000 ans, et que l'agonie de plusieurs parcourt l'échelle chronologique presque entière. Le grec s'est conservé dans un faubourg de Palerme. Wansleb le retrouva représenté à Siout par un prêtre cophte, malgré la loi sarrasine qui l'avait défendu depuis l'an 722. Le cophte lui-même paraît subsister dans quelques bourgades voisines de Tripoli (1). Le celte et le kymry expirent depuis la conquête de César ; le basque depuis trois mille ans.

Les expérimentations de la philologie ne sont donc pas des travaux d'anatomie cadavérique, les comparaisons peuvent se faire sur des langues vivantes, avec le cortège précieux de l'accent du peuple et des commentaires des hommes instruits qui les pratiquent. L'échelle sanskrite, base principale des travaux les plus glorieux de la science moderne, est aussi le *critérium* de la certitude pour les résultats que la science est en droit d'attendre dans l'étude comparative des autres langues. On cite le sanskrit de préférence parceque sa parenté avec les langues de l'Europe rend plus intelligibles et les rapprochements et les inductions qu'on en tire.

Les mots représentant les premiers besoins de la vie, les relations de famille, les noms de nombre, les objets de la nature et de la primitive industrie, forment un lexique avec lequel on a mesuré les parentés du sanskrit ; Kennedy a compté 900 mots de cette nature communs au sanskrit et aux langues d'Europe. Il a trouvé dans le grec 208 mots sanskrits qui se rencontrent dans le latin, et dans celui-ci 188 qui ne se trouvent pas dans le grec ; il a conclu, avec raison, que ces deux grands idiomes avant de se copier

réciproquement avaient dû sortir d'un troisième , leur
commun géniteur. Je cite en note (1) quelques séries
qui montreront l'incroyable persistance des langues à
travers trois ou quatre mille ans. L'analyse de la conjugaison sanskrite , et Zend a livré le secret des
flexions du verbe dans toutes les langues qui en
dérivent.

La faculté d'assembler des mots nouveaux en
aggrégats cohérents , faculté perdue dans les langues,
filles indiennes du Sanskrit , dure encore dans l'Allemand et le Grec. Pendant que l'anglais juxta pose
deux mots, *steam-boat*, le Français trois , *bateau à
vapeur* ; l'allemand sonde deux racines saxones, *dampf
schiff*, le Grec met en fusion deux racines grecques,
atmopleion ou *atmopleskon*. Le français savant
à la ressource de refluer vers le latin ou le grec pour
y arranger *locomotive* ou *pyroscaphe* ; mais la langue populaire répugne à ce procédé rationel et pé-
dant. Elle fait timidement des substantifs complexes
ou hardiment des qualificatifs , verbes et substantifs
barbares , *remorqueur* , *fixateur* , *distancer* ,
chèfferie.

Les vieux idiomes celtes ont encore aujourd'hui
plus de vigueur et de force ; ils aggrégent par le procédé allemand , grec , sanskrit (2). Aussi leurs racines sont-elles comme des médailles vierges du
frottement et de la rouille ou l'exergue laisse déchif-
frer encore les événements du passé. Le rapproche-

ment suivant (1) nous semble parfaitement justifié, quoique d'une hardiesse heureusement rare parmi la gent friande d'étymologies.

Telg en irlandais signifie un lit comme *tyle* en *Welsh*, une couche, un lit de repos. Ces mots sont identiques au grec *tolè*, matelas, coussin. Ils viennent tous du sanskrit *tulika*, matelas, lit, substantif dérivé de *tula*, un des noms sanskrits de coton.

Sardula, un des noms sanskrits du tigre, prend dans ses composés la signification de fort, grand, prééminent, comme son synonyme *viagra*, et comme les noms du lion et de l'éléphant. En Irlandais *sartulait* signifie fort.

La langue Celte sort donc d'un pays où il y eut à la fois le tigre et le coton.

Quand les voyageurs du dernier siècle eurent compté plus de trois mille dialectes dans le monde entier ; quand le premier examen eut montré d'énormes différences entre la plupart de ces dialectes rapprochés au hasard, la parenté des races humaines put sembler aussi compromise que l'affinité de ces langues et leur descendance commune d'un langage primitif! Mais le classement des idiomes par groupes similaires, la parenté de ces groupes entre eux; la liaison, la fusion évidente des grandes familles les unes dans les autres, si elles ne sont pas déjà capables de faire cesser la perplexité, doivent au moins lever toute inquiétude sur le résultat final. .

—

Peu de mots suffiront maintenant pour montrer le secours de la philologie dans l'histoire des peuples. Une langue est la tradition la plus large, la plus complexe du passé ; si deux nations aujourd'hui différentes d'apparence physique offrent leur langue en commun, il est évident que ces deux nations eurent une communication très intime à un certain moment de leur histoire ; il est possible aussi que ces deux nations soient émanées d'un tronc identique.

La conquête impose l'idiome du vainqueur même quand le vainqueur est comparativement peu nombreux, ce qui est le cas le plus ordinaire. Mais cet idiome officiel ne se fond dans la langue populaire qu'à la condition d'avoir avec elle une grande ressemblance. Le chaldéen adopté pendant la captivité par la nation juive était proche parent de l'hébreu ancien et les Juifs formaient la minorité parmi le peuple assyrien.

Quand le vaincu forme une nation avec un idiome distinct, celui-ci reste ; mais il faut savoir le chercher ailleurs que dans la langue littéraire ou officielle. Le peuple Hongrois, Bohême, Illyrien qui apprend un peu d'Allemand, parle mieux ses idiomes nationaux slaves. Il en est de même dans les républiques nègres d'Haïty et de Guyane où le français, le hollandais, l'espagnol officiel peuvent être la langue politique ; mais où le peuple noir parlera longtemps des patois africains et finira, si l'élément noir domine, par élever ces patois au rang de langue de l'état comme cela s'est vu pour le Guarany.

Cette ténacité, cette durée indéfinie des langues dont nous avons cité d'autres exemples plus curieux impose donc aux partisans de l'antiquité primitive et de la multiplicité des espèces humaines, la nécessité de trouver partout une langue nationale survivant à côté des idiomes importés. Si rien de pareil ne se retrouve chez des peuples dont les langues se fondent en totalité dans celles de peuples très-distants par le temps et l'espace, il faut bien que l'émigration de la langue et du peuple soit un fait simultané. Et si ces peuples indiqués frères par la communauté d'origine géographique et linguistique sont aujourd'hui très différens d'apparence, force est d'admettre aussi que le temps et l'expatriation ont plus profondément et plutôt altéré ces apparences, qu'ils n'ont altéré les traditions et les langues.

Les idiomes les mieux analysés par la science, les idiomes de l'Europe, sont parlés en commun par deux ou trois races d'apparence très diverses. Les nations tartare et turques diffèrent beaucoup physiquement de la nation mongole proprement dite et pourtant leurs idiomes sont de la même famille. Les langues ouraliennes sont répandues parmi des peuples de livrées très variées ; et, enfin, les nations basanées de l'Inde parlent des idiomes dérivés du sanskrit aussi bien que toutes les laugues des peuples blancs de l'Europe moderne et de l'Europe antique !

VII.

ALPHABETS.

L'instrument au moyen duquel on a fixé les langues est un appendice important de l'histoire des langues elles-mêmes. Représenter la pensée à l'œil, rendre la parole permanente et monumentale est un résultat si beau, suppose un effort si sublime du génie humain que l'on se sent porté à l'admettre non plus comme un art mais comme une faculté contemporaine et coadjutrice de la parole, et, par conséquent, comme participant à cette révélation.

Si l'homme est l'inventeur de l'alphabet, c'est son plus bel ouvrage et en tout cas un de ses plus précoces. La priorité des alphabets est mystérieuse comme la priorité des langues ; mais en revanche la tradition y est beaucoup plus aisée à apercevoir et à suivre. Nous en avons déjà esquissé la série relative aux langues sémitiques (1). L'alphabet grec est une importation phénicienne qui reçut quelques additions, comme plus tard ce même alphabet grec fut augmenté de 11 caractères par les Slaves (1). Pour reconnaître les lettres phéniciennes dans les grecques, il faut se souvenir qu'elles furent renversées dès que l'écriture cessa de procéder de droite à gauche. La même opération peut rendre compte d'une métathèse, ou inversion de lettres assez fréquente. Les langues sémitiques et japhétiques ont en commun plusieurs racines absolument pareilles; mais où les lettres procèdent en sens précisément inverse. *Tra*, terre, latin, est le renversement de *Art*, tudesque et arabe; *grd* gradus, est le renversement de *drg*. *Athin*, nom de Minerve et d'Athènes, vient de *nitha*, la Minerve de la Basse-Egypte; le sémitique *lif* a fourni le latin *fil*, (*filum*).

Cette innovation doit être rapportée à des infiltrations de la civilisation japhétique arrivées par la Thrace et ayant fait connaître, avec le mode nouveau d'écriture, les lettres généralement attribuées à Palamède et Simonide. L'alphabet iranien était d'un luxe prêt pour tous les besoins et il avait depuis bien des siècles prêté son secours à l'industrie sémite. Les Chaldéens et Assyriens du Caucase méridional avaient écrit leur langues dans un caractère indou (2). C'est peut-être du synchrétisme des langues et des alphabets que naquit le caractère cunéiforme. Les alphabets phonétiques de l'Asie centrale sont tous subintrans et générateurs les uns des autres comme les semitiques et européens. Le sanskrit, dans sa forme simple, fait la base de tous les alphabets indiens, thibétains, mandchous, tartares.

Le Pali et Birman ont arrondi les traits que l'alphabet de Java a repris et carrés. Beaucoup d'indianistes (1) ont reconnu la physionomie indienne dans les anciens caractères éthiopiens et dans les lettres découvertes par Burckhardt sur les rochers du mont Sinaï, lettres que de récents voyageurs ont retrouvé sculptées sur des montagnes de la Sibérie méridionale. Les dessins rappellent les Runes scandinaves qui sont aussi d'origine asiatique au moins dans leur forme ancienne. Les lettres tudesques modernes ne sont que l'alphabet romain avec les contours fleuris et tourmentés qui avaient prévalu partout dans le moyen-âge.

Les alphabets idéographiques passent pour plus anciens (2) que les phonétiques, et avec toute vraisemblance si la proposition est relative et non absolue; si elle s'applique à une nation et non pas à l'univers. Les Mexicains écrivaient avec un système hiéroglyphique et n'avaient pas encore de représentation des sons. Les Mexicains étaient des barbares en progrès vers la civilisation; mais il est certain que les Aztèques et Toltèques furent des civilisés déchus !

Les Chinois sont des peuples très raffinés et qui se sont contentés d'un alphabet mixte où l'idéographie domine ; mais on n'a pas prouvé qu'un alphabet phonétique pareil au mandchou ou au thibétain n'appartînt jamais aux Chinois sortis du Thibet. Les caractères mystérieux nommés *koua* et susceptibles de soixante-quatre combinaisons, chiffre fort rapproché de celui des lettres du grand alphabet sanskrit, son une des nombreuses inventions rapportées au très ancien règne d'Hoang-ti (1). Aujourd'hui la langue chinoise détaille la pensée (2) avec la rudesse des sourds-muets et l'écriture se préoccupe d'idées et d'objets et non pas de sons; fort bien. Mais beaucoup de muets qui préfèrent la pantomime ont commencé par parler un peu parce qu'ils entendaient; ou finissent par entendre et continuent par paresse ou routine à préférer le langage des signes.

Les Arabes hymiarites eurent, au temps du roi Saba, une écriture idéographique (3); mais d'autres hymiarites, encore plus anciens dans l'Arabie méridionale, les Phéniciens, avaient déjà un alphabet phonétique. L'Inde eut des hiéroglyphes en même temps que d'autres alphabets.

L'Egypte, éternel argument en fait d'antiquité de toute espèce, a longtemps, a toujours employé, un alphabet en apparence hiéroglyphique, mais où pourtant l'on a retrouvé le système phonant! Lucain, qui ne savait pas ceci, attribue l'alphabet des sons aux Phéniciens pendant que le Nil n'avait encore qu'hiéroglyphes. Platon (4) n'établit pas la distinction des deux systèmes et fait inventer les lettres par Theut ou l'Hermès égyptien. Tacite répète Platon, et Pline continue Lucain en reculant des Phéniciens aux Assyriens l'invention première.

Le trait abrégé de l'hiéroglyphe parait indubitable dans l'écriture hiératique égyptienne. Une approximation de ce système a été cherchée dans le chinois ancien en y rapportant l'alphabet romain (1). La distance ds ces deux extrêmes trahit un rapprochement un peu forcé et d'ailleurs fait à une époque où l'on croyait l'écriture égyptienne purement idéographique.

L'argument le plus fort et le plus ancien en faveur de la parenté des deux systémes d'alphabet est le nom traditionnel des lettres hébraïques *alef*, *beth*, *gimel*, homme, maison, chameau, etc.; toutefois, il peut, lui aussi, n'être qu'un arrangement poleptique et comparable aux dessins de l'arménien ou de l'estranghelo ornés, ou aux images avec lesquelles de nos jours même on cherche à appeler l'attention des enfants sur notre alphabet.

Somme toute, la filiation des alphabets phonétiques s'induit de leurs ressemblances, là où l'histoire laisse obscure leurs origines ou leurs communications. Le système qu'ils impliquent est de ces choses à la fois grandes et simples que l'humanité n'invente pas deux fois, en supposant même qu'elle l'ait inventé une (2).

La peinture des objets naturels, au contraire, procédé ingénieux et grossier peut avoir séduit maintefois des hommes déchus qui avaient oublié, ou leurs descendants naïfs qui n'avaient pas appris encore. La trace d'un pied ou d'une main sur le sable, l'ombre d'une plante ou d'un animal sur un rocher, sur la terre

on sur le mur d'une cabane peuvent avoir bien des fois
commencé ou recommencé les arts du dessin ou de
l'écriture, comme on le prête à Dibutade. Cette fille de
de Sycione, en traçant l'ombre de son amant,
ébaucha un art, qui ailleurs, était dès longtemps
pratiqué et parfait.

VIII.

APTITUDES RESPECTIVES DES RACES.

La science européenne, qui accepte l'inégalité
intellectuelle des races, se fait solidaire d'une sorte
d'orgueil national, puisque les races blanches sont à la
fois juge et partie dans la question. Par ce trait elles
ressemblent déjà à d'autres races qui se sont, elles
aussi, faites centre du monde et dernier mot de la
perfection physique et morale! Les Chinois disent,
en parlant des Tartares camus et basanés : hommes de
belle figure et semblables aux Chinois ; les Européens
sont des barbares à œil cave, à nez saillant et à cheveux pâles.

L'infatuation morale des habitans de l'empire
céleste ne manquerait pas de prétexte dans leur habileté
politique et dans la grandeur des spéculations d'une
philosophie qui reproduisit ou plutôt devança toutes
les philosophies de la Grèce. Les Indous au même titre
peuvent prétendre à un rang supérieur, car ils eurent

l'initiative du transcendantalisme dans toutes les scien- ces humaines ; et les Indous , au moins , tels que nous les voyons aujourd'hui , sont une race très basanée , au nord ; au midi , aussi noire que les nègres.

J'en dis autant des Egyptiens , dont tout le monde admire les monumens , et dont notre civilisation euro- péenne est une émanation. A la vérité les savans ont eu fort longtemps des idées très confuses sur la con- formation physique des nations de l'Asie moderne et , à plus forte raison , sur la couleur précise des nations de l'antiquité. Les dernières récoltes de nos voyageurs ont étonné même les naturalistes et anthropologues sédentaires. Il faut du temps pour que historiens, phi- losophes et peuple arrangent sur ces données nouvelles et leurs idées et leur langage.

On peut laisser les missionnaires moraves s'affliger sur les facultés des peuples océaniens qui éprouvent de la dificulté à aller au-delà de la simple imitation. La copie est l'acheminement au dessin original; la mémoire, le commencement de la composition. Il faut pardonner aux blancs américains l'impénitence finale à laquelle ils vouent les Peaux-Rouges dont ils prennent la terre avec ou sans achat. Eux-mêmes ont appelé ces Peaux-Rouges les premiers des sauvages pour les profondes et longues combinaisons de leurs ruses vindicatives. L'esprit de suite , même dans le mal, est un talent assez relevé ; c'est par là que satan s'appelle l'ange déchu ! Mill (1) voulant rabaisser à

tout prix la vielle civilisation indoue, la compare
perpétuellement aux institutions des Mexicains et
Péruviens. J'accepte le rapprochement comme très
honorable pour l'Amérique !

—

Mais c'est sur la race nègre que semblent s'être
acharnés de préférence les dédains piteux ou violens.
Celle-là, dit-on, ne fut jamais civilisée, l'histoire
du passé l'a prouvé; et ne le sera jamais, l'histoire
moderne le démontre.

Nous verrons au quatrième livre que la définition
du mot espèce, même telle que l'ont employée les zoologues les plus rigoristes, ne peut en aucun cas, s'appliquer aux variétés humaines ; le nègre ressemble bien
plus au blanc par le dehors et par le dedans que les
diverses races de chiens ne se ressemblent entre elles ;
et de plus, toutes les variétés humaines donnent par
le croisement des métis féconds. Les blancs, qui ont
flétri de l'appellation de *mulâtre* (1), les produits de
leur mélange avec la race noire, y auraient-ils mêlé
quelque idée de reproche d'infécondité physique ou
morale ? Le présidents, Pétion, Boyer ; les médecins
Hallé, Fournier-Pescay ; le ministre Lainé, le général Dumas, Alexandre Dumas, son fils, voilà d'éner-
giques et brillantes réponses. Dans la haute antiquité,
une civilisation, que, bien des gens s'obstinent à regar-

der comme la première en date, et à qui personne ne conteste un magnifique développement; l'anneau primitif des civilisations grecque, romaine, étrusque et par conséquent, de celles de l'Europe moderne; le monde égyptien fut aussi un produit mêtis dont la race nègre put revendiquer une bonne moitié. Je ne veux pas dire seulement que quelques reines aient eu des nègres pour pharaons et réciproquement beaucoup de pharaons des négresses pour épouses. L'étude sérieuse des monuments antiques et des races actuelles m'a permis d'établir (1), comme une vérité irréfragable que l'Abyssinie d'abord, l'Egypte ensuite, furent colonisées par une émigration qui greffa une civilisation lointaine sur la race du pays, laquelle n'était autre que la race nègre.

L'absence de civilisation chez les nègres proprement dits n'est pas quelque chose de définitif en supposant que ce soit quelque chose de certain. Passons sous silence les essais peu infructueux d'Haïty et des trois républiques Faramcka, Lattika et Auka, dans la Guyane (2). Le retard extrême du réveil d'une race peut tenir au non établissement d'une colonie des peuples civilisés. Les blancs, qui s'énorgueillissent aujourd'hui de leur supériorité, non seulement ne durent leur civilisation qu'à une importation pareille, mais ont reçu cette importation fort tard. Qui sait si les Pélasges d'Europe ne seraient pas restés sauvages comme les nègres, sans l'arrivée des Egyptiens et Phéniciens en Grèce, en Italie, en Espagne. Nos aïeux, les Atticots d'Armorique (1) étaient encore antropophages au cinquième siècle. Encore aujourd'hui les Caréliens et autres populations finoises (2) sont aussi abrutis que des sauvages.

Le pays habité par les nègres énerve l'activité de l'homme par sa douceur et sa fécondité. Il est meurtrier à l'étranger qui importerait une idée ou un exemple. Si l'importation n'a pu s'opérer qu'imparfaitement par les races métives qui s'élaborent depuis trente siècles, au nord, à l'orient et au sud du continent africain, espérons davantage maintenant que le génie remuant des Européens modernes a pris posession définitive de toutes les régions tempérées. Ce rapprochement permettra aussi d'étudier avec plus de soin les races qui habitent l'Afrique. Le teint pâle et les cheveux plats des Berbères les ont fait honorablement distinguer des Africains véritables ; les Nubiens, Gallas, Boschimanes, Hottentots, Malgaches ont été confondus dans l'anathème qui fletrit le nègre, et pourtant ces diverses populations portent dans leurs traits presque autant que certains Berbères un certiticat d'origine asiatique. On vient de rattacher à la même origine, les Foulles ou Fellatas, race entreprenante et voyageuse qui traverse en tous sens le cœur de l'Afrique et semble appelée à y propager quelques idées d'organisation sociale. La tardive révélation émanera donc du centre commun d'où la lumière a rayonné à tous les autres peuples. Dans l'Amérique, tropicale des causes pareilles à celles qui énervent les nègres d'Afrique produisent déjà de semblables effets sur la race blanche. Des chrétiens, fils indignes du Portugal, ont été trouvés (1) vivant sans mariage, sans monnaie, sans sel et presque sans vêtements et sans religion, dans une contrée du Brésil où les troupeaux sont d'une prodigieuse fécondité, où la vigne donne trois récoltes par an, où le bananier et le cotonnier sont toute l'année couverts de fleurs et de fruits.

Dans quelques siècles d'ici les enfants de pareils blancs auront besoin de plusieurs générations éduquées pour resaisir les hautes facultés de leurs aïeux d'Europe. Pourquoi s'étonner que ces facultés ne surgissent pas entières dès la première ou la seconde génération des nègres de nos colonies! Personne ne conteste au moins que les enfants nés créoles ne soient supérieurs par l'intelligence à leurs pères importés. Et, pourtant, si le travail de l'école a été complet, il manque encore l'influence de la famille; la discipline, le point d'honneur, la persévérance, la dignité, l'ambition!

Avant que les générations aient évolué le cercle entier du progrès, assez d'individualités privilégiées ont montré que, dans le procès fait à la race nègre, on avait tort de confondre le fait de l'éducation avec l'aptitude à la recevoir. Un seul exemple de succès suffi-

Fait pour mettre l'éducabilité de la race entière hors de doute; et ces exemples ont été nombreux. J'ai cité une compilation de littérature nègre (1); le mission- naire Oldendorp l'a grossie depuis d'un choix de ser- mons composés par des prédicateurs de cette race. Commander ou asservir les hommes passe pour une combinaison intellectuelle plus haute que de les ins- truire et la race nègre n'y a jamais failli ; car ses tribus n'ont jamais manqué de chefs ; ses monarchies de roitelets, ses républiques, de présidents.

Les circonstances au milieu desquelles sont apparus les noirs éminents par leur caractère ou par leur es- prit sont précisément ce que l'impartialité devait considérer pour apprécier les résultats. Au lieu de cela, le préjugé a opposé caractère nègre à caractère blanc. Un journal socialiste qui, à cela près, est partisan de l'égalité universelle, trouvait mauvais qu'on citât Tous- saint Louverture comme un grand homme et lui oppo- sait son contemporain et son vainqueur Napoléon. C'était, on le voit, demander à St-Domingue les res- sources de l'empire et à une poignée d'esclaves révol- tés et illettrés les talents et la force de la nation fran- çaise ! J'ai précisé d'une façon plus équitable les termes de la comparaison en cherchant dans quelque soldat heureux de l'Orient et dans un peuple blanc déchu depuis plusieurs siècles, les parités de situation, les résultats dus à l'esprit et au caractère des chefs, et je persiste à croire que ces résultats ne sont ni tant à l'honneur de notre peau blanche ni si fort au désavantage du masque nègre.

Qu'on lise comparativement la biographie de Toussaint Louvertnre dans l'histoire de la révolution de St-Domingue, par le général Pampbile de Lacroix, et les biographies d'Ibrahim-Pacha et de Méhémet-Aly dans les livres qui ont dit la vérité sur l'Egypte actuelle, comme ceux de Verninac St-Maur, Hamont, Fontanier.

Prichard a noté l'accord universel des hommes de toute couleur dans la foi à une autre vie, avec des peines et des récompenses; dans le respect des morts, en un mot dans l'idée religieuse; accord plus remarquable encore par la nature intime de son principe d'action, que par les manifestations de son activité. Ces manifestations peuvent être les variantes des traditions; la ressemblance des sentiments intimes implique l'unité des hommes qui les reçurent!

Quel dommage que Prichard ait radicalement affaibli l'effet de ses arguments en y mêlant et tranchant par l'affirmative la question de l'âme des bêtes. L'échelle des âmes est une concession terrible aux partisans de l'échelle des organes. Si le nègre est intermédiaire par les formes au blanc et aux singes, son âme sera aussi la moyenne entre les deux âmes extrêmes.

Prichard est un peu mieux inspiré quand il se félicite, au nom de la science, de l'accession des races noires au Christianisme. Les vérités de la morale chrétienne si consolantes pour les humbles sont aussi d'une simplicité à la portée des faibles d'esprit : il n'est pas besoin de hautes facultés pour les comprendre. Mais le Dieu qui, dans l'Evangile, la dernière formule de sa manifestation, a cessé d'admettre des peuples privilégiés pour proclamer tous les hommes frères, a certainement impliqué que, malgré des retards temporaires, le jour des mérites et de la dignité sociale luirait enfin pour tous.

IX.

CARACTÈRE NATIONAL.

L'*à priori* de l'éternelle diversité des races se trouve au fonds d'une thèse habilement mise en œuvre par plusieurs historiens Ethnographes. Ils ont tiré des effets dramatiques de l'opposition des nations aux nations comme d'individu à individu ; ils ont doté les peuples de passions, de préjugés, d'intelligence, de tempérament, d'idiosyncrasie: absolument comme un seul homme ! Au point de vue artiste, ils ont eu parfaitement raison (1), leur succès le prouve. S'ils sont justifiables au point de vue de la philosophie de l'histoire, c'est seulement pendant une période historique donnée. Dans l'histoire universelle, dans les annales de l'humanité, leur opinion supporterait plus difficilement l'examen.

Les Gaulois, nous dit-on, furent toujours ce que sont aujourd'hui les Français : leur caractère eut toujours les mêmes qualités brillantes avec le cortége des mêmes défauts : bravoure aussi admirable que leur intelligence ; mais déplorable légéreté, individualisme vaniteux et perpétuel, manque total d'esprit de suite. Acceptons humblement ce portrait, au risque de faire répéter le sorite d'Epimenide, le Crétois, accusant ses compatriotes de mensonge. Les étrangers l'accepteront avec moins de façons ; mais avec l'obligation de répondre aux objections suivantes :

Tite-Live fait les Gaulois plus qu'hommes avant le combat, moins que femmes à la fin. Dion Cassius nous appelle frivoles, faibles, arrogans ; Julien nous dit loyaux, modérés et noblement fiers.

Les Kimrys eurent le caractère allemand : lents, tenaces, têtus, aptes à l'aggrégation ; et les Kimrys, depuis le VIe siècle av. J.-C., ont occupé une bonne moitié de la France ! Notons que les Galles, mêlés, il est vrai, aux Basques sous le nom commun d'Aquitains, ont fait la souche des Gascons. Les nations germaniques, Francs, Bourguignons, Visigoths, se superposèrent aux Kimrys et aux Galles, croisèrent et recroisèrent le sang Gaulois déjà croisé de Romain et de Cimbre. Faisons les fractions de la fraction : La France n'était que demi gaële quand les Germains redivisèrent cette demie au moins à deux reprises : voilà l'élément gaële réduit au huitième. C'est donc le caractère germain Kimry qui devrait dominer en France.

Les Irlandais et Ecossais sont Gaëls de sang plus pur, et pourtant Ecossais et Irlandais ne se ressemblent guère. Les Anglais donnent aux Irlandais la jactance et la légèreté française ; leurs comédies appellent les Ecossais Gascons de la Grande-Bretagne.

Gascon a déjà des significations bien différentes des deux côtés de la Manche. Chez nous la dernière édition de ce caractère remonte à Henri IV qui fit les honneurs de ses compatriotes, pour consoler les Parisiens. Les nations du Nord auront jugé à Paris le Gascon verni d'élégance, car Polonais, Saxons, Suédois, Russes échangent à l'envi les épithètes de Français ou Gascon du Nord.

Les Turcs donnent aussi volontiers aux Persans le nom de Français de l'Asie. Ces antonomases de voisins et de rivaux cachent de l'envie sous apparence flagorneuse ; de l'estime, sous un air dénigrant ; car si la ruse gasconne est réelle', elle tempère amplement la légèreté parisienne. J'ignore au juste si le Parisien est Gaël ou Kymry ; mais le Gascon n'est pas Gaël par le caractère accrédité, s'il l'est par le sang.

Le portrait suivant du caractère français, assimile entièrement le Français au Gascon, mais n'en proteste que plus énergiquement contre la légéreté et l'étourderie qui nous est imputée :

« Demandez un service à un Français, il songera

d'abord à l'utilité que cela peut lui rapporter ; s'il ne peut pas vous rendre ce service il vous le promettra ; s'il peut le rendre il ne le rendra qu'avec répugnance et souvent pas du tout. Le Français, nature cupide et qui s'approprierait le bien d'autrui par le souffle (1). »

Le reproche de légèreté nous est fait surtout par les nations qui cherchent à nous imiter par ce point ; celui d'étourderie pourrait venir des peuples qui ont le plus souffert de notre persévérance. Il vient aussi souvent de nous-mêmes : le principal intéressé se dénonce comme Henri IV en gourmandant orgueilleusement ses frères.

La frivolité est la dernière formule du raffinement épicurien de tous les peuples : toute grande capitale en devient le sanctuaire. L'histoire reproduit tour à tour les mêmes compliments ou les mêmes reproches en interprétant la confession. Voici un autre portrait dû à un observateur non moins spirituel que le secrétaire florentin.

« J'ai vu ce pays que vous me vantiez tant, mon cher Servianus, je le sais tout entier par cœur. Cette nation est légère, incertaine ; elle vole au changement ; elle est querelleuse, pleine de vanité et prête toujours à la sédition. L'argent est un dieu que tous les hommes y servent également. » (2) Ce n'est pas les Gaulois, ni les Romains, ni les Athéniens que l'empereur Adrien a en vue ; mais les Egyptiens ! Alexandrie, Ptolémaïdos, Hermopolis, Antinoë avaient

avivé le sérieux des Egyptiens théocrates ; comme
Corinthe et Athènes avaient émancipé les Hellènes
des lois de Lycurgue et Solon. Ces lois avaient fait
leur force ; les grandes villes ajoutèrent la richesse,
la grâce et la légèreté.

Le caractère des peuples dépend de ses institutions
politiques et religieuses d'abord, de ses mœurs ensuite. Les influences de race agissent principalement
par les souvenirs de mœurs et de lois ; par les traditions d'honneur, de discipline ! Les lois oubliées,
les mœurs altérées, relâchées font changer la répu-
tation après le caractère. Le nom de la même nation,
après avoir été un titre glorieux, peut devenir une
insulte, à quelques siècles d'intervalle, à quelques
kilomètres de distance ! Et puisque l'urbanité ne permet pas de citer des races européennes ; Arabe ne dé-
signe-t-il pas des tribus de guerriers et de labou-
reurs ? Les Tagiks ne sont-ils pas de paisibles agriculteurs dans l'Afghanistan (1), des courtisans abjects
dans les cités persanes et des populations turbulentes,
fières et vindicatives dans les montagnes de la Perse
centrale ?

X.

PRIORITÉ DE LA CIVILISATION,

ou

DE L'ÉTAT SAUVAGE.

L'éducabilité sociale des races et des individus n'étant contestée que dans le degré, non dans le principe, l'avenir des races les plus mal partagées est encore consolant, puisque les partisans de l'inégalité des aptitudes sont, par contre, les croyants les plus fervents du progrès indéfini de l'humanité entière. Peut-être se flattent-ils de recueillir les principaux profits de ce travail par droit de direction et d'initiative, car la race blanche ou adamique est, disent-ils, l'éducateur sans lequel les races noires et même les basanées ne seraient jamais sorties de l'état sauvage (1).

Il faut une fois de plus reconnaître ici que l'erreur n'est qu'un côté de la vérité à laquelle les bons esprits de tous les partis sont obligés de rendre hommage, à leur insu ou à leur escient! Acceptons ce dogme d'un enseignement mutuel de la civilisation, dogme qui est la résultante perpétuelle de nos recherches historiques; mais en le séparant de deux idées accessoires, hautement démenties par l'histoire :

4° que la race blanche n'a jamais eu besoin d'éducateur.

2° que les éducateurs ont toujours été des blancs.

1° l'histoire des nations européennes qui doivent tant aux Grecs et aux Romains, nous a déjà montré la part de la tradition incomparablement plus forte que celle de l'initiative. Les deux grands peuples anciens étaient précisément dans la même situation vis-à-vis d'autres peuples antiques : Etrusques, Scythes, Thraces, Phéniciens, Egyptiens, Indiens. M. de Maistre, si sévère pour le génie grec, l'a réduit au courtage de la science entre l'Asie et l'Europe! L'astronomie, la géométrie lui vinrent d'Egypte; la philosophie, la musique, de l'Asie mineure. Si M. de Maistre eut vu les temples grecs, après ceux de Thèbes, les chapiteaux à palmes et à lotus à côté du chapiteau d'acanthes, il aurait de plus belle crié au plagiat, à la stérilité ; peut-être même en marchandant la concession de goût et d'élégance! Le génie d'aucune nation ne résisterait à une pareille analyse. La gloire de chaque peuple ne subsistera sans partage qu'à la condition de se perdre dans la nuit des temps ; d'avoir oublié ou fait oublier ses maîtres. Depuis que l'histoire existe, il n'est plus permis aux initiés d'égorger les initiateurs! Qu'importe une petite souffrance d'orgueil national, auprès de cet hommage à la vérité, à la charité universelle !

2° Rien ne s'oppose à croire blancs les anciens Thraces ou Scythes ; mais il faut n'avoir jamais vu les monuments égyptiens ou les tombes étrusques pour gratifier d'une peau blanche ces Egyptiens, éducateurs de la Grèce, et ces Phéniciens, éducateurs des Etrusques, Gaulois et Ibères. La civilisation qui éleva les merveilleux monuments de l'ancienne Amérique appartenait à une race dont les modernes Américains sont la continuation. La civilisation chinoise eut son principe dans une émigration indoue ; et, à juger des temps passés par le présent, les maîtres étaient encore plus basanés que les élèves. Enfin, quoiqu'il en coûte à notre amour propre et à notre épiderme, cette même race indoue paraît, selon toutes les conjectures, avoir été l'institutrice des Scythes, nos aïeux.

Ai-je besoin de rappeler que plusieurs de ces hordes scythes vivent ou plutôt végètent encore à l'état pastoral dans les steppes de l'Asie septentrionale, comme tant de tribus semites dans les déserts de l'Asie méridionale, et comme quelques peuples finois endormis au centre même de l'Europe, tandis que des prédicateurs à chevelure laineuse propagent le *Qoran* au cœur de l'Afrique !

Si toutes les races ont été ou peuvent être alternativement maîtres et élèves, aucune, quelles que soient ses aptitudes, n'a puisé en elle seule tous les éléments de son éducation. Tout précepteur ayant été préalablement enseigné, la première initiative doit avoir été une révélation! L'homme créé par Dieu sortit des mains du Créateur œuvre parfaite, adulte de corps et d'esprit.

Nous étions arrivés au même résultat par l'étude des langues, instrument premier et dernier de l'éducation des peuples, et dans lequel au moins, leur égalité d'aptitude est incontestable puisque sauvages, barbares, policés, blancs, noirs et basanés ont conservé vivant ce magnifique héritage. Les Guaranys, les Cherokis aussi bien que les Grecs et les Latins se sont trouvés prêts pour recevoir la civilisation et le christianisme.

Le principal honneur de la conservation ou plutôt de la rénovation incessante des langues revient moins à l'individu qu'aux masses. C'est l'œuvre de l'esprit d'association, attribut perpétuel de l'humanité, trait de la plus grande ressemblance entre les hommes de tous les temps et de tous les lieux. Si l'aile de l'oiseau implique la résistance de l'air, si la forme du poisson démontre la fluidité de l'onde, la sociabilité de l'homme, ses notions innées, de beau, de vrai, de juste, impliquent, avec la même évidence, sa destinée véritable. Quelle que soit la dégradation momentanée de quelques hommes, la civilisation est leur but ultérieur; elle fut leur cadre originaire.

Ce n'est pas dans l'état sauvage qu'il faut aller chercher la vraie origine de l'espèce et les fondements du contrat social (1). L'homme a toujours eu des devoirs en même temps que des droits ! L'égoïsme voudrait exciper de ceux-ci en éludant ceux-là ; l'immoralité s'efforce de garder les droits pour soi en versant les devoirs sur autrui ! Toujours l'association humaine, fut-elle réduite à une famille, a senti que tout bonheur fut donné avec une compensation, tout plaisir avec une charge ; la récolte après le travail, l'amour avec la paternité et la maternité, la liberté avec la responsabilité !

La dégradation sauvage qui trouble mais n'éteint jamais complètement ces notions, n'est que la chute de l'homme vers la nature animale, au préjudice de sa nature morale. Cette alliance avec deux mondes prouve le conflit au milieu duquel sa liberté fut suspendue. Par elle aussi la terre tout entière fut ouverte à son activité.

—

Pour que l'individu s'accommodât aux climats divers, il lui fallait une industrie ; pour l'acclimatement de la race il fallait de plus que le corps humain pût être profondément modifié par les éléments qui l'entourent. C'est l'histoire de ces modifications que nous allons entreprendre.

LIVRE QUATRIÈME.

Unité de l'Espèce Humaine,

PAR

LES CARACTÈRES PHYSIQUES.

LIVRE QUATRIÈME.

———◦◦◦◦◦———

UNITÉ DE L'ESPÈCE HUMAINE,
PAR LES CARACTÈRES PHYSIQUES.

I.

APERÇU GÉNÉRAL DES DIVERSITÉS.

L'histoire naturelle n'étant pas le but de mon livre ,
je dois renvoyer aux ouvrages de cette spécialité pour
la description précise et complète des apparences physiques de toutes les races humaines. Mais leur diversité constituant l'armée formidable des arguments
que nous avons à combattre, nous ne reculerons pas
en temps et lieu devant les détails d'une portée logique. Commençons par une revue rapide des peuples

du globe, sans aucune préoccupation des divisions proposées par les divers systèmes, mais en suivant simplement les répartitions neutres de la géographie.

Les peuples d'Europe ont déjà été dénombrés au point de vue de la filiation, reprenons-les pour esquisser les caractères physiques. Les expressions blond, brun, châtain sont bien connues de tous les Européens qui en sont eux-mêmes les types; on peut donc, sans les définir, adjuger le brun aux nations méridionales riveraines de la Méditerranée; le châtain à la zône de l'Europe moyenne et le blond à l'Europe septentrionale, Lapons exceptés. Les trois teintes sont plus irrégulièrement réparties à l'Orient de l'Europe que nous avons vu occupé par les races slaves et turques. Les Cosaques de la mer Noire, les Bulgares de la Thrace, sont beaucoup plus clairs de peau et de cheveux que les nations des mêmes parallèles en Grèce, Italie, France, Espagne. Les nations blanches s'étendent en Asie dont elles occupent le quart occidental. Leurs limites sont, au midi: le Caucase indien, les montagnes du Thibet, le Belouchistan en Perse, l'Yémen dans la péninsule arabique; à l'Est, le pays des Kalmouks, des Tougous, des Jakutes; au nord celui des Ostiaks et des Samoïèdes. Le Sud-ouest de l'Asie est occupé par des peuples fort basanés de peau, mais semblables par les traits aux nations d'Europe; tels sont les Indous, Beloutchis, Arabes-yéméniens. Le nord-est, au contraire, appartient aux nations chinoises Tongouses auquelles nous avions rapporté les Huns d'Attila.

C'est donc ici le lieu de donner le portrait de ce chef tel qu'il nous a été conservé par un témoin oculaire : « Sa taille était courte, sa poitrine large, sa tête démésurément grande, ses yeux [petits (obliques) avec la barbe rare, le nez épâté, le teint basané ». Priscus ajoute que le général rassemblait tout les traits de sa race ; Priscus en pouvait juger puisqu'il avait passé plusieurs semaines dans l'armée des Huns et avait été admis plusieurs fois à la table d'Attila.

Le portrait des Huns, laissé par Sidoine Appollinaire (1), contient quelques traits réels au milieu de beaucoup de déclamations et d'erreurs : « nations dont le courage et l'aspect inspirent l'effroi ; le visage des enfants eux-mêmes ne laisse pas d'exciter une sorte d'horreur. Leur tête étroite n'est qu'une boule allongée ; au-dessous du front leurs yeux vont se perdre dans deux profondes cavités.... dès qu'ils sont nés un bandeau écrase et applatit leurs narines, pour que le casque ne trouve aucun obstacle. La tendresse maternelle ne craint pas de les déformer ainsi pour les combats; à pied, ils sont de médiocre stature; à cheval ou assis, ils paraissent très grands.... d'autres voyagent sur leurs montures ; eux, ils y habitent. « Jornandès leur donne un teint livide, un visage, masse de chair difforme où deux points noirs et louches tiennent la place des yeux. »

Les Tartares basanés, décrits par Tavernier, les Kalmouks, visités par Pallas, reproduisent ce type que l'on retrouve avec quelques nuances chez les Jakutes, les Tongous, les Chinois, les Cochinchinois, Avanais et Birmans. Les Lapons de Russie et de Suède lui appartiennent aussi.

L'Amérique du nord et le Mexique offrent des races qui rappellent un peu les types indous : les traits sont grands, le nez saillant et souvent busqué ; les yeux non obliques, le teint basané. Les Péruviens continuent cette race dans l'Amérique du sud, qui, à cela près, est principalement occupée par des nations plus semblables au type mongol, et par le teint, et par les traits du visage, et par l'obliquité des yeux.

Les insulaires du grand Océan se rapportent à deux types : Polynésiens à traits indous ou mongols, et à teint basané avec chevelure plate ou bouclée ; Mélanésiens, à traits quasi nègres avec chevelure crépue, frisée, et teint fuligineux ou presque noir.

Les nations de l'archipel indo-chinois réunissent une incroyable variété de ces deux grands échantillons, depuis le Malais aux cheveux plats, à l'œil horizontal, jusqu'aux Haraforos nègres à chevelure droite ; depuis la physionomie mongole-chinoise des îles Carolines, jusqu'aux Papous et aux Tasmaniens, qui ressemblent si fort aux véritables nègres d'Afrique.

Ceux-ci n'occupent que le centre et l'ouest de la grande péninsule ; l'île de Madagascar tout entière appartient à l'Océanie. On peut y rapporter aussi les Cafres et Hottentots qui sont fuligineux plutôt que noirs, les Mozambiques, Somawlis et Gallas, à peau cuivrée et à chevelure frisée ou laineuse. Les femmes hottentotes sont remarquables par le développement graisseux de leurs fesses, particularité qui se voit aussi chez les Mosambiques et les Somawlis. Les Yolofs, au sud du Sénégal, offrent le mélange bizarre de traits indous-européens, un front haut, un nez saillant, des machoires moyennes, avec une peau d'ébène et une chevelure laineuse. A l'extrémité opposée, les Tibbous, les Scheggia, les Twariks présentent en Nubie les mêmes traits, le même teint avec des cheveux presque plats. Les nations du nord de l'Afrique, jaunes ou cuivrées sur la limite du grand désert, se fondent par nuances imperceptibles vers le teint brun et même blond des peuples européens.

Desmoulins triomphe en exagérant et interprétant à sa façon ces bigarrures : « Toutes les races humaines sont aussi distinctes au dedans qu'au dehors : le Hottentot a un cervelet énorme ; le nègre a le talon saillant ; le Boschimane a les os carrés du nez soudés et les dents incisives inclinées au bout de maxillaires formant un véritable museau. D'autres singularités sont éparpillées parmi les races qui n'ont aucune parenté, ni aucun contact géographique ; les Guinéens ont les jambes arquées comme les Tartares ; les Finois ont le mollet maigre comme les nègres, les Atlantes, Guanches ont la cavité olécrane percée d'un trou comme les Boschimanes ; tous deux comme le singe pongo. Avec moins de différences, on a établi des espèces distinctes parmi les animaux très voisins : le chien, le loup, le chacal, le renard ; le bœuf et le bizon ; le cheval, l'âne, le zèbre, le kouagga ! »

Cela n'est ni aussi vrai ni aussi embarrassant qu'il le suppose : d'abord, dans tous les squelettes guanches, que j'ai pu voir dans les cabinets, on cherche en vain le trou de la cavité olécrane. S'il y a un trou naturel à l'humerus des Boschimanes, ce qui est encore douteux, ni ce trou, ni la soudure des os carrés, ni la saillie des maxillaires, de l'occiput, ou du talon ne forment des caractères capables de trancher des espèces. Tous les camards des races caucasiennes blanches ont des os carrés soudés, parfois même, ces os manquent totalement. Nous verrons bientôt des variations plus profondes apparaître dans l'ossature des animaux domestiques. Cuvier, presque aussi troublé de ces aberrations, a le soin de noter que c'est l'industrie et le caprice de l'homme qui les ont produites. Mais l'homme est encore plus modifiable que le chien ; notre organisation plus complexe subit les doubles influences du physique et du moral ; nous sommes le plus domestique et le plus éducable des animaux. Notre industrie et nos caprices se tournent plus immédiatement vers nous-mêmes en combinant à l'infini les effets des milieux avec ceux du croisement.

II.

MESURE DES DIFFÉRENCES.

Pour se reconnaître dans ce cahos, il a fallu cher-cher quelques instruments de mesure, quelques moyens de comparaison qui se rapportent en général au squelette et à la peau; la forme et la couleur; ce qu'il y a de plus apparent, et ce semble aussi, ce qu'il y a de plus profond. Dans le squelette, la tète a été préférée comme citadelle des sens et du cerveau, leur centre, et comme pièce principale de la physionomie individuelle et nationale, par les os de la face.

Camper, après Pownell, a mesuré géométriquement le cerveau par l'angle facial résultant de la rencontre du profil fronto-maxillaire, avec une ligne horizontale passant par la bouche, le trou auditif et la base de l'occipital. Quelques faits d'anatomie comparée ont paru favorables à cet étalon. Les singes ont l'angle facial plus ouvert que les carnassiers; les nègres plus que les singes, moins que l'homme blanc.

La valeur appuyée sur l'anatomie comparée, impli-que la chaîne continue des êtres et un rapport quelconque entre l'intelligence des bêtes et celle de l'espèce humaine. Mais la fonction de la pensée manifestée par la parole, creuse un abîme profond entre l'homme noir ou blanc et le singe le plus parfait.

Quand on a examiné l'angle facial comme mesure d'homme à homme on a été dans un plus grand embarras pour la pose des deux lignes de l'angle. Le front a plusieurs courbures ; celle d'en haut reproduit assez exactement le cerveau ; celle d'en bas se bombe mais appartient aux sinus frontaux. Le nez droit, creusé ou voussé, le maxillaire saillant ou rentrant, voilà un profil en ligne brisée dont la moyenne aura une direction assez arbitraire. Dans la ligne inférieure les incertitudes existent aussi, quoique moins nombreuses : la force et la saillie des machoires incline le profil que le volume de l'occipital peut redresser. Le cerveau, qu'on prétend saisir dans la mesure de l'angle, peut être trapu, c'est-à-dire bas et large ; rejeté en arrière comme dans l'idéal péruvien, en conservant toujours même volume, même poids, même puissance. Aussi la formule de Camper, si elle est restée identique pour le but, a-t-elle été maniée et remaniée quant aux moyens. Pinel a doublé d'un angle postérieur l'angle de Camper en cherchant le symptôme de la folie ou de sa prédisposition. Blumembach a inscrit dans un carré le crâne vu du sinciput ; Owen trace la même figure en regardant le crâne par sa base ; Cuvier veut comparer l'aire du cerveau ou du crâne avec celle de la face.

Tous ces procédés peuvent avoir une valeur relative et transitive pour classer une collection de Pathologie, d'anatomie comparée et même d'Ethnographie. L'étude directe des populations comparées entr'elles, d'individus comparés en masse nombreuse, fussent-ils de la même nation et de la même tribu, renverse toutes les suppositions et tous les artifices du Cabinet.

J'en dirai autant de la division proposée par Prichard qui admet (1) le crâne *prognathe*, comprimé latéralement et à machoires saillantes, le crâne *pyramidal* et le crâne *ellyptique*. Le premier, se rencontre chez les peuple chasseurs ; le second, chez les pasteurs ; le troisième, chez les nations civilisées. L'aperçu moral que renferme cette classification c'est-à-dire la mobilité, l'ennoblissement ou la dégradation des formes, suivant le degré d'éducation, fait honneur à la sagacité et à la bonne volonté de l'auteur ; mais sa géométrie ne sera pas plus acceptée par les voyageurs que les angles et les carrés de ses devanciers.

Prichard, lui-même, a fait une excellente critique de Vrolick, notant la ressemblance d'un bassin de singe et d'un bassin de femme Boschimane, unique dans sa collection ! et qui, par contre, admire les belles formes d'un bassin de javanaise, également unique ; de White qui trouve à un avant-bras nègre les proportions de l'avant-bras d'orang-outang. Il ne parle pas de la longueur démesurée des bras et avant-bras des montagnards de Malacca, que les anatomistes commencent à abandonner comme le trou de la cavité otécrane des guanches et Hozouanas (1) et comme les sauvages à queue, anneaux jadis indispensables de la fameuse chaîne des êtres qui rattachait l'homme aux singes !

Weber a trouvé dans plusieurs races humaines, toutes les variétés de bassin et de crâne ; et Prichard s'attend à les retrouver même dans une tribu, en affirmant au surplus que tout ce que tribus, nations, races aient pu offrir de discordant dans la charpente osseuse, sans en excepter les zigomas (pommètes) Tartares, le calcaneum (talon) et les machoires nègres et harforiennes, tout cela est de beaucoup surpassé par les variétés produites par la domesticité chez des animaux dont les espèces sont certainement identiques.

Blumenbach, qui avait noté la prodigieuse variété de crânes chez les races chevalines, avait été aussi frappé de la différence de la tête osseuse du porc avec celle du sanglier son aïeul. Les anciens ont décrit des porcs ayant un seul sabot ; on en rencontre parfois avec cinq doigts ; c'est-à-dire un doigt de plus que d'habitude. Les cochons transportés à Cubagua y ont acquis des sabots de plusieurs pouces de longueur (2), et Buffon a vu les dents canines s'allonger en défenses. Les bœufs, les chèvres, les moutons se raccourcissent ou s'allongent de taille, se haussent ou se baissent sur les pattes, perdent leurs cornes, appendices cutanés par l'enveloppe extérieure, mais partie intégrante de l'os frontal pour le noyau intérieur. Le chien, compagnon plus immédiat et plus universel de l'homme , a subi des modifications plus multipliées. Sa taille absolue est variable comme de 1 à 100 ; le nombre de ses vertèbres candales de 16 à 22. La proportion de ses mâchoires comme de 1 à 50 ; il offre parfois une fausse molaire de plus et un doigt surnuméraire qui rappelle le sixième doigt, accident héréditaire dans quelques familles d'hommes blancs.

Ces altérations et d'autres plus curieuses et qui trouveront leur place ailleurs ont été suivies avec facilité et certitude, parceque le chien se reproduit même avant d'avoir atteint l'âge d'un an. Un naturaliste qui jugerait les races canines exclusivement d'après leurs caractères distincts et permanens, sans égard pour les souvenirs de l'atavisme, serait obligé d'en admettre cinquante espèces (1).

III.

GALLES, KIMRYS.

Les traits de la figure , quoique dûs à des organes mous, empruntent leur charpente générale au système osseux de la tête. Les deux classes d'organes réunies forment le sommaire des physionomies nationales qu'une tête peinte ou sculptée reproduit d'une façon sa-tisfaisante. Les musées ou collections de ce genre qui commencent à devenir à la mode ont un mérite incontes-table et actuel, si on les considère comme réunion d'individus. Ils peuvent accréditer des préjugés et propager des erreurs s'ils font prendre un individu ou des individus peu nombreux pour des types de races. Cette dernière tendance est , par malheur, assez générale et assez naturelle : nous aimons à juger le loin-tain sur le premier échantillon venu , et la difficulté de s'en procurer plusieurs fait généraliser ce repré-sentant offert par le hazard.

Le muséum a eu longtemps dans sa collection de crânes nationaux, la tête unique d'un malais mort au Havre où il était venu comme matelot. Maintenant les races malaises et océauniènes y sont représentées par des centaines de bustes moulés et de crânes, qui, à l'avantage de la multiplicité, joignent celui d'avoir été choisis par des hommes instruits (1), au milieu de populations dont ces échantillons résumaient les traits nationaux. Il serait désirable que ce précieux noyau fut doublé d'une collection de types de ces mêmes races choisis par des voyageurs parcourant l'intérieur des terres au lieu de s'arrêter dans les ports ; et encore l'on peut affirmer sans témérité que la vue de cette double rangée n'équivaudrait pas à l'instruction résul-tant de quelques jours passés au milieu des populations elles-mêmes. Voilà l'idéal de voyage et de voyageurs auxquels il m'est arrivé déjà de faire allusion, et qu'il m'arrivera parfois encore d'opposer aux savans de cabinet spéculant sur des livres ou sur un petit nombre de pièces.

Lacépède a classé les Turcs dans la famille des Samoièdes ; Cuvier crut les Gallas véritablement nègres ; Desmoulins a placé des Nègres dans le Népaul ; Prichard a cru les Falatchas, qui sont aujourd'hui très-semblables aux Abyssins, image parfaite de l'ancien type hébreu ; Prichard, Desmoulins, Wiseman ne semblent pas s'être jamais fait une idée nette du type Mongol et de nations Tartares et ont toujours confondu ces nations avec ce type.

Néanmoins, ces savants peuvent être doués d'un talent réel d'observateur auquel il n'a manqué que l'occasion de s'appliquer en grand ; occasion que peuvent lui fournir la mode d'observer les faits domestiques, et l'intérêt attaché à des types européens. Desmoulins, sans sortir de Paris, analysa avec sagacité les nombreuses variétés de physionomies européennes : slaves, finois, celtes, turcs. Il était aidé par sa croyance à la multiplicité des espèces ; les variétés, à plus forte raison, ne pouvaient lui échapper.

Une préoccupation plus justifiable servit moins bien Edwards, qui avait voyagé en Europe et même en Amérique, d'où il était originaire ; mais qui, dans ses travaux antérieurs, avait pris l'habitude de se faire intermédiaire entre deux castes de travailleurs, les physiologistes et les physiciens. Un rôle secondaire en dispensant d'idées propres peut porter jusqu'à la crédulité la confiance vouée à autrui. La tendance était périlleuse quand il fallut mettre physique ou physiologie au service des aperçus historiques ?

Edwards avait accepté une partie des opinions de Desmoulins : la persistance des types malgré les effets du croisement et des climats; mais il poursuivit exclusivement la reconstruction des types galles et kimry sans s'inquiéter de slaves, de finnois et de germaniques. Ses travaux imprimés à ce sujet eurent une vogue que la conversation de l'auteur diminua quelquefois en me montrant des personnages , incarnations vivantes des deux types : les deux frères Cuvier et le grand mathémacien Poisson. Les types étaient bien choisis et distincts ; d'une part la tête longue, le profil saillant, le nez aquilin ; de l'autre la face plate et courte, les pommettes larges, le nez droit ou retroussé mais court de saillie et de hauteur.

Ce dernier type est ce qu'on nomme vulgairement tête allemande ; il est assez commun dans la France du Nord pour que les voyageurs anglais aient dit que nous avions la face tartare. Les faces larges avec les yeux écartés, un peu louches (1), parfois même obliques , sont fort communes en Allemagne et en Russie. La France a connu deux princesses de la famille et du sang des Habsbourg , incarnations manifestes de ce type auquel il n'a manqué qu'un teint olivâtre pour avoir l'apparence mongole. Si Edwards avait observé d'autres races, s'il se fut seulement rappelé ses impressions de jeunesse, parmi les Américains nègres et Européens des Antilles, il eut reconnu que bien loin d'être une particularité spéciale aux deux rameaux scythes, le Galle et le Kimry, Cuvier et Poisson, étaient la variante perpétuelle de toutes les races. Je l'ai retrouvée dans des races nègres, chez des tribus nubiennes, chez des Indiens musulmans, chez des Malais voyageurs, chez des Abyssins, races aussi mélangées que la France et l'Italie. Burckhardt (1), visitant des tribus arabes isolées depuis des siècles dans leurs déserts, note à chaque pas : cette tribu a de faces larges, à grosses pommettes; celle-ci à la face étroite et longue avec des nez romains. Les navigateurs font les mêmes exclamations aux îles Marquises; à Taïti, à la Nouvelle-Zélande ; les voyageurs, par toute l'Amérique. Enfin, les races maintenues pures de tout contact par des idées religieuses, les Perses, les Indous, les Samaritains offrent les mêmes variantes. Chez le juifs, que nous connaissons mieux, la Galle domine sans doute ; mais le Kimry est encore assez fréquent.

Si les certitudes de l'histoire tenaient à la permanence de quelques combinaisons de traits, d'où viendraient les Anglais avec leur masque si long par la hauteur du nez et des machoires ? traits dont ni Kimrys, ni Saxons ne peuvent être les co-efficiens ! Par l'importance abusive accordée aux traits de la face, Edwards coupe profondément la race scythe en deux moitiés, dont l'une, le Kimry, s'approche davantage du type mongol ; il confond au lieu de préciser, car il a négligé les ressources du coloris.

Ainsi la préoccupation exclusive du squelette à la face ou ailleurs ne donnera qu'erreurs ou incertitudes ! Des types du monde entier se choisiraient facilement dans la population d'une de nos villes et même d'un simple village ; et les naturalistes à système géométriques seraient trompés sur les moules décolorés. La France abonde en nègres blancs et en Kalmouks blonds Le vulgaire et les voyageurs ne s'y trompent pas, parce qu'ils ajoutent les indications de la peau et de la chevelure à celles du squelette. Il faut donc imiter ce bon sens pratique, et ne jamais isoler une race des particularités fournies par l'extérieur.

Avant d'aborder l'étude de la peau, occupons-nous un moment de la beauté qui met à contribution à peu près égale, et la forme et le coloris, c'est-à-dire, la peau et l'ossature de la face.

IV.

BEAUTÉ, IDÉAL GREC, IDÉAL EGYPTIEN, IDÉAL PÉRUVIEN.

Les notions de beau que nous portons en naissant et qui nous le font cher en nous et au-dehors de nous sont une garantie que le beau existe à l'état absolu ; mais l'expérience nous oblige à reconnaître que le relatif où le convenu peut se mêler à cette notion dans une proportion assez considérable pour rendre les manifestations de la beauté discordantes à quelques années d'intervalle chez le même peuple, à quelques lieues de distance chez des peuples contemporains.

L'élément mobile est d'autant plus capricieux que l'état social est plus raffiné. Les Siamois qui se teignent les dents en noir pour ne pas ressembler aux bêtes, les Américains et Océaniens, qui se coupent une phalange du petit doigt en signe de deuil, les Hottentots, qui font un sacrifice plus douloureux, les Zélandais, qui tatouent une sorte de blason sur leur corps, poursuivent un but plus intelligible que les chinois mutilant les pieds de leurs femmes ou les européens se poudrant les cheveux.

A cela près, la fantaisie des sauvages et des civilisés a tout mis en question, excepté peut-être d'estimer la jeunesse chez la femme : la force et le courage chez l'homme. Chez celui-ci, le rayonnement de l'énergie morale et de l'intelligence, chez celle-là de la volupté relevée par la pudeur, ont été compatibles avec les plus singuliers atours, avec les plus étranges parures. Ni lèvres dilatées par des tampons, ni narines trouées par des chevilles ou des pendans, n'ont paru indignes de l'image vivante des Dieux sur la terre, ni à plus forte raison, des représentations de ces Dieux par les arts.

Le sauvage ne sortait pas de sa tribu pour chercher le modèle de ses fétiches ; l'indou chargea de ses propres armes ses Dieux terribles, et des bijoux de son épouse les Déesses plus douces. Tous deux tâchèrent à plus forte raison d'imprimer à ces Dieux factices l'image de la nation qu'ils devraient protéger.

L'artiste des nations plus avancées continua le procédé ; seulement le raffinement ayant rendu sobre d'accessoires, la fantaisie, qui devait toujours trouver place, s'employa à modifier, à ennoblir le type national, thème premier et obligé de son travail.

Il n'est pas impossible à l'esthétique de suivre les procédés de l'art après avoir trouvé la pensée qui lui donnait l'impulsion. Ni Phidias, ni Zeuxis ne fesaient un simple synchrétisme, ceci soit dit en supposant que l'idéal grec n'est pas plus ancien que le siècle de Périclès. Ils modifiaient toujours un peu le contingent emprunté à plusieurs individus. La Grèce, malgré son ciel et ses écoles, n'engendra jamais des fronts en surplomb, pas même des lignes de front et de nez rigoureusement verticales. Les artistes qui voyaient de face une belle tête peinte ou vivante étaient frappés de la gravité qu'elle empruntait à la perspective aérienne, mettant le front et le nez sur le même plan. La tête vivante ou sa copie moulée acquérait une dignité majestueuse quand on la fesait pencher en avant, en pivotant sur l'axe des trous auditifs. Il ne restait plus qu'à réaliser les deux illusions en fixant dans le profil la ligne verticale et même le surplomb tels qu'ils étaient aperçus de face !

Les artistes du commencement de notre siècle, en prétendant remonter à l'art grec, nous ont dévoilé quelques-uns de ces artifices. La tête de Bonaparte, premier consul, les bustes du général Bonaparte offrent un nez creusé à sa racine et assez saillant sur la ligne du front qui a une certaine fuite.

Napoléon, empereur, a la ligne du front et du nez verticale : Chaudet, Tiollier, David avaient renouvelé l'apothéose des portraits d'Alexandre, de Périclès et des douze grands Dieux de l'Olympe grec. Mais le procédé était antérieur à Zeuxis, à Phidias, à Périclès même.

Les monuments de l'Egypte ont réduit presque toutes les inventions grecques à une imitation intelligente ; car beaucoup de Grecs visitaient l'Egypte dès le règne de Psamméticus. Les Sphinx de cette époque et même de plusieurs règnes antérieurs ont des sourcils plans, un nez à arêtes articulées à angle droit avec le sourcil ; la ligne fronto-nasale continue, avec une légère inclinaison ; ce qui se rapproche, comme on sait, du type national égyptien. Les lèvres sont plus fortes, le nez est moins haut. l'œil moins enchassé que dans l'idéal grec. L'école athénienne avait modifié tous ces traits après avoir fait pivoter la tête sur l'axe auditif.

Les sculpteurs de Thèbes et de Memphis semblent avoir donné un soin particulier à la sérénité, que l'on interprète parfois comme l'expression la plus haute de l'intelligence et de la dignité humaine. Le calme pouvait régner sur toutes les physionomies dans un cadre social ou tout homme, même le roi, avait son poste prévu et réglé comme un rouage. Toutefois, les traits nationaux revendiquent une partie de l'idéal rêvé par les artistes ou par les interprètes. Cette placidité est encore remarquable chez beaucoup d'Egyptiens vivants ; elle me frappa plus particulièrement chez un pauvre fellah supplicié au Caire.

Elle est visible dans les masques posthumes de Napoléon et de Lacénaire. Celui-ci mourut d'hémorragie comme le fellah , mais après l'agonie de la prison comme l'Empereur. Les trois têtes avaient en commun une certaine saillie de la pommette et la quiétude de la bouche. La joue creuse sous la pommette donne de l'ascétisme ; les lèvres un peu fortes sont exemptes de ces plis qui ajoutent de l'amertume ou de la sévérité à la bouche du Napoléon vivant de Canova et de Chaudet, plis que la mort avait effacés en creusant la joue du masque de Sainte-Hélène.

Ajoutons que l'art égyptien regardé comme immobile par ceux qui en connaissent à peine quelques pièces détachées ou copiées négligemment, montre des périodes très diverses et jusqu'à des fantaisies et des dévergondages, quand on visite en détail les monuments originaux. Blumenbach ignorait ceci quand il s'aidait de portraits des Dieux égyptiens pour classer des types très divers de momies.

Un peuple que ses monuments font parent de l'Egypte et de l'Inde, mais qui avait dès longtemps perdu le souvenir de ses aïeux, l'Américain avait cherché la manifestation du génie héroïque et divin dans une combinaison toute contraire. Il inclinait abusivement le front de ses statues ; puis il cherchait à se disculper du mensonge de l'art en réalisant sur les castes nobles cette conformation monstrueuse. L'épreuve réussit ; elle devint une coutume sacrée ; l'Europe étonnée l'a surprise continuée encore par quelques tribus devenues sauvages !

Quel embarras pour les phrénologistes ayant avancé que la mort ou l'idiotisme devait punir ce remaniement sacrilége d'un organe si délicat et donc la fonction a donné cette nouvelle preuve de sa liberté, de son indépendance ! Ces sauvages à front déformé n'étaient pas plus sots qme leurs frères réguliers ! les chefs Quichoas portaient l'énergie du commandement, l'habileté du pontife, les combinaisons du stratége et de l'homme d'état dans cet encéphale disloqué !

—

Aux deux bouts du monde quelque chose de peu commun, *out of the way*, avait été cherché comme signe de noblesse. Mais l'art américain n'avait pu choisir que l'éxagération d'un trait national ; il ne connaissait pas autre chose. L'art grec n'était pas autochtone ou du moins il n'avait pas eu le temps d'oublier les fantaisies étrangères ; et , en tout cas, son bon sens et son génie lui avaient inspiré d'ennoblir le vrai , même dans l'échantillon déjà recommandé par la beauté. Or la beauté, étant toujours et partout un privilége rare , les statues grecques ne peuvent aider à reconstruire le type national antique qu'après avoir été débarassées de ce double écclectisme , de ce double mensonge de l'art : 1° choix d'un individu exceptionnel par la beauté ; 2° copie flattée pour la rapprocher d'un type idéal.

L'observation et l'inspiration artiste purent d'ailleurs s'aider de quelques types étrangers ; la race Ariane affluait à la Méditerranée par l'Asie mineure ; les Phéniciens et les Hébreux fréquentaient tous les ports. Le type hébraïque tel qu'il est adouci dans la juive moderne ; le profil arian ou assyrien des anciens bas reliefs persépolitains, offrent un thême assez rapproché de l'idéal grec , moyennant un très léger redressement des lignes nasofrontales.

La beauté circasienne, géorgienne, persane, arabe, offre encore aujourd'hui ces lignes durement busquées chez l'homme , mollement chez la femme. Les races indiennes du nord , boukhares, afghans, sicks, cachemiriens ont l'œil coupé en amande, le sourcil plan et l'œil enchassé par la saillie de la racine du nez (nous parlons toujours d'un petit nombre d'individus marqués du sceau privilégié de la beauté). Ce n'est pas une raison pour les faire descendre d'une colonie macédonienne, dont la nationalité fut occultée en trois siècles par les alliances indo-bactriannes.

Dans toutes ces races, comme chez les Grecs modernes, chez les Albanais et fort probablement chez les Grecs anciens, le commun des martyrs ressemble aux Européens modernes, avec les perpétuelles variantes, Galle, Kimry. Là, comme chez nous, ce thême se reproduit dans la même famille, se permute de père en fils, se partage entre frères. La laideur, comme la beauté, crée des variantes mitoyennes : on peut le voir dans les portraits, dans les charges de l'art moderne qui poursuit un vrai ignoble, autant que l'art grec poursuivit un beau idéal.

Si une conjecture est permise pour établir l'*atavisme* de ces deux types galle, kimry, on peut dire que la figure courte et ronde à profil peu saillant, à œil à fleur de tête avec sourcil arqué fut l'attribut primitif de la femme ; à son frère, à son époux appartint l'autre type toujours un peu dur et sévère.

L'idéal grec n'est qu'une des tangentes par lesquelles s'échappent les races sémites et japhétiques en s'ennoblissant ; nous verrons la même cause amener des effets approximatifs dans presque toutes les races. Mais nous pouvons déjà entrevoir que les castes élevées, sur lesquelles l'éducation agit depuis plusieurs générations, doivent différer, par quelques nuances, des castes populaires, sans être pour cela de race ou de nation différente. Le temps de l'éducation d'un individu suffit pour changer la forme de ses mains, s'il travaille manuellement. On conçoit qu'à la longue les mains et les pieds des castes qui les excercent peu, diffèrent sensiblement des mains et des pieds du peuple. Par contre, la famille royale ou la caste supérieure peut-être crue étrangère quand son teint offre des nuances décidément plus foncées que celui du peuple, comme à Haway où la noblesse a la peau noire et les cheveux crépus, comme dans l'Egypte après l'expulsion des pasteurs ; puisque les races royales conquérantes sortaient de la Nubie.

Quels que soient les traits ou le coloris d'une nation, une certaine combinaison est compatible, je ne dis plus avec avec les idées nationales ; mais même avec les idées universelles de beauté. Les blancs des colonies savent assez que la fille de couleur et même la négresse, ne sont pas dépourvues d'attraits. Là où le coloris sombre ne permet pas d'apprécier d'autres détails, c'est la douceur de l'ovale facial et la coupe de l'œil, qu'on remarque. Chez la mulâtresse, le nez est déjà européen, la bouche n'est plus sauvage ; chez la quarteronne, l'or a remplacé le bronze dans le teint. A la quatrième génération, la pâleur fait valoir la rêverie de l'œil et la régularité des traits ; régularité que l'incarnat des femmes blanches masque lorsqu'il existe, compense quand il n'existe pas.

Un beau teint, dans l'échelle chromatique de tous les pays et de toutes les races, est une parure et une beauté de premier ordre. La couleur de la peau est aussi ce que les races offrent de plus remarquable et nous allons voir que pour être superficiel, ce caractère n'en est pas moins permanent.

V.

ÉTUDES DE LA PEAU.

Les anatomistes (1) ont longtemps divisé la peau humaine en quatre couches ou membranes ; le *derme* ou *corium* qui en forme la substance la plus solide et la plus profonde ; l'*épiderme*, lame mince et transparente de l'extérieur. Sur le derme, le *corps papillaire*, épanouissement nerveux, agent du sens du toucher ; entre le corps papillaire et l'épiderme le corps *réticulaire* ou *muqueux*, décrit avec soin par Malpighi, passait pour le dépositaire des couleurs qui constituent les différences nationales de la peau.

Au lieu de ces dernières couches, M. Flourens en distingue quatre intermédiaires au derme et à l'épiderme. 1° Reposant immédiatement sur le derme, un tissu réticulaire de structure celluleuse ; 2° membrane continue analogue aux muqueuses ; 3° pigment noir, constituant une couche, mais non assez consistant pour recevoir le nom de membrane ; 4° lame interne de l'épiderme.

La seconde et la troisième couche formaient, selon cet anatomiste, un organe spécial aux races noires ou basanées. Il l'avait cherché vainement dans la peau des races blanches.

Les mulâtres le lui avaient offert, mais il ne poussa pas d'abord ses études sur les métis de troisième ou de quatrième croisement, ni sur les races à peau basané-clair. Le besoin d'un plus ample informé de la question, fit travailler d'autres anatomistes et M. Flourens lui-même sortit enfin de sa réserve et reconnut l'existence du pigmentum jusques dans les races blanches. Tout ceci prouva l'importance de la peau comme moyen de distinction entre les races. On trouve dans sa composition intime le secret de ces apparences extérieures qui avaient dès longtemps alléché les observateurs comme recélant quelque chose de plus fixe que les modifications du squelette lui-même. En tout cas, la séparation que l'organe spécial établit provisoirement dans la famille humaine, n'était pas fort inquiétante : elle confondait le nègre avec le Péruvien, avec le Chinois, avec l'Indou, en laissant le blanc dans un isolement privilégié ; ce qui n'empêche pas le blanc, exposé habituellement au grand air et à la vive lumière, de se hâler et brunir comme un mulâtre ou peu s'en faut.

M. Flourens prévit l'objection et y répondit en imputant la coloration accidentelle à la couche interne de l'épiderme, membrane cornée très peu vivante ;

verre mis sur les couleurs du tableau , mais qui, dans
ce cas spécial , deviendrait vitrail coloré lui-même.
On a expliqué , par la même cause , la couleur basanée acquise par l'aréole mammaire pendant la grossesse de la femme blanche. Il y a une ressemblance
entre ces deux faits ; la coloration est passagère. Il
y a de plus une analogie à laquelle on n'a pas pensé :
la lumière n'a aucune part dans la lividité de l'aréole
mammaire ; donc , elle n'a pas une part exclusive dans
le brunissement de la peau.

Une réaction physiologique compliquée, suivie
d'une sécrétion , a , dans les deux cas , joué un rôle
important. La sécrétion est manifeste, surtout dans
le hâle de l'Européen brun. Beaucoup d'officiers , faisant campagne en Algérie , y sont arrivés avec le teint
pâle-clair que donne le séjour des grandes villes. Au
bout de quelques semaines , cinq ou six points de la
peau de leur visage offraient de taches jaunes , qui ,
grandissant par degrés , finissaient par se toucher et
se confondre. Un peu avant cette époque , les taches
ressemblaient parfaitement à celles qu'on voit apparaître sur la figure des femmes grosses. Un séjour ,
un peu prolongé dans le climat ardent avec continuation de la vie active en plein air, rend le teint
aussi basané que l'aréole mammaire. Un français (1),
remarquable par le blanc mat de son teint quand il
habitait la ville , raconte que les douaniers de Mas-
sawa le prirent pour un natif à son retour d'Abys-

sinic. Les Européens, qui ont été en Afrique, savent fort bien qu'il n'y a à rabattre ici aucune exagération dé voyageur.

Le brunissement passif, effet direct de la lumière, procéderait autrement et serait plus superficiel. Le travail se passe à une région profonde; il consiste en la création et la diffusion graduelle d'une matière colorante, d'un pigment. Les bruns chez lesquels le hâle procède ainsi, offrent souvent sur leur peau des signes, lentilles ou envies noires comme leur chevelure, et, par conséquent, concolores à la peau des nègres. Un anatomiste allemand (1) y a trouvé le pigment noir, qu'il a reconnu aussi dans l'aréole mammaire. La grossesse occasionne de taches brunes presque pareilles sur d'autres parties du corps et parfois sur le corps tout entier, comme chez la dame citée par Camper, qui, blanche et d'un beau teint, brunissait aussitôt qu'elle était grosse et paraissait une véritable négresse sur la fin de la gestation. La teinte noire s'effaçait graduellement après sa délivrance.

Le mélanisme et albinisme, fort communs chez les animaux, s'observent aussi dans l'espèce humaine. Nous venons de voir une femme blanche qui noircissait passagèrement à la vérité; les races basanées et noires, offrent des albinos qui demeurent blancs toute leur vie. Ajoutons-y les taches noires ou signes permanents chez les Européens bruns, et nous serons forcés de reconnaître que la fonction accidentelle ou habituelle qui sécrète le pigment noir ou qui le réserve et le fait disparaître, est commune à toute la famille humaine.

Les blonds offrent aussi des signes permanents et colorés par un pigment marron ; le hâle, qui fait d'abord rougir leur peau par l'afflux du sang, y laisse, après que l'injection sanguine a cessé, une teinte fauve superficielle et que l'on pourrait croire bornée à la seconde couche de l'épiderme ; mais elle se complique de l'apparition de taches de rousseur, identiques, pour la couleur, aux signes permanents, et rattachant la variété humaine blonde aux races *basané-clair*, par une reproduction partielle de leur peau ; comme l'Européen brun a reproduit partiellement les races noires.

Les taches de rousseur ne sont ni bornées à la figure, ni passagères chez les roux ; variété curieuse à laquelle nous consacrerons un examen spécial.

Les teintes diverses de la peau humaine auraient besoin d'un instrument spécial dans le genre de celui qu'imagina M. de Humboldt pour mesurer l'intensité de l'azur du ciel. Il commencerait par la gamme chromatique du carmin descendant vers le fauve et aurait une seconde partie graduant les nuances du fauve au noir en passant par les variantes du rouge et du jaune. Pour cette seconde division, le café, dans ses divers états, fournit un chronomètre grossier mais commode parce que tout le monde connaît avec précision ses nuances.

Le café cru et fauve est le point de partage des races humaines ; cru et un peu vert il représente le teint des Guèbres, de quelques indiens du nord et des Malais ; un peu roussi, il a le bistre d'autres Indous, des Mongols et des Egyptiens septentrionaux ; charbonné très-clair est le teint des Abyssins, encre pâle ou pomme de fenouillet comme dit Bruce ; charbonné brun, celui des Malabares et Ceylanais ; plusieurs races nègres ne sont pas plus foncées. Quelques tribus nubiennes descendent encore plus bas dans l'échelle puisqu'elles sont aussi noires que les Yolofs. Occupons-nous maintenant du phénomène inverse de celui du hâle.

VI.

ÉTIOLEMENT.

Les plantes végétant à l'ombre, jaunissent et blanchissent. L'influence immédiate de l'ombre sur la peau humaine se manifeste comme chez le végétal par la pâleur. Elle modifie promptement et superficiellement l'individu ; elle modifie lentement et profondément la race. Chez l'Européen, cité à propos du hâle, la lumière affecte les parties du corps qui sont dénudées : les mains et la face ; les autres parties, prolégées par des vêtements, ne changent pas sensiblement de teinte. Les mêmes individus , hâlés par une campagne militaire, par un voyage de science ou de plaisir, se lavent bientôt en séjournant à la ville ; et là même, les citadins des deux sexes sont encore plus blancs sous le linge qu'aux parties exposées à la vue. Dans le même pays, les habitants des campagnes sont plus hâlés que ceux de la ville ; aux latitudes un peu distantes , les peuples de la province ou de la nation diffèrent de teinte dans une proportion sensiblement en rapport avec l'intensité de la lumière solaire.

La race caucasienne scythe d'Europe offre trois variétés de couleur ; le brun-olive avec œil noir, chevelure et barbe noire ; le châtain à barbe fauve, œil azuré ; le blond à barbe blonde, chevelure cendrée, œil bleu de ciel. Les variétés que nous avons déjà réparties (liv. 4. § 1.) en une triple zône : le brun, au midi de l'Europe, le châtain, dans l'Europe tempérée, le blond, dans l'Europe froide, correspondent singulièrement à la triple répartition des invasions scythes ; celte, au midi, germain au milieu, slave au nord et à l'est. Les nuances de teinte suivent exactement les zônes isothermes qui, selon M. de Humboldt, gagnent obliquement du nord de l'Europe au midi de l'Asie. La race slave-finnoise descend vers la mer Noire et la Caspienne autant au sud que les Celtes des Pyrénées.

Les peuples d'Europe nous ont occupé les premiers parce qu'ils sont mieux connus, ensuite parce que les peaux blanches, miroirs limpides laissent voir plus facilement les altérations imprimées par la lumière et la chaleur. Mais pour être moins perceptibles, les phénomènes du hâle et de l'étiolement ne s'arrêtent pas là. La race scythe arabe n'a qu'une moitié de ses représentants en Europe et Asie centrale, le reste descend vers l'océan indien en continuant à marquer, par des teintes brunes croissantes, les ardeurs graduelles des climats. Les indous de l'Hymalaya sont presque blonds; ceux du Deccan, du Coromandel, du Malabar, de Ceylan sont plus foncés que plusieurs tribus nègres. Les Arabes olives et presque blonds en Arménie et Syrie sont basanés dans l'Yémen et le pays de Mascate. Ceux qui ont passé la mer Rouge sont devenus noirs comme les nègres qui les avoisinent et qui ont un peu croisé leur sang. Aussi, n'acceptons-nous leurs prétentions au titre d'Arabe qu'avec des réserves qui seront examinées plus tard.

Les Egyptiens, qui relèvent aussi beaucoup de cette grave question du croisement, n'en offrent pas moins une gamme chromatique ascendante du blanc au noir en partant des bouches du Nil et rebroussant vers ses sources. Même remarque pour les Twariks du versant méridional de l'Atlas, qui sont simplement olivâtres tandis que leurs frères de l'intérieur de l'Afrique sont noirs.

La famille américaine, basanée partout, même à ses deux extrémités glaciales, traduit cependant à sa façon l'influence très variée et très profonde des climats de ses deux presqu'îles. L'opinion de d'Ulloa sur le rouge uniforme de la peau américaine, est une assertion erronée. Les Charruas étaient presque noirs ; les Californiens sont d'un noir verdâtre ; les Mexicains n'ont que la teinte olive. L'Amérique du nord offre plusieurs peuples à couleur encore plus claire : les Mandans, qui ont les cheveux châtains et une peau qui accrédite une origine danoise ou galloise ; les natifs voisins du port Mulgrave qui offrent le teint des populations brunes du midi de l'Europe ; à l'autre extrémité, dans l'Amérique méridionale, les Abipones des Chacos reproduisent, selon d'Azara, la même nuance, qui, chez les femmes, prend le blanc mat de la pâte de pain.

Les monuments antiques de l'Egypte nous montrent cette nuance des sexes encore plus prononcée par la différence d'habitudes et par les ressources du bien-être. Les hommes sont toujours représentés rouge brun ; ils vivaient en plein air ; les femmes, toujours renfermées, n'ont que la teinte jaune. Un fard jaune dont la coquetterie aurait recouvert le corps entier de la femme, même la plante des pieds est un rêve de quelques archéologues embarrassés de la différence de teinte que les deux sexes offrent dans les monuments.

La civilisation d'une grande partie des nations mongoles a montré au plus haut degré la part de l'étiolement dans les modifications de la peau d'une race très basanée. Barrow assure que les Tartares mandchous sont embellis et même blanchis dans la Chine. Remusat, Pallas, Gutslaff décrivent des femmes chinoises remarquables par un teint blanc digne de l'Europe. Siebold parle de femmes japonaises à face très blanche relevée par un incarnat vif et même accompagné de cheveux peu foncés. Les *fac-simile* que l'art chinois fournit à nos cabinets de curiosités, montrent les hommes à teint fauve mat, et les femmes à teint blanc mat aussi ; mais variable entre la nuance du suif ou de la porcelaine. Les teints bruns ou olives d'Europe se comportent à peu près de cette façon dans les villes. Les juives du Caire ou de Syrie, toujours cachées sous des voiles ou dans des maisons, ont le teint blafard des poupées chinoises et de quelques comédiens. Les abris, les maisons que plusieurs insulaires de l'Océannie (1) possèdent déja depuis quelques générations commencent à produire leur effet sur le teint des hommes et plus encore des femmes que la coquetterie a bientôt exercées à l'hygiène. Dans les races jaunes des îles de la Sonde et des îles Maldives (2) les femmes abrités ont le teint d'une pâleur de cire ou de suif. Le teint hâlé se plombe ou prend la couleur bouguinée que les Hollandais (3) du Cap attribuent à la race Boschimane par analogie avec la nuance des Bouguis de l'île Célèbes.

En chine, le teint blême était déjà considéré comme

une beauté, plus de dix siècles avant J. C. Voici le portrait d'une fiancée chinoise conservé par une épithalame dans le Chiking (1) : « Ses mains sont aussi délicates que les pousses nouvelles des plantes. La peau de son visage est comme de la *graisse gelée* ; son col est comme un ver blanc. » Les voyageurs modernes, et surtout le dernier de tous, ont expressément noté le teint clair et même rosé des Chinois et Chinoises dans les provinces du nord, en l'opposant à la couleur bronzée et basanée des provinces du midi (2). Enfin, comme on le verra plus loin au chapitre de la permanence des types, la peau des Nègres eux-mêmes accuse dès la seconde génération une sensibilité visible aux influences du climat. Seulement il faut chercher ce phénomène avec plus d'attention que sur les peaux blanches.

L'étiolement joue donc un rôle très important dans l'élaboration de la beauté féminine. Les belles femmes comme les beaux fruits sont un produit de l'industrie humaine ; surtout dans les climats ardens. J'emprunte cette réflexion et les lignes suivantes au journal d'un voyageur qui les écrivait sous une tente de bédouins arabes, en présence de plusieurs jeunes femmes affreuses (3). Le grand air et le gros soleil emprisonnent ce sexe dans une peau noire et rude. La marche et le travail lui donnent des pieds et des mains d'homme ; les sentiments grossiers, l'intelligence en friche laissent tomber la partie mobile des traits de la figure; rendent la bouche large et ignoble comme celle des brutes. Il faut étioler la peau par l'ombre des vêtements, reposer les mains et les pieds par la paresse, stimuler le cœur par les passions, l'esprit par la culture et la circonspection pour ennoblir les traits et affiner les lèvres. Encore faut-il une série de générations pour que ces résultats se dessinent et que la femme traduise par la beauté telle que nous le comprenons, la sève âpre et forte que lui transmirent ses aïeux. On sent que l'influence trop longtemps continuée doit finir par dégrader la femme comme elle finit par abâtardir le fruit ; la civilisation est une serre chaude.

Il faut que l'un des deux parens au moins continue la vigueur primitive du type , sous peine de voir les produits se rabougrir, la stature s'abaisser, la peau prendre une teinte maladive, les bras maigrir par le repos , les traits se ruiner par le souci. L'idéal de la beauté féminine se rencontre précisément sur les limites de la vie sauvage et de la vie raffinée : dans la Circassie, la Géorgie, la Mingrélie, l'Arménie, le Khorasan, le Caboul, le Cachemire, pays où le froid imposa des vêtemens et des abris solides : mais où l'homme a continué ses habitudes fières de pasteur et de guerrier.

VII.

MÉLANISME, ALBINISME.

L'altération de la peau, au lieu de s'effectuer par degrés, chez l'individu ou dans la suite des générations, peut apparaître subitement. Dans les races basanées de l'archipel Indo-Chinois, il naît souvent un individu blanc, qui grandit, vit et meurt avec un teint blanc mat, et qui, à cela près, ressemble à ses parens par les traits. Le même accident est assez commun à Ceylan, où le docteur Davy l'a observé chez une jeune fille, ayant toutes les apparences d'une blonde finlandaise : les cheveux cendrés blancs de filasse, la peau blanche et rosée, les yeux bleus clairs ; sa santé était parfaite ; son caractère était heureux.

Des créoles instruits, de l'Ile de France, m'ont assuré avoir observé l'albinisme chez des nègres mozambiques. M. Combes l'a vu chez plusieurs races nègres et Gallas de l'Abyssinie à son second voyage. Abdallatif en cite un exemple chez un Cophte ; je l'ai observé plusieurs fois en Egypte, chez des individus rappelant la ceylanaise de Davy, et mieux encore, l'apparence bien connue des albinos qu'on rencontre en Europe, puisqu'ils offraient la faiblesse de la vue et la teinte rose des iris.

Les Abinos sont très connus dans l'Indo-Chine sous

le nom de Kacrelas; à Ceylan, sous le nom de Bedas; en Afrique, sous celui de dondos; dans l'Amérique espagnole, sous l'appellation même adoptée par la science. Banks et Solander, qui en avaient rencontré chez les races océaniennes, en virent aussi dans l'Amérique moyenne; et l'on s'est rappelé que l'empereur Montézuma entretenait dans son palais des hommes offrant cette singularité recherchée encore aujourd'hui par le roi de Bantam chez certaines femmes de son sérail.

L'Albinisme est fort commun chez les animaux, chevaux, lapins, pigeons. A Siam il attaque parfois l'éléphant auquel il procure, comme on sait, les honneurs divins.

Chez les races humaines blanches le mélanisme est borné aux accidens partiels que nous avons décrits; mais en revanche il est aussi commun chez les animaux que l'albinisme. On l'observe chez les bêtes bovines, chevalines et ovines, et dans toutes les races de chien. Dans les gallincées domestiques, notamment dans les races de Mégadoxo, en Afrique orientale, la teinte noire n'est pas bornée au plumage, à la peau et à la crête; elle s'étend à des organes intérieurs, les membranes séreuses, le périoste, la gaine cellulaire des muscles.

Les hommes albinos d'Europe ne sont pas stériles; mais comme ils ont le soin de ne pas s'unir par couples pareils, on n'a pas vu si leur postérité propagerait sa teinte spéciale. Ailleurs les mêmes unions sont gênées par des préjugés, ou plutôt les résultats n'en ont pas été encore été enregistrés par la science. Waffer a avancé que l'albinisme était héréditaire dans l'isthme de Darrien. A Ceylan, à Madagascar de vagues traditions tirent d'un accident pareil quelques peuplades blanches. Mais, nous savons de toute certitude que les animaux albinés et mélanés se propagent et transmettent leurs caratères à leurs descendants. Cette même analogie des animaux avec l'homme va nous aider plus puissamment à expliquer la variation des produits accessoires de la peau.

VIII.

SYSTÈME PILEUX.

Les poils sont un appendice de la peau dont ils traduisent toutes les variations, souvent même avec des commentaires renchérissant sur le texte. Les poils, fournis par le cuir chevelu de l'homme, constituent la chevelure qui compte, avec raison, parmi les traits importants de la physionomie des peuples Les chevelures européennes, pour procéder selon notre usage, du plus connu au moins connu, offrent une gamme de couleurs qui va du blond filasse des Suédois et Finnois au rouge brun de certains juifs et au bai noir des Espagnols et Napolitains. La forme et la densité ne sont pas moins variées : il y a des cheveux rares ou drus, plats ou ondés, bouclés, crépus.

Les pays lointains, rapportés en masse à une de ces variantes de forme ou de couleur, déroutent un peu les classificateurs qui prennent la peine de les visiter. Les cheveux noirs et plats sont attribués aux races basanées d'Asie et d'Amérique, et pourtant les tribus kouriles du Japon et des îles aléoutiques, plusieurs nations californiennes et huronnes, portent des chevelures ondées et frisées. Les cheveux des races tupis, ne sont pas sujets à blanchir ; ceux des chiquitos remplacent la crise blanche par une jaune. Les races nègres offrent des anomalies encore moins prévues par l'opinion vulgaire qui les avait universellement vouées à une laine courte et frisée. Les Hottentots et Honzonannas, les nègres pélagiques de l'archipel indo-chinois ont, il est vrai, le crâne inégalement tacheté de très petits flocons que les créoles de Mascaraignes définissent pittoresquement chevelure à grains de poivre, et Dampier, calotte ratinée. Les Yolofs, les Mosambiques ont une laine haute et dense.

Les nègres de la nouvelle Guinée, des îles de la Sonde, de la presqu'île de Malacca, de Van-Diemen et de l'Australie, ont offert bien d'autres variantes, sans en excepter des chevelures ondées ou presque plates qui doivent rendre bien circonspects, les naturalistes, très obstinés à séparer de la race nègre, les Tibbous, Tvariks noirs, Scheggias et plusieurs tribus nubiennes, d'après l'argument tiré d'une chevelure non laiueuse.

Leurs traits diffèrent sensiblement aussi des négres à machoires saillantes ; mais à ce titre, il faut rapporter à la race indoue, arabe ou mongole, les Aschantis, qui ont les traits presque grecs, avec des yeux presque obliques ; les Yolofs qui ont le masque européen, sauf le teint d'ébène et la chevelure laineuse.

L'ancienne logique, sur l'infériorité des nègres et l'insignifiance du climat, reposait sur leur apparence exceptionnelle et leur cantonnement dans une portion isolée du globe. La prétention a dû être abandonnée pour le chef de la peau noire, quand on a vu des Malabres, des Cingalais, des Charruas ; pour le chef du museau saillant, quand on a vu des Yolofs et des Aschantis ! Il faudra bien l'abandonner aussi pour la laine, quand on connaîtra la stupidité des noirs harforos à chevelure plate. Enfin, il faudra se faire de l'action du climat une idée plus large que celle de lumière et de chaleur, quand la géographie aura enseigné que l'on trouve quelque chose de comparable aux nègres, en des pays aussi différents que l'Afrique, l'archipel indo-chinois, l'Océanie mélanésienne, et les bords de la Pacifique entre la Korée et l'Amérique russe !

L'archipel aleütique, auquel je fais allusion, est peuplé d'une race à peau vert-sombre que Desmoulins compare à la carapace de l'écrévisse crue. Elle a envoyé quelques tribus au Japon et se retrouve en Californie avec la même teinte ; dans les trois pays, la peau de cette race est presque aussi velue partout le corps qu'au cuir chevelu. La barbe commence littéralement sur la paupière inférieure, anomalie bien frappante à côté des nations mongoles et américaines à la barbe si rare ! Les Eskimaux, qui ont au contraire le teint clair avec des cheveux châtains, semblent se rattacher aux Californiens et Oinos-Aleütes par le luxe de la barbe, et ce qui semble encore plus important par le nom national de Karali, fort ressemblant à celui de Kourile que se donnent les Oinos !

Les races blanches d'Europe et d'Asie offrent la peau velue et la barbe fournie, surtout dans les variétés de l'homme blanc-roux. Après celui-ci, le plus velu est l'homme au teint bilieux ou olive. Seulement quand ce teint devient très basané, où qu'on s'approche des tropiques, la barbe redevient rare, comme chez les Indous, les Arabes, les Marocains. On a vu, parmi les races d'Europe, quelques individus exceptionnels velus sur toute la surface du corps autant et plus que des Kouriles.

Rapprochons maintenant de ces faits normalement fournis par l'espèce humaine, d'autres faits du même

ordre observés chez les animaux domestiques. Les
mouflons, que les naturalistes regardent comme la
souche primitive du mouton, a un poil court et gros
que la domestication et les climats frais ont, par
degrés, converti en laine. La contr'épreuve est facile
à observer dans les bêtes bovines transportées aux pays
très chauds, comme les Antilles et le continent américain du sud, où la laine tombe par plaques et est
remplacée par du poil. Dans le mouton de l'Yémen,
introduit récemment en Egypte (1), on ne voit qu'un
crin rude et droit, à la base duquel il y a un duvet
rare et fin. La Guinée et le Sennar ont des races bovines
à poil de mouflon. L'Afrique est aussi la patrie d'un
chien glabre, improprement nommé turc ; les races
canines, acclimatées dans les pays froids, sont fournies de poils touffus, comme le terre-neuvier, le
chien de berger, et même d'une véritable laine,
comme le caniche.

Celle-ci, et à plus forte raison la laine des mou-
tons-mérinos, offrent une structure différente du
poil qui couvre les variétés des mêmes espèces et parfois le même individu à des places très rapprochées.
Le microscope (2) montre la laine comme un cylindre
formé d'écailles imbriquées qui n'existent pas sur les
poils véritables. La chevelure du nègre et même du
Hottentot, examinée avec le même instrument, a
offert la structure de poil et non de laine. Elle est
simplement composée de poils très déliés et très tor-

dus. La structure de laine véritable n'eut pas plus été embarrassante , puisque cette production alterne avec les poils véritables chez le même animal.

Les chevaux et les chiens transportés dans l'Inde septentrionale y ont acquis une toison (1) comme ce cheval baskir touffu et frisé que les armées russes léguèrent aux galeries du muséum de Paris. Les ânes transportés dans les cordillières y sont devenus velus comme des ours. Dans toute l'Amérique méridionale, les chevaux rendus à la liberté ont pris une robe uniformément bai ; les bœufs devenus sauvages ont la robe rouge brune aux parties supérieures du corps, noire partout ailleurs. Dans la domesticité, il naît parfois des bœufs qui n'acquièrent jamais de cornes et qui se propagent avec la même difformité dans les parties très chaudes de l'Amérique. La génération continue aussi une variété de bœuf nommée par antiphrase *pelone* et qui, au lieu du poil court, dur et serré des races ordinaires, n'a qu'un poil rare et fin.

Le mélanisme et l'albinisme divisant des races d'animaux parfaitement identiques ; les poils droits et la laine étant le produit de la peau chez des animaux absolument pareils ; et bien plus, le mélanisme et l'albinisme, le poil droit et la laine, partageant souvent en parties égales la peau du même individu animal ; est-il logique de se montrer si difficile sur des nuances de couleur dans la peau humaine? d'attacher tant d'importance à une chevelure plate ou frisée !

IX.

EXCROISSANCES CORNÉES & GRAISSEUSES.

Revenons à l'homme pour citer une particularité un peu maladive offerte par son épiderme. Burckhardt cite des races nègres de Nubie qui ont la peau des mains calleuses. La Société Royale de Londres observa en 1731 un individu qui se faisait voir pour de l'argent sons le nom de l'homme porc épic. A l'exception du visage, de la paume des mains, et de la plante des pieds, la peau de tout le corps était revêtue d'une couche cornée formée d'une foule de verrues cylindriques brunes, s'élevant à une même hauteur et naissant aussi près que possible les unes des autres. Les excroissances étaient raides, élastiques, de sorte que lorsqu'on y passait les mains elles produisaient un bruit assez fort. Elles étaient entremêlées de soies rudes qui résonnaient au toucher comme des piquants de hérisson coupés à un pouce de la peau. Cette robe étrange était sujette à la mue ; elle tombait vers l'automne et était remplacée dans l'hiver. Mais voici le plus singulier : l'homme porc épic eut six enfants ; et quelques semaines après la naissance ils commencèrent à offrir cette enveloppe particulière qui grandit et les rendit en tout semblables au père. Cet homme, conclut avec raison le rapporteur, pouvait devenir souche d'une race qu'on eût bientôt prise pour une espèce distincte aussitôt qu'on aurait oublié son origine (1).

Passons au développement graisseux sous cutané offert par les races du Sud et Orient du continent africain. Le plâtre moulé de la femme Houzouana ou Boschimane qui se montra quelque temps à Paris en offre un échantillon très développé. On y voit le corps au lieu de s'arrondir sous la chute des reins, faire une saillie horizontale. Cette énorme et spéciale obésité n'est pas bornée à la race boschimane, elle se voit aussi chez les Mosambiques, les Cafres ; et M. Combes l'a constatée chef les femmes Somawlies. Seulement, chez ces dernières, son apparition coïncide avec la puberté, tandis qu'elle est plus précoce chez les Boschimanes.

Comme les femmes grasses de tous les pays ont une couche graisseuse abondante à la même région, il n'y a entr'elles et les femmes africaines qu'une différence du plus au moins.

Les bœufs zèbus, les chameaux et dromadaires, les moutons à grosse queue offrent encore plus de variations pour leurs appendices graisseux. De plus ces variations opérées dans des temps assez courts, sur des espèces certainement identiques, manifestent l'influence de la nourriture et du climat. Hérodote a décrit une race de moutons à queue tellement grasse que les bergers plaçaient cette partie sur un charriot. C'était une variété syro-arabe, connue encore dans l'Orient et la Barbarie, sous le nom de Caramanienne. Pallas a observé le mouton Kirghis qui porte, au lieu de queue véritable, une énorme masse de graisse de forme arrondie et qui par dessous est presqu'entièrement dépourvue de poils. Mais un autre voyageur, Ermann, a vu ces mêmes moutons Kirghis perdre en Sibérie et même dans l'Oural méridional, la graisse de leur queue, au bout de quelques générations. Dans les régions fraîches de la Perse, de la Tartarie et de la Chine, où les races ovines offrent aussi une queue composée d'une double boule graisseuse, le climat et les herbages produisirent d'abord cette particularité d'organisation que l'industrie humaine maintint en accouplant les individus pareils, comme l'agriculture le pratique aujourd'hui pour obtenir des variétés permanentes.

X.

L'HOMME A CHEVEUX ROUGES.

J'ai promis de m'arrêter quelques instants à cette nuance de chevelure et de carnation qu'on appelle roux ou rouge. Je ne veux pas désigner ici l'homme roux jaune, peu velu, avec des yeux bleus ; c'est une simple nuance du blond. Le type qui va nous occuper est très velu, rutilant, avec des yeux châtains, une peau blafarde semée de taches de rousseur. Dans les races blanches, toutes les variétés, blond, châtain, brun appariées ou croisées peuvent engendrer un enfant rouge et réciproquement des parents rouges se reproduire eux-mêmes ou engendrer toutes les autres variétés. Les races basanées produisent parfois des individus roux comme un accident plus exceptionnel et plus rare, mais enfin, elles en produisent; on en a observé parmi les Eskimaux (1), les Otahitiens (2), les natifs de Tonga (3), les Arabes d'Yembo (4), les Indous (5), les Papous (6) et même les nègres (7). Ils sont rares chez les Cingalais, à la Cochinchine, au Pégu, au Tonquin (8) où ils sont l'objet d'une certaine horreur, qui toutefois ne va pas, comme dans l'ancienne Egypte, jusques à l'immolation aux Dieux terribles.

Comme une peau très-pâle accompagne toujours les cheveux rutilans, les analogies physiologiques permettent d'induire que le roux est un albinos robuste, ou l'albinos un roux affaibli. L'albinos malais vu, à Ampanam (Indo-Chine), par le capitaine Montfort, réalise complétement ce *mezzo-termine* : cheveux roux, œil à iris châtain, peau blafarde marquée de taches brunes très serrées (9). Le roux et l'albinos réalisent tous deux, à des degrés divers, cette crise que Desmoulins voulait voir paraître chez toutes les races comme symptôme ou souvenir d'unité.

Beaucoup de voyageurs ont décrit des chevelures rousses ou rouges orangées portées par des individus à peau très-basanée et même noire. Il est fort probable que, dans ce cas, la couleur extraordinaire était due à une teinture. En Egypte, Syrie, Arabie, Abyssinie le *henné*, manipulé par divers procédés chimiques, sert à noircir la barbe des hommes, comme l'indigo en Perse et dans l'Inde. Les femmes en tirent des couleurs oranges pour se teindre les cheveux, surtout quand ils sont peu foncés ou qu'ils sont blanchis. Pour que le rouge marque sur des cheveux très noirs, on les passe à la chaux qui les décolore un peu en y laissant une teinte rousse. Cette opération suffit aux pauvres, qui ne peuvent se procurer le *henné*. Les deux espèces de toilette ont été vues fréquemment dans les marchés du midi de l'Abyssinie, chez des noirs de races très diverses (1). La teinture orange a été reconnue à Tonga, aux nouvelles Hébrides (2) et aux îles Viti (3). Le roussissement à la chaux peut être induit de la description des roux japonais de l'île Kin-Sin (4) et des nègres à longue chevelure vus à la Côte-d'Or (5).

L'histoire des Scythes et des Gaulois (6) a assez appris combien la teinture rouge était employée pour ajouter au rutilant de la chevelure. Une parure implique l'admiration pour la couleur qu'elle a choisie. Nous avons admis cette esthétique à propos des vêtements rouges des Zingares. Une mode, répandue sur toute la surface de la terre, peut bien aussi représenter quelque vieille tradition d'une physiologie que l'albinos et le roux jalonnent d'un façon plus précise.

Desmoulins, qui admet seize espèces humaines distinctes, fruits d'autant de créations ou de générations spontanées, rapporte le type roux à la race turque originaire des vallées occidentales de l'Altaï et qu'il lance à l'est et au sud de l'Asie presqu'autant que dans l'Europe orientale, pour expliquer, à tout prix, l'apparition des variétés rousses qui ont étonné les voyageurs au milieu des races basanées de Tonquin, du Japon et de l'Indoustan! Notons d'abord que les écrivains chinois qui ont mentionné la race turque-ouigour, l'ont appelé têtes jaunes (blond) et non pas têtes rouges ou oranges. Ajoutons que la variété rousse prédomine aujourd'hui parmi les Celtes-Gaëls d'Irlande et d'Ecosse, elle n'était pas rare parmi les Celtibères d'Italie, aïeux ou frères des Opisques roux, Caton et Sylla ; moins encore parmi les Gaulois de Brennus et de Bellovèse. A ces temps, à ces lieux, un rapport quelconque avec les Turcs est encore moins admissible que le rapport de ces mêmes Turcs avec le Tonquin et Ceylan. Disons enfin, que la race juive, tenue à l'abri du mélange étranger et issue d'une souche fort brune, produit assez fréquemment des individus roux ; et, de tous ces faits, tirons cette conclusion :

Le roux, pouvant reproduire tous les types caucasiens et sémites, et tous les types, pouvant à leur tour, devenir roux, celui-ci est le *mezzo termine*, le père commun, le type primitif de ces races. La couleur rousse paraît aussi le type de la plupart des races d'animaux domestiques, car le retour à la vie sauvage fait reparaître, parmi eux, cette couleur différente des robes robes noire et blanche qu'avaient eues, pendant plusieurs générations, le bœuf, le cheval, le porc, le chien, le coq, etc.

Chez l'homme, le roux forme la transition la plus naturelle, la plus douce vers les races basanées : l'Iris est châtain ; les cheveux rouges sont très foncés ; les taches de rousseur, en devenant confluentes, formen une peau olivâtre, café cru et même café roussi ! La peau du roux étiolée et débarrassée de la plupart des éphélides, offre le blafard, que nous avons déjà signalé chez quelques races métives et chez beaucoup de races basanées, quand elles s'étiolent.

L'étiolement et le croisement sont au nombre des épreuves, capables de faire reparaître un type ancien altéré par le temps ; épreuve plus fréquente, crise plus facile chez les races blanches, mais enfin, possible chez les races basanées, et certifiée chez toutes par l'albinos et le roux ! Double apparence d'une révolution unique au fond.

L'Inde et Ceylan ont une vieille légende, qui fait descendre les peuples blancs d'un albinos issu de parens basanés. Même, sans écarter le contingent d'amour-propre national, on reconnaît ici le mythe de la fraternité humaine. Mais le respect voué par les nations de toute couleur à la chevelure de l'homme rouge , me porte à croire que la reconnaissance des peuples y rattacha le souvenir d'un père vénérable plutôt que d'un frère disgracié. La Bible semble favorable a cette opinion , car Adam veut dire roux dans toutes les langues sémitiques. L'homme demeuré dans sa patrie primitive y aura conservé plus qu'ailleurs ses apparences premières : aussi les géographes et les voyageurs (1) retrouvent-ils encore dans le Caucase indien septentrional , une race remarquable par la livrée d'homme roux , telle que nous venons de la décrire.

XI.

LE CRÉTIN.

Deux états, l'albinos et le roux , reconstruisent rapidement l'ancienne physionomie de l'homme , en rebroussant toutes les modifications imprimées aux races par les changements de mœurs et de climats. Je crois devoir appeler l'attention sur un troisième état , le *crétin* , jusqu'ici négligé comme les deux autres par les Ethnographes.

Le crétinisme n'est pas toujours porté à l'excès qui constitue une maladie de corps et d'esprit. Il est souvent renfermé dans des limites compatibles avec la santé générale et surtout la santé des fonctions génératrices. Il me semble constituer alors une de ces révolutions physiologiques, resserrant en une seule génération, en un seul individu, les actes qui d'ordinaire se déroulent à travers la lenteur des siècles et l'infini des générations.

Si l'albinos et le roux font reparaître subitement le type primitif de notre espèce, le crétin opère, avec la même rapidité, une révolution descendante: par sa peau brune il rappelle les races basanées; par ses larges oreilles, les Kalmouks et Océaniens; les nègres, par son nez épâté, sa bouche vaste et épaisse; les Australiens, par ses membres grêles; enfin, les races les plus stupides par son esprit dégradé jusqu'à l'instinct bestial!

XII.

PERMANENCE DES TYPES.

Une mobilité virtuelle, signalée par des faits rares et difficiles à interpréter, favorisa l'apathie de savants qui ne voulaient pas remonter aux causes premières, ou leur obstination à juger du passé par le présent. Voilà comment Desmoulins, et l'école dont il se fit le disciple, ont soutenu l'immobilité des types humains et la permanence des races. La question serait facile à résoudre et à trancher par la négative, si elle était réduite aux limites étroites qu'on lui assignait et que voici :

On ne voit pas les blancs noircir dans les pays chauds, les noirs blanchir en pays froids. Une autre objection est posée d'une façon moins précise : la voici : les types, actuellement visibles, existaient déjà dès les premiers temps historiques.

L'opinion, dont notre livre est le développement, l'émanation de toutes les races humaines d'une seule famille primitive, nous permet déjà de signaler le vice principal de ces deux objections :

1° Si les blancs et les noirs subissent des changements, c'est dans une longue suite de générations, changements que la vie d'un seul observateur ne peut suffire à constater.

2° La plupart des types d'aujourd'hui ont pu exister dès les premiers temps historiques ; mais on n'a pas prouvé que les types actuels existassent tous dès ces temps-là ; encore moins que ces types n'eussent pas varié auparavant, ou qu'ils n'aient pas varié depuis en changeant de pays et de climat.

Tel est le sommaire que nous allons développer dans ce chapitre.

Je laisse les statues mongoles du Pont-Euxin décrites par Ammien Marcelin, les bas reliefs persépolitains et assyriens, les figures de palanqué, tout cela est plus récent et moins complet que les tombes royales de Thèbes.

J'avoue que les monuments égyptiens sont à la fois les plus anciens, les mieux conservés et les démonstrateurs les plus explicites d'une grande variété de types existant déjà dans la famille humaine. Excepté Polynésiens, Américains et Mongols, il y a de tout ce que nous connaissons aujourd'hui ! Mais ces monuments précisent, à plus forte raison, les types égyptiens de Nubie, de Thèbes, de Memphis, que la population actuelle, de ces diverses régions, reproduit avec la plus fidèle exactitude ; tandis que sans cesse renouvelée par les conquérants Pasteurs, Ethiopiens, Grecs, Romains, Arabes, Turcs, elle aurait dû varier et non pas rester identique Les observateurs ont évidemment négligé les influences locales du climat ou du croisement.

Ce sont les mêmes gens qui repoussent, par la différence des langues, l'assimilation qu'on voudrait établir entre les Américains et plusieurs nations asiatiques, dont ils reproduisent les caractères physiques, les traditions et les monuments. Si on leur répond par la ressemblance des langues indiennes et celtes, ils disent que les Celtes blancs ne peuvent procéder des Indous basanés. Toujours un *à priori* contestable pour appuyer une assertion contestée. La distance géographique, masque apparemment le cercle vicieux. Mais voici la Perse orientale qui renferme deux populations dont les annales respectives sont bien connues : les Beloutchis sont, par les traditions, par les traits, aussi bien que par les langues, des Iliates-Persans : ils sont basanés comme les

Indous de l'autre côté du Sind ! Au nord du Belout-
chistan, le pays élevé, frais, nourrit les troupeaux
des Brahuis, parlant Panchaby et sortis du Penchab
où la race est fort brune. Les Brahuis sont olive
comme les Persans proprement dits ; mais moins que
d'autres Indous de l'Hymalaya, du Cachemire et du
Kohistan, olive-clair comme les Afghans, lesquels
se sont aussi maintenus tels dans le Rohilcund, pays
froid et montagneux arrosé par les quatre affluents
du Gange oriental.

Selon Elphinstone, les Afghans de l'est ont généralement la peau assez sombre, tandis que ceux de
l'ouest l'ont bien plus claire. Fraser ajoute qu'il y a
remarqué quelques hommes à cheveux roux et à yeux
bleus. Les Afghans cumulent les grands traits juifs, le
nez aquilin, avec la face large et les pommettes fortes
que je notai chez les Samaritains de Naplouse. Il y a
loin de ce portrait à celui que nous emprunterons
bientôt à Desmoulins.

Les Arabes, que personne ne sépare de la race caucasienne, sont dans l'Yémen aussi foncés que les Malabares. De l'autre côté de la mer Rouge, beaucoup de
nations qui se disent Arabes, ont le teint nègre et
la chevelure fort crépue. Nous verrons au cha-
pître du croisement que le mélange avec les nations
Africaines ne donne pas le dernier mot de ces
apparences singulières. D'autres Arabes fort éloignés
de la souillure nègre, les tribus de la rive gauche du

Jourdain, ont pris, dans un pays sec et brûlé le teint ferrugineux et surtout les traits africains à un plus haut degré que les Tibbous, Scbeggia et Routana.

Un peu plus loin, dans l'Asie, que sont devenus les Colches, colonie indienne ou égyptienne, et les Araméens noirs de l'Asie mineure, poste avancé des Ethiopiens orientaux? ils ont disparu ou blanchi.

Nous ne savons pas au juste combien il faut de temps pour développer et consolider l'influence locale ; mais on paraît croire le temps un élément insignifiant quand on demande si les colons d'Europe ont noirci sous les tropiques ou les Nègres dans les pays tempérés? A la Havane, nous dit-on, à Goa, au Brésil, aux Philipines, les Espagnoles ont conservé leur chaude pâleur. A Batavia, Calcutta, à la Jamaïque, les Hollandaises, les Anglaises ont toujours leur teint de lys et de roses, leurs yeux célestes, leur luxuriante chevelure blonde! l'Asie offre une colonie plus ancienne. Le Rohilcund est peuplé d'Afgans transportés au XIIIe siècle par le premier conquérant Patane de l'Inde, et encore aujourd'hui les Rohillas sont blonds comme les Afghans au milieu des races indoues. L'Afrique septentrionale possède les Twariks d'aurès vus par Shaw, race blonde qui descend des Aurasiens décrits par Procope comme habitant la Cyrénaïque bien avant la conquête des Goths.

Depuis quatre siècles, il est vrai, les Portugais et Espagnols sont établis dans les deux Indes et en Afrique. Quelques échantillons noirs ou basanés ont été importés en Europe. Existe-t-il une série d'observations appliquées à une de ces familles nègres ou basanées, pendant quelques siècles de suite ? Non, les alliances et plus souvent la mort sans postérité ont fait disparaître les individus et la race. Les colons blancs, mieux armés contre les périls de l'acclimatement, on fait famille de blancs, purs d'alliance native, il vrai, mais incessamment retrempés par le sang de la métropole ; aurait-on fermé les yeux sur cette condilion neutralisant le climat ?

Le préjugé a fait commettre de bien autres négligences. Il y a parmi les colons quelques exceptions notoires à l'habitude des alliances européennes. Trois ou quatre générations de créoles pur sang se sont écoulées, et celles-là manifestent déjà très lisiblement l'influence du climat ; le teint est devenu olivâtre avec la sclérotique jaune ; les jeunes femmes, étiolées sous des voiles et des abris, ont une peau blême sans incarnat ! Les familles créoles, chez lesquelles il se trouve parfois de bons observateurs, ont positivement démenti l'assertion relative à la permanence du teint des nègres. Les nègres nés en Amérique sont moins foncés que leurs pères. Cette seconde génération ressent déjà visiblement les influences du hâle et de l'étiolement-selon qu'elle est nue ou vêtue, selon qu'elle habite la ville ou la campagne, les pays frais ou les climats ardents (1).

L'histoire ou la géographie lointaine sont traitées sans plus de façon. On remarque le teint blanc et les cheveux châtains des Cabyles aurés comme si tous les autres Cabyles étaient des nègres ; et l'on ne prouve pas que tous ces peuples blanchis par les ombres de l'Atlas ne sont pas descendus des Phéniciens et Chamites, représentés fort basanés dans les monuments égyptiens et étrusques. On affirme l'immutabilité des colons blancs sous les tropiques, et les voyageurs trouvent des Portugais noirs aux Indes (1), des juifs noirs à Cochin (2), basanés en Abyssinie (3) et en Chine (4), blonds de filasse en Russie (5).

L'histoire romaine vante les chevelures blondes gauloises, dont les matrones romaines se faisaient des atours ; et la France méridionale, où les Celtes se sont conservés le moins mélangés, est remplie de teints bruns. Les Kimrys d'Armorique, eux-mêmes. ont des cheveux noirs, quoiqu'ils aient gardé les yeux bleus ! Les Allemands (6) notent la disparition graduelle des blonds clairs, qui ne se retrouvent déjà plus qu'en pays scandinave. Le déboisement des gaules et de la forêt hercynienne produit donc ses effets sur des races jadis blanchies par les pays froids de la mer Noire et de l'Asie.

Que serait-ce donc si le séjour des villes et les arts de la civilisation n'amollissaient pas l'action des climats. Pour affirmer que ces agents n'ont jamais eu que leur force actuelle, et que l'humanité ne fut jamais plus impressionnable, il faudrait connaître exactement la physiologie de l'homme et des météores avant les premières lueurs de l'histoire.

La civilisation avec ses abris, ses vêtements, ses hygiènes, élude ou amoindrit les effets du climat qui sont profonds et indubitables. Au commencement du monde, l'humanité fut certainement plus désarmée et peut-être plus impressionnable. Que savons-nous sur les influences telluriques ou sidérales de ces temps reculés! Quelques atômes de carbone de plus dans l'air donnaient, selon M. Brongniart, un développement gigantesque aux fougères et aux sauriens. Quelque autre combinaison ne peut-elle pas avoir charbonné la peau de la majorité des hommes, comme Ovide fait brûler la peau des nègres, par la révolution sidérale de Phaëton.

L'argument tiré de la délimitation précoce des races ou espèces naturelles, n'empruntait pas une grande valeur à l'antiquité fabuleuse attribuée aux monuments égyptiens. Des milliers d'années avaient précédé ces monumens qui, après tout, ne remontaient ni au déluge, ni à la création, ni même au commencement de la civilisation égyptienne! Cette période, réduite selon les données de la critique moderne, est encore suffisante pour encadrer des changements nombreux et profonds.

Les voyages éclairés et contrôlés par l'histoire nous ont appris qu'il en est des altérations des races humaines , comme de la formation des rochers. La plupart de ceux-ci proviennent d'un sédiment lentement déposé ; mais quelques-uns s'agglutinent rapidement, se forment de toutes pièces, sous nos yeux (1).

L'homme, être sociable par l'esprit, est, par le corps, un animal domestique , et comme tel éminemment modifiable par les croisements et par les milieux. Or, dès les commencements de l'histoire aussi , la souche primitive de la plupart des espèces domestiques était déjà divisée en variétés que l'on voit encore se modifier chaque jour, et dans certains pays plus promptement que dans d'autres.

Le même observateur a pu vivre assez pour remarquer la modification des races d'animaux domestiques par le climat, et il a accepté ce fait comme une certitude. Au contraire, la modification des races humaines, même quand elle est rapide, s'accomplit à travers plusieurs siècles, et l'observateur isolé nie un mouvement, dont il n'aperçoit qu'une aliquote infinitésimale, comme l'enfant placé devant une pendule doute de la marche de l'aiguille des heures.

Les générations humaines ne sont guère que de trois ou quatre par siècle. Beaucoup d'animaux domestiques se reproduisent dès l'âge d'un an. Les influences des milieux rapidement développées à travers des générations nombreuses, nous ont fourni plus d'une fois de précieuses analogies ; elles vont encore nous prêter leur secours.

XIII.

ACCLIMATEMENT, RÉSUMÉ DES INFLUENCES EXTÉRIEURES
ET INTÉRIEURES.

L'Amérique, en fournissant des richesses même à la science, a renouvelé, par une double épreuve, l'histoire curieuse de l'acclimatement et de la domestication des animaux. L'Europe, où les *meleagris* américain ont tant de peine à se naturaliser, fournit à l'Amérique du sud l'oie apprivoisée, dont les premières générations produisirent des pontes rares; un quart à peine venait à éclore et plus de la moitié des jeunes oisons mourait dans les premiers mois. Peu à peu les œufs furent plus nombreux, la réussite des petits moins précaire, et l'oie se naturalisa dans le nouveau monde comme le meleagris dans l'ancien (1). L'oie tricolore d'Egypte, que le gouvernement français propage dans ce moment, a offert les mêmes phénomènes pendant son acclimatement et sa domestication au Jardin des plantes. Les observations faites par nos fermiers sur le meleagris se sont renouvelées en Egypte et aux Grandes-Indes où l'on a transporté ce précieux gallinacé. Le bœuf, le cheval, l'âne, le chien, le chat, le cochon, le mouton, la chèvre ont présenté des phénomènes à peu près pareils quand on les a dépaysés. Dans l'Amérique du sud, la plupart de ces espèces livrées à une nature luxuriante sont passées à l'état sauvage et ont subi des transformations de mœurs, de forme et de couleur. La vache et la chèvre ont perdu leurs amples mamelles. J'ai déjà cité le changement de couleur et de pelage des bœufs, chevaux et moutons ; les chiens et les chats y ont perdu leur cri particulier, l'aboiement et le miaulement. Les porcs ont repris la robe de sanglier. Dans l'Australie, le chien dingo offre l'apparence d'un loup. Le chien d'Europe, transporté à la côte d'Afrique, tourne rapidement au chacal ; le poil roux, la queue rameuse, les oreilles raides, la voix réduite à hurler. L'aboiement paraît une fonction dépendante du climat et de l'imitation, car deux chiens hurleurs apportés d'Amérique en Angleterre, par Makensie, y ont engendré un petit qui apprit à aboyer.

Ce va et vient d'un type à un autre dans la même espèce a été constaté aussi dans les végétaux alternativement remaniés par la culture et par l'état sauvage: le thym cultivé, élargit en feuilles amples et vertes, les petits cylindroïdes glauques du thym montagnard, Vilmorin a fait reparaître la souche primitive de la carotte, fibrille mince et âpre où l'on aurait peine à reconnaître la racine gigantesque et sucrée servie sur nos tables. J'ai trouvé aux environs de Balbec, dans la vallée de Bouka, un arbuste de deux pieds portant un imperceptible fruit à noyau, où les botanistes n'ont pu méconnaître soit la souche primitive de l'abricotier de Damas , soit la dégénération de cet arbre et de ce fruit, conquête fameuse de la plus ancienne horticulture.

Tous ces changements d'apparence, toutes ces révolutions profondes dans l'économie d'une espèce animale et végétale ne laissent aucun doute sur l'identité de l'espèce aux deux états, parce que un seul siècle, un même homme ont pu les constater. L'observation a été moins heureuse et moins commode sur l'espèce humaine.

La médecine a décrit les maladies de l'homme expatrié (1), crises qui compromettent plusieurs générations mais finissent par changer profondément les organes et les accommoder à leurs nouvelles conditions d'existence. Les blancs transportés dans les pays chauds éprouvent des maladies véritables : fièvres intermittentes, peste, choléra, fièvre-jaune, dyssenterie, furoncles, résultats d'un trouble profond du foie et des viscères, qui accompagnent l'ictère et les altérations superficielles de la peau. L'homme blond devient bilieux, le brun se basane. La première génération meurt à la peine ; la vie s'allonge graduellement dans les générations suivantes. L'Egypte conquise par des étrangers, a constamment offert ces luttes de l'acclimatement. Le renom de meutrier fait à son climat doit s'entendre pour les prémières générations. Les Mameluks s'y reproduisent comme jadis les Grecs et les Cophtes ; mais en passant par les mêmes épreuves absolument comme les oiseaux domestiques expatriés.

Dans ces mouvements, les apparences extérieures de l'homme confirment l'importance que nous leur avons concédée, car elles se montrent bien plus tenaces que des combinaisons vitales intérieures. Des nègres, à la seconde, à la troisième génération, sont accomodés aux climats tempérés de l'Amérique du Nord ou de l'Angleterre et deviennent aussi malades que les blancs quand on les transporte en Afrique, patrie de leurs pères ou de leurs aïeux.

Si les maladies de l'homme et des animaux expatriés trouvent une raison suffisante dans les influences physiques perceptibles à nos sens et appréciables par nos instruments, les endémies, les épidémies et épizooties signalent d'autres influences plus mystérieuses, et qui doivent nous rendre sobres d'affirmations absolues sur la co-rélation des influences physiques et de l'altération des espèces. Les femmes Abyssines meurent poitrinaires au Caire où la température est aussi douce et plus uniforme que dans la Suisse africaine. Un pays froid couvre de laine la peau des animaux ; c'est le pays chaud qui rend crépue ou laineuse la chevelure de l'homme. L'alimentation précaire rappetisse la taille et amaigrit les membres, et pourtant beaucoup de nègres et nubiens sont des géans, maigres de partout excepté de la face qui est gonflée et turgide. Les nègres, les Australiens, les Indous, les

Arabes et en général tous les peuples affamés offrent un mollet grêle et des bras charnus. C'est le contraire chez la plupart des races blanches où la jambe est habituellement mieux faite que le bras. Là, aussi les mains et les pieds ne sont menus que chez les castes riches ; plusieurs nations d'Amérique et d'Afrique méridionale, plusieurs peuples Mongols, Indous, Indo-Chinois ont ces extrémités mignonnes avec ou sans travail. Les oreilles amples et épaisses, l'un des traits particuliers aux crétins de races blanches se rencontrent chez plusieurs races mongoles et américaines avec la validité du corps, et si non avec la culture, au moins avec la validité de l'intelligence.

Aussi, tout en écoutant respectueusement la formule suivante, ferons-nous encore quelques réserves. « Les différences de variété tiennent à des circonstance déterminées ; leur étendue augmente avec l'intensité des circonstances ; les caractéres les plus superficiels sont les plus variables (1) : la couleur tient à la lumière, l'épaisseur du poil à la chaleur ; la grandeur, à l'abondance de la nourriture ; néanmoins les variétés les plus tranchées ne diffèrent pas pour le squelette. » Le grand zoologiste avait principalement en vue les animaux libres, car, un peu plus loin, il dit que, par le climat et les croisements, l'industrie humaine a obtenu le maximum des variantes sur le chien, où ces variantes ont porté sur le squelette lui-même.

Si Cuvier croyait à la multiplicité des espèces

humaines d'après les différences osseuses offertes par
les races , Cuvier ne faisait pas attention à un grand
argument qu'il ne faut pas se lasser de répéter : la
domestication de l'homme oscillant perpétuellement
entre les extrêmes de civilisation et d'état sauvage ,
doit avoir modifié l'homme encore plus profondément
que les autres animaux domestiques. Le squelette n'y
a pas plus échappé que les organes superficiels , car
l'industrie , capable de modérer l'action des milieux ,
est, à plus forte raison, capable de changer les mœurs,
les idées , les sentiments ; fonctions qui modifient
par degrés la boite osseuse du cerveau et les traits de
la figure.

En discutant la valeur hiérarchique des apparences
physiques, nous avons vu les mêmes mesures du crâne,
les mêmes ossatures de la face , reparaître chez les
nations les plus diverses ; nous en avons retrouvé
toutes les variantes réunies parfois dans la même
race , où ces variantes avaient tout au plus un certain
rapport avec l'état social. Au contraire , les teintes
de la peau nous ont semblé moins variables , et , en
tout cas , dans une indépendance absolue de la charpente osseuse du corps et surtout de la face. Les
Yolofs, les Nubiens sont très noirs avec des traits
européens ; beaucoup de voyageurs (1) ont vu des
tribus kalmoukes par les traits, mais parfaitement
blanches de peau. Certains Cafres , qui ont le teint
noisette des Abyssins , sont rattachés souvent (2)

aux Mozambiques, Zanguebarais, aux Abyssins eux-mêmes ; et tous à des tribus arabes par leurs belles formes de tête.

—

Quelques parties molles de la face sont sensiblement modifiées par le squelette , comme l'écartement des narines et la saillie du nez après sa racine. La pommette ou zigoma peut rendre l'ouverture de l'œil linéaire en repoussant en haut la paupière inférieure ; la rendre oblique et bridée , si cet os est jeté au dehors et en haut , comme dans beaucoup de figures mongoles, kamtchadales, hottentotes et américaines. Pour d'autres particularités, si les hypothèses *à priori* sont moins vraisemblables, nous devons au moins remarquer la coïncidence de certains progrès moraux avec la modification de quelques traits du visage.

Toutes les nations peu avancées en civilisation, à quelque race d'ailleurs qu'elles appartiennent, ont la bouche forte , très fendue , garnie de lèvres épaisses. Ce fait m'a frappé chez les Indous, les Arméniens, les Arabes aussi bien que les Malais, Tartares et nègres. L'esprit , la réflexion, la circonspection rapetissent la bouche et amincissent les lèvres. En observant la bouche des penseurs , des diplomates et des femmes élégantes d'Europe, on prend bonne opinion de l'esprit des chinois, si on l'harmonise avec les bouches délicates de leurs poupées et de leurs dessins. On prend bonne opinion de quelques bouches vivantes, si on les reconstruit d'après le marivaudage des romans chinois.

Le mécanisme de cette coaptation se trouve formulé dans une fine observation de Lavater: « *Prenez momentanément un sentiment, une passion, vous en faites la pantomime.* » Le sentiment, la passion, devenus habitude, rendent permanente la grimace qui devient trait de la physionomie au bout de quelques générations. De la même façon, il faudra plusieurs générations pour effacer le symptôme extérieur quand l'habitude intérieure aura disparu.

Il faut aussi mettre sur le compte des influences morales le changement qui survient dans les traits et même dans le crâne (1) de la race nègre, établie depuis plusieurs générations en Amérique et participant au bénéfice de la civilisation. Comme la peau n'a pas offert pendant cette période des changements très prononcées, il faut accueillir avec défiance l'histoire du nègre de Caldani qui, établi très jeune à Venise, serait devenu pâle et jaune en vieillissant. Ce n'était probablement qu'un quarteron ou un mulâtre à cheveux très crépus. Les enfants de cette caste paraissent proportionnellement très-bruns ; mais leur teint s'éclaircit beaucoup avec l'âge.

La puberté et la vieillesse précoce des femmes,

attribut supposé des races nègres et basanées sans acception de climat et d'éducation, est encore un de ces préjugés redressés par les voyageurs instruits. Chez ces races, comme chez les blancs, le climat chaud et la pensée stimulée par l'éducation des villes hâtent un peu la puberté, mais non pas au point de l'avancer de cinq ou six ans. Les nations incultes ont permis le mariage à tout âge parce qu'elles ne s'inquiétaient guère du temps nécessaire pour élever la femme et surtout parce qu'elles favorisaient la sensualité des hommes auteurs de la loi. Mahomet épousa, dit-on, Aïscha à l'âge de neuf ans ; mais il n'en eut d'enfant que beaucoup plus tard ; et dans le Coran, que ni Montesquieu, ni Haller ne paraissent avoir pris la peine de consulter, Mahomet établit un âge légal pour le mariage des femmes. Plusieurs commentateurs fixent cet âge à dix-huit ans ; aucun ne l'a mis au-dessous de quinze.

Les influences morales se combinent avec le climat pour modifier la physionomie des peuples. La richesse du sol africain favorise la paresse du nègre ; la rigueur du ciel sibérien, les glaces du Groenland, les neiges de Canada ont rendu l'industrie indispensable pour que le Kalmouk, l'Eskimau, l'Algonquin pussent être nourris et vêtus. Dans les races blanches, l'esthétique peut déjà noter des nuances là où l'etnographie ne saisirait pas de différences tranchées. La paresse doit avoir dégradé la physionomie de ces Portugais devenus sauvages au Brésil, tandis que l'aisance acquise par le travail libre ennoblit et embellit chaque jour les paysans de la Toscane (1).

—

Actions et réactions morales, physiologiques ou pathologiques résumées par quelques générations, consolidées et transmises par plusieurs autres, voilà le fait pratique commun à l'homme et aux animaux. La multiplicité de ces agents, leur jeu croisé et enchevêtré, rendu plus mystérieux par la complication de l'organisme humain, voilà ce qui retardera longtemps le dernier mot de la science, le dernier dégagement des X de la formule algébrique.

Nos adversaires sont moins circonspects : l'omnipotence des agents physiques est au fond de leur doctrine. (Voyez Introduction, § III, page 30.) Heureusement plusieurs hommes qui auraient autant que personne l'excuse des grands succès pour motiver la même infatuation, ont apporté leur contingent à nos doutes en même temps qu'à nos espérances ! quand l'Afrique aura ses Humboldt, ses d'Orbigny, ses Roullin ses Dumont-d'Urville ; quand les races de la Haute-Asie et de l'Amérique polaire auront été étudiées dans leur histoire, leurs migrations, leurs climats comme les navigateurs ont étudié l'Océanie, alors l'ethnographie classera méthodiquement plusieurs faits qu'elle s'est bornée à enregistrer avec surprise (1) : Ces Tourages blancs , qui de l'Afrique centrale viennent trafiquer aux ports voisins de Guardafuï et qui sembleraient signaler un Hymalaya dans l'Afrique centrale , comme les races jaunes aux petites mains et aux yeux obliques semblent coaptées à un plateau mongol de l'Afrique du Sud ! ces Mandans à peau si pâle , à cheveux si clairs que les Anglais les réclament comme débris de l'armée Welche du prince Madoc , et les Danois comme des Scandinaves établis dans l'Amérique du Nord bien avant la découverte de Colomb ! Ces Californiens , ces Oinos-Aléoutes , nègres des pays froids et même glacés !

—

Avant d'aborder la question du croisement, de laquelle relèvent peut-être une partie de ces difficultés , reposons avec satisfaction notre vue sur les conclusions précises des savans qui ont observé l'homme dans l'Amérique méridionale avec autant de sagacité que d'autres y ont observé les animaux ! Heureuse rivalité, doublement utile à l'Ethnographie.

Ce que la latitude produirait en plaine pour les lignes isothermes, l'élévation au dessus du niveau de la mer, le produit dans les mêmes parallèles (2), dans les pays étagés par une charpente montagneuse comme l'Asie centrale, l'Afrique méridionale, l'Abyssinie, les Amériques du centre et du sud. L'humidité et la sécheresse habituelle des pays ont une influence plus directe que la température sur la coloration de la peau : l'air sec brunit, l'air humide décolore. Les Abyssins montagnards, voisins de l'équateur, sont plus pâles que les Nubiens du Tropique ; les Changos, voisins de la mer, sont d'une couleur foncée ; les Antésiens, sous leurs ombrages frais et humides, ont la peau blanche en proportion de l'épaisseur et de l'obscurité des forêts (1). Cette loi est aussi visiblement démontrée sur toute la vallée du Nil et sur les bords de la mer Rouge que dans l'Amérique du Sud. Je la crois capable d'expliquer beaucoup d'anomalies constatées par les voyageurs dans la coloration diverse des nations Indoues, Indo-Chinoises et Malaises.

Il est désirable que les anatomistes vérifient dans toutes les régions alpestres ou sur les plus hauts plateaux de la terre une observation fournie par la race Péruvienne, qui, courte de stature, a cependant la poitrine proportionnellement plus longue et plus spacieuse qu'aucune autre race. La loi des causes finales trouverait ici une de ses plus séduisantes applications. Le plateau du Pérou est un des plus élevés où l'homme ait fixé son domicile (2,500 à 5,000 mètres au dessus du niveau de la mer), l'air raréfié par cette altitude et par le ciel de l'équateur a besoin d'être pris en plus grand volume pour l'oxigénation du sang ; il fallait un poumon plus vaste et une poitrine plus spacieuse pour le loger (2).

XIV.

LOIS DE CROISEMENT & DE TRANSITION.

On sait assez que deux races mises en contact par une conquête, un commerce, une traite, se croisent par le mariage et produisent une génération métive. L'union de deux races peu différentes, le Celte et le Germain, le Germain et le Slave, produit des nuances peu saisissables. Les effets du croisement ont été étudiés là où deux facteurs très disparates donnaient des produits plus prononcés : aux colonies, le Caucasien le plus blond s'unit à la négresse la plus noire ; et les préjugés du pays, en flétrissant la caste africaine, ont créé un puissant intérêt à classer et préciser les castes intermédiaires.

Moreau de Saint-Méry et Franklin les distinguent par les appellations suivantes : mulâtre, quarteron, métif, mameluk, quarteronné, sang-mêlé. Ces six degrés résultent du mélange continu du blanc avec la négresse d'abord, puis avec les dérivés successifs du croisement, mulâtresse, quateronne, métive, etc. Les castes de couleur dans leur retour vers le nègre ont noté avec la même précision leur gamme descendante : le mulâtre et la négresse donnent le griffe ; mulâtre et griffe, le marabou ; griffe et négresse, le sakatra. Sur le continent américain, on a classé, quoique plus vaguement, les produits croisés d'Européen et d'Indien ; d'Indien avec Africain. En Portugais, le fils du blanc avec l'Indienne s'appelle mameluco , le fils du mameluco avec l'Indienne , cholo ; le noir africain avec l'Indienne fait le curibocas , appelé à Saint-Paul cafuso ; en Colombie , zambo ; et dans d'autres pays espagnols , sombolero. Le sombolero et la mulâtresse font saccalagua. M. Roullin m'a parlé aussi du produit de l'Européen avec une sorte d'albinos américain, produit qui s'appelle saltatras. En Sénégambie , le métis du nègre et du foulle s'appelle toucolor.

Les races blanches sont en contact avec des mongols fort basanés dans toute l'Asie centrale. Mais les effets du croisement n'ont pas été enregistrés par la science. Le nom de *karismy* s'applique , dans la langue russe, aux produits d'un pareil mélange , sans préciser le degré exact de la parenté. Dans l'archipel indo-chinois , où la volupté européenne a trouvé des aliments aussi faciles et plus variés qu'aux Antilles , les produits doivent être curieux par leur multiplicité, instructifs par leurs apparences. Les dictionnaires espagnols et hollandais n'en ont pas encore formulé la filiation. La philanthropie anglaise n'a pas voulu accroître la liste déjà infinie des parias indiens ; aussi, tout en cédant à la fantaisie européenne , stimulée par l'ardeur des tropiques , elle s'est du moins abstenue d'appellations plus flétrissantes et plus précises que *half-cast*, *midle-race*, *country-horn*. J'ai vu à Londres de nombreux et magnifiques échantillons de ce mélange du sang britannique avec presque toutes les castes ou nations indiennes· Siks, Mahrattes, Radjpout, Télinga, Malabare, Orissa, Bengali, Visapour, Cingalais, Mysorien.

Dans beaucoup de pays, on a constaté la beauté et la vigueur de ces races croisées. Les Hollandais et les Hottentots ont engendré, au Cap, de véritables géans. Les deux nations, qui vivent à la nouvelle Zélande, ont donné naissance à un type quasi juif pour les traits et la couleur ; dans les deux pays, les femmes ont adouci par la beauté la force de l'autre sexe. Entre races très basanées, ce double résultat n'en existe pas moins ; seulement il est moins frappant pour l'œil européen, sensible surtout à un type de beauté qui se rapproche du sien.

Entr'autres particularités offertes par les métis des races noires, ou fuligineuses, on a noté la luxuriante chevelure des Cafusos d'Amérique et des Papous de l'archipel Indo-Chinois. Ces deux métis sont issus d'un nègre laineux et d'une femme très-basanée, à cheveux plats, américaine dans un cas, malaise dans l'autre. La race nègre d'où émane le Papou est celle de la nouvelle Guinée, que plusieurs naturalistes ont retrouvée dans les îles de la Sonde, Moluques et à la presqu'île de Malacca. La chevelure demi-laineuse des Papous ou des Cafusos forme autour de leur tête une masse de plusieurs pieds de circonférences. On l'a remarquée aussi chez des métis des races Malgaches exportés aux îles de France et Bour-

bon sous le nom de têtes de marmites. Les Beni-
Ababdé et les Bécharies d'Egypte et Nubie offrent
aussi une tête gonflée par cette plique énorme , que ,
musulmans peu scrupuleux, ils ont négligé de raser
et de cacher sous un turban. Beaucoup de têtes en tur-
banées d'Abyssinie, Nubie et Egypte se couvriraient
de chevelures pareilles si elles adoptaient le négligé
sauvage des Bécharies ; car les concubines négresses
abondent partout, même chez les Tibbous et les Scheggia qui se vantent de conserver leur sang arabe pur
de toute mésalliance (1) sous leur peau noire et luisante (2) comme une botte vernie.

La longue vallée du Nil , placée aux confins de
l'Afrique et de l'Asie, est depuis bien longtemps le
point de réunion des peuples de ces deux mondes , et
une race métive se surajoute incessamment au type
national. Ce mouvement est aussi ancien que les
temps historiques ; les monuments peints et sculptés
le démontrent encore mieux que les momies, puisque
celles-ci n'ont conservé intact que le squelette. Les
traits mous , la peau, la chevelure sont détériorés.
Les conclusions de Blumembach , tirés de l'examen
des momies, sont rendues parfaitement insignifiantes par la minime quantité des pièces du procès ;
mais, soit hasard, soit instinct, Blumenbach a
exactement indiqué les races qui coopéraient à la
population de l'Egypte antique : Indou, Nègre, Nubien.
Cette dernière ne peut être que le métis issu de l'union
des deux autres.

Cuvier et ceux qui le répètent de confiance, ont trouvé une race caucasienne à l'inspection des momies. Je me suis déjà expliqué sur la valeur du squelette apprécié indépendamment des traits et de la peau. Il y a des crânes et des traits caucasiens chez les Yolofs et les Achantis ; et tout le monde mêle aujourd'hui les Indous à la race caucasienne.

Les cheveux roux et parfois plats trouvés sur quelques momies ont laissé croire à une harmonisation avec une peau qu'on avait la meilleure volonté de trouver blanche, avant de se douter que la couleur des peintures de Biban el moulouk et d'Elethya était sincère pour les hommes et pour les femmes de l'Egypte antique. Ces mêmes peintures nous apprennent la forme et la couleur précise des chevelures applaties par les bandelettes et roussies par l'alcali du Natron ou par la friture du goudron parfumé. Là où l'étiquette n'a pas rasé les cheveux comme chez les prêtres, ne les a pas dissimulés sous un casque ou un autre coiffure, on reconnaît parfaitement une chevelure noire, crépue qui retombe sur les épaules comme une perruque à la Louis XIV, et parfois se hérisse drue sur le front et les tempes, comme la plique des Béchariès. La race métive remélangée avec la nation, ne la changeait pas sensiblement, car le type de celle-ci était déjà quelque chose d'intermédiaire au nègre d'Afrique et au basané Yeminois ou Indou.

Ceci est encore un corollaire légitime de la vue des

monuments ; c'est aussi l'induction d'une loi de fusion chromatique des races , loi qu'on a cru important de ne pas confondre avec les effets du croisement.

Les partisans de la multiplicité des espèces se servent du croisement pour interpréter les gradations d'une espèce à l'autre. Deux races existent de tout temps, les Scythes au nord de la mer Caspienne et de l'Euxin , les Mandchous à l'est de l'Altaï ; les Tartares qui sont un *mezzo termine* entre les deux races , basanés avec des traits européens , ou blancs avec des traits mandchous, sont le produit métis de l'union des deux races.

Cet argument a intimidé quelques unitaires au point de mêler, aux excellentes raisons qu'on peut y opposer, des raisons très faibles et presque la négation du fait de la production des métis intermédiaires aux deux parents. Le rouge ou le cuivré, dit M. Wiseman, ne sont point l'intermédiaire du blanc et du noir. Pourtant si l'Européen est blanc rosé et le nègre rouge noir, rouge brun est juste la moyenme entre les deux teintes. Si l'Européen est olive clair , c'est-à-dire jaune, jaune foncé, vert ou bronzé sera le résultat chromatique des mélanges. Le basané ou jaune brun avec du noir doit produire du fuligineux ou bistré.

—

Nos adversaires ne se sont pas avisés d'un autre rapprochement bien capable aussi de donner à réfléchir. Le nom par lequel on désigne quelqu'un des degrés métis est le plus souvent le nom d'une nation ou d'une race dont ce métis reproduit les apparences. *Karismy*, qui veut dire mulâtre Mongol-blanc, désigne aussi une nation tartare du Caucase ; marabout est le titre des chefs Maures de la rive droite du Sénégal ; mameluk veut dire égyptien ; *Habsch* ou abyssin est le nom générique de tous les hommes de couleur en pays arabe et africain. Ces dénominations reposent sur de simples analogies d'apparence. Le bon sens pratique pourrait bien avoir noté que le croisement n'est qu'une épreuve brève par laquelle les deux races subissent les transformations réalisables sur l'espèce par d'autres moyens plus lents. Ces moyens, agissant depuis le commencement du monde, avaient déjà produit leurs résultats extrêmes même avant les temps historiques ; ils avaient pu *à fortiori*, évoluer tous les résultats intermédiaires constatés par la piste traditionnelle des émigrations et des langues, par la trace matérielle de la patrie et des apparences physiques.

Cherchant de bonne foi la vérité tout entière, n'en repoussons aucune partie : le croisement est un fait évident et large, puisque les races croisées forment un sixième de la population aux Etats-Unis, un cinquième au Brésil, un tiers au Mexique (1)! Si, par une révolution politique ou géologique, l'Europe cessait de fournir l'élément blanc qui doit un jour dominer l'indien au Mexique , le nègre au Brésil , comme il le domine déjà aux Etats-Unis, la fusion des trois races donnerait une moyenne basanée qui se rapprocherait un peu du type américain, même par la chevelure plane , lot de l'Américain et de l'Européen. Mais avant que cet amalgame fut complété, les influences qui ont jadis produit le type américain auraient pris part au nivellement.

Croisement , race , climat , voilà donc les éléments respectifs dont il faut faire la part en analysant une nation qui offre des apparences intermédiaires à deux autres , ou bien une nation qui offre des types mélangés. Le croisement peut revendiquer une part considérable là seulement où la nation qu'on éxamine est peu nombreuse ; mais la situation de l'Egypte , Nubie et Abyssinie est unique au monde. Ligne étroite et longue sur les confins de deux grands continents ; centre de fluxion des populations aventureuses d'Asie et d'Europe et d'esclaves importés par la traite ; la vallée du Nil , bornée dans toute sa longueur par des déserts , n'a jamais nourri plus de dix millions d'habitants ! Une étroite lisière de cinq cents lieues de longueur peut facilement s'imbiber des couleurs des étoffes voisines. Au contraire, la Tartarie, ou plutôt les Tartaries , sont des régions immenses et immensément peuplées. Les traites ne s'y pratiquent pas; les conquêtes refoulent plutôt qu'elles n'amalgament des peuples sans habitations fixes ; et , en tout cas , l'on pourrait répéter ici la réserve faite maintefois contre la propagation des langues par les invasions : une poignée d'étrangers ne change ni le sang ni la langue d'un grand peuple ! Si , au contraire , l'émigration a été large et a duré long-temps , c'est le dépaysement qui a altéré lentement les formes et la couleur du peuple , pendant que le croisement changeait rapidement les apparences de l'aristocratie.

Il faut donc n'admettre qu'avec réserve des assertions comme celles-ci : les Morduans sont brunis par le mélange du sang tartare ; les Noghaïz-Turcs ont changé de figure par le mélange du sang mongol ; les Turcomans et les Ousbeks sont devenus demi Kalmouks (1). Le mélange fut-il certain n'a pas été porté au point de produire tous les effets qu'on lui prête. Nous avons près de nous une démonstration de cette thèse.

Les Turcs , qu'on suppose, sans preuves, avoir été basanés et même Mongols ou Mandchous d'apparence, se sont , dit-on , embellis et blanchis par leur mélange avec les belles esclaves géorgiennes et circassiennes. Les Turcs , vainqueurs des Grecs , étaient peu nombreux sans doute ; mais enfin , trois ou quatre millions se sont bien répandus dans les deux côtés du Bosphore. Le fanatisme et la pauvreté tinrent toujours le peuple isolé de l'alliance chrétienne. Les riches et les grands, minorité presque insignifiante ,

eurent seuls le privilége de ces belles esclaves du Caucase chèrement achetées. Comment cette alliance des
grands aurait-elle ennobli le sang du peuple ?

Chardin (1) a accrédité un préjugé semblable relativement à l'influence des harems de Perse. Il a commencé par supposer que la race turque, régnant
actuellement en Perse, était tartare de la plus laide
espèce « de ces hommes originaires des pays entre la
Caspienne et la Chine, petits et gros, nez à la chinoise, visage large et plat, teint mêlé de jaune et
de noir. » Il a, sans doute, vu des Tartares pareils,
mais non parmi les grands seigneurs persans, tous
embellis par des mères géorgiennes ou circasiennes.
Le portrait des Guèbres n'est guère plus beau, quoique tracé par *de visù*: « les Guèbres ou Perses,
restes des anciens Parses, sont laids, malfaits,
pesants, ayant la peau rude et le teint coloré. » Il n'y
a là aucun trait qui ne puisse s'appliquer aux basses
classes des pays les mieux dotés du côté de la forme
et de la couleur.

Les Guèbres sont en Perse une classe méprisée et
abjecte, comme les Juifs dans quelques parties de
l'Europe et des pays musulmans. A Bombay, au
contraire, où les Guèbres sont riches et considérés,
luttent avec les Anglais dans les querelles théologi-
ques et littéraires, dans la propagande des livres
saints, le luxe des cimetières et des équipages, le
luxe des choses saintes et mondaines (2), la physio-

nomie de cet ancien peuple a repris la noblesse et la beauté. Les hommes sont grands et forts, les femmes élégantes avec de longs yeux, des sourcils arqués, un teint blanc imperceptiblement doré, que, chez les hommes, le grand air olive ou safrane un peu. Les Guèbres, qu'on voit à Bagdad et à Alep, ont les traits indo-européens avec un teint de café cru. Un académicien des sociétés asiatiques a revendiqué, pour les Perses antiques, cette beauté que leurs descendants effleurissent de nouveau là où le cadre social en a permis l'évolution.

Les Tadjiks, qui, dans de pareilles conditions, sont encore une très belle race, descendent, selon toute apparence, de cette partie de la nation antique qui se convertit a l'Islamisme. Les Iliates, rattachés par de très vagues ouï-dires à une origne mongole, sont tout simplement le peuple pasteur et agriculteur des campagnes. Celui-là paraît, comme toujours, plus laid que les habitants des villes. Les Tadjiks n'avaient donc pas besoin d'être embellis; et si tous les riches copient, au prorata de leur fortune, le luxe de Feth-Aly-schah, qui eut plusieurs milliers de femmes dans son harem, il est difficile que la traite les pourvut exclusivement avec les esclaves du Caucase. Au contraire, l'aspect de l'aristocratie moscovite donnerait créance à l'idée de Maltebrun, qu'elle est le résultat du mélange des chefs des Huns-Mongols avec les peuples slaves.

Les émigrations ont plus d'influence que le croisement sur les bigarrures offertes par les peuples de
Caboul et de l'Inde. Parmi les Afghans très basanés,
limitrophes des Indous, on rencontre des hommes
noirs comme des Malabares. Les Afghans occidentaux
sont au contraire d'une teinte de plus en plus claire,
et l'on rencontre parmi eux des individus d'un blanc
aussi parfait que des Européens. Des blancs pareils
se voient aussi parfois chez les Afghans orientaux;
mais ils y sont aussi rares que les individus d'un fuligineux indou parmi les Afghans occidentaux (1). Le
commerce appelle dans ces hauts plateaux beaucoup de Musulmans de l'Inde méridionale. Les motifs
religieux et les pélérinages font voyager les Indous
dans toutes les directions; et les castes basanées du
nord ne répugnent pas à des alliances avec leurs
frères plus sombres du midi de la péninsule.

Les quatre castes fondamentales se mêlèrent très
anciennement et donnèrent naissance aux castes
accessoires ou parias. Celles-ci, sorte de Jubal et
de Tubalcaïn (2), exploitèrent les arts et métiers sous
des noms infinis de corporation et sous des livrées
variées comme les climats de leur patrie et le croisement de leur atavisme. Les unions adultères n'ont
pas cessé entre les quatre castes, ni entre celles-ci et
le tiers état artisan. Qu'on mêle par la pensée toutes
ces influences et l'on pourra se figurer l'inépuisable
surprise (3) des yeux européens, à la vue du peuple

indou dans la rue, le bazar d'une capitale, où à quelque pélérinage comme celui de Jaghernaut ! La variété infinie des couleurs y devient cent fois plus frappante par la presque nudité d'un peuple déchu vivant sous un ciel ardent.

Les doutes que nous venons d'émettre sur l'influence des harems turcs et persans ne nous porteront pas à attribuer le noircissement des Portugais à quelques siècles passés dans le climat de l'Inde. Les Portugais, fort peu nombreux, se sont alliés aux femmes du pays et ont gagné des prosélytes, double mouvement où leur peau blanche fut bientôt occultée. Les castes maintenues par le privilége et le préjugé ont lutté plus longtemps contre l'action des alliances ; mais en subissant l'action du climat sur une peau déjà basanée et sur une race proche parente des types méridionaux. De-là, ce fait : à latitude égale, les Brahmes sont un peu plus clairs que les autres castes (1), fait qui n'est pas contredit par cet autre : Les Brahmes du midi sont beaucoup plus basanés que ceux du nord. Les disparates notées dans un même pays seraient aisément expliquées par l'origine de l'individu, par ses alliances, ou par son expatriation.

Les castes indiennes furent, selon toute probabilité, le produit d'une série de conquêtes rayonnant du nord au sud ; il est encore plus probable que la différence de couleur, moyen aisé de distinction, aida autant que la généalogie à graduer les rangs sociaux. Le mot *caste* est portugais, *varna*, qui lui correspond eu sanskrit, signifie *couleur*. Ainsi les préjugés orgueilleux de l'Amérique moderne expliqueraient le cadre social de l'antiquité indienne et égyptienne.

Un contrat de l'époque Lagide (1) donne le signalement des parties contractanctes; ce sont des ouvriers et un maître fabricant de cuir ammonien qui vendent un fonds de terre. Le maître Pamoutheï, de couleur noire, beau, long de corps, de visage rond, nez droit. Enachomneus, ouvrier, de couleur jaune, visage rond, nez droit. Semouthis Pannei, de couleur jaune, visage rond, nez un peu aquilin, bouffi. L'acheteur Néchoutès, petit, teint jaune, agréable, visage long, nez droit, une cicatrice au milieu du front.

Les Grecs blancs font comme les blancs de nos colonies: ils notent soigneusement les nuances des gens de couleur. Les Egyptiens, bruns et plus embarrassés, se contentaient de noter les généalogies, comme les Indous moderne.

L'Inde est de tous les pays le plus commodément situé pour y observer la loi du *chromatisme* foncé, comme la gamme claire se précise dans les lignes isothermes d'Europe. La transition insensible des races, leur fusion graduelle les unes dans les autres et par le teint et par les traits, est le point le plus capital de l'ethnographie, le fait le plus certifié par les voyages. Du Caucase indien vers lequel nous avons vu converger toutes les traditions et toutes les langues, on peut faire aussi rayonner les lignes sur lesquelles les races permutent leurs traits et leurs couleurs par des transitions imperceptibles.

Les cheveux européens dans leurs âges divers passent du blond filasse aux teintes blonde, rousse, châtain, brune noire. Une chevelure vierge du ciseau porterait cette gamme entière, qu'il est aisé de se figurer. L'Asie, tête du monde, a vu ruisseler tous les peuples comme une luxuriante chevelure; les peuples, diversement étagés sur les continents et les îles, offrent au même instant le repertoire complet de ses couleurs.

S'il y a quelque part des lacunes, des sauts brusques, un désert où l'Océan les motivent, les migrations les expliquent. Et pourtant les mille isolements de l'archipel Océanien n'ont jeté de grandes perturbations ni dans les races ni dans les langues; la loi d'affinité et de continuité est à plus forte raison visible là ou les communications se suivent sur les terres, se facilitent par des fleuves ou des bras de mer.

L'Afrique et l'Amérique, dont on fesait des épouvantails pour l'unité de la famille humaine, des accidents exceptionnels et inexplicables pour le cadre de ses variétés, rentrent merveilleusement dans la règle depuis que les observations certaines de voyageurs instruits ont balayé les contes d'aventuriers ou les hypothèses de cabinet. Ce sont des hommes indifférents à la question de l'unité, ses ennemis peut-être; mais qui natu-

ralistes exacts, nous ont poussé à faire de l'Afrique,
ni plus ni moins que de la presqu'île de Malacca,
un département de la grande province océannienne ;
de l'Amérique toute entière , un simple appendice
des races indoues et mongoles. Au nord de l'Amérique,
les nuances de langue et de race ne manquent pas
pour nouer le lien avec les peuples de Sibérie, du
Kamstchatka, du Japon, des Aléoutes.

Nous n'avons pas voulu profiter du nom de Sake
(Scythe) porté par une seule tribu iroquoise !

A l'Afrique, les nuances asiatiques ne manquent pas
plus à l'Orient que les raccords européens au nord.
Le chromatisme peut rayonner en tout sens de Maroc
à Guardafuï, du Mogreb au Cap, des Nubiens chez
les Yolofs; partout transition , harmonie, jusqu'à cet
appendice méridional, jaune de peau , avec des yeux
obliques et la dimension mignone des pieds et des
mains qui rappelle à la fois les races mongoles d'Asie
et les races Tupis, Caraïbes et Chacos de l'Amérique
du Sud !

XV.

PRIORITÉ DES RACES.

Dès que la méthode scientifique a cessé de mutiler
les questions de leur partie antique et trascendentale,
on a vu poindre le désir de poser le problème de la

priorité des races après le problême de l'unité ou de la multiplicité des espèces. Je connais des non-unitaires de bon accomodement qui réduisent leurs exigences à deux espèces premières, une blanche et une noire, dont l'union expliquerait toutes les variétés aujourd'hui connues. Ce que nous avons dit du croisement ne permet pas d'exagérer à ce point l'importance de son rôle. D'autres critiques voudraient voir l'explosion simultanée de toutes les nuances actuelles dans la deuxième ou troisième génération de la famille Adamique, par une spontanéïté comparable à celle des couleurs que nous voyons apparaître dans une génération d'animaux domestiques : une couvée de poulets, une portée de chats, de lapins, etc.

En admettant ce fait primitif, il resterait à savoir pourquoi la même bigarrure ne reparaît plus au même degré, et pourquoi les couleurs venues spontanément se seraient perpétuées par la génération ?

Ce que nous avons déjà dit de la puissance des milieux et de l'énergie physiologique des races dans le monde ancien, répondrait jusqu'à un certain point. La principale incertitude serait reportée sur la couleur et la forme premières d'où les autres formes et couleurs auraient dévié. Cette question physiologique est très importante, puisqu'elle renferme le grave problême moral : l'humanité a-t-elle commencé par la civilisation ou par la barbarie ?

Admettons la croyance favorite de notre orgueil :

l'homme blanc est l'élaboration la plus avancée de l'intelligence et de la beauté ; Il nous faudra conclure que le progrès humanitaire est un accident rare et lent; car les races blanches ne forment pas même un tiers de l'humanité entière. Si l'homme basané ou noir fut l'homme primitif il semble devoir attendre encore sa transformation deux fois le temps employé par la nôtre, en supposant, chose fort douteuse, que toutes les zônes puissent s'harmoniser avec une race unique et blanche !

Nos lecteurs sont préparés à une doctrine plus consolante et plus prouvée. Le basané et le noir sont des dégénérescences du type primitif. Mais le retour vers ce type, possible par les voies lentes de l'émigration, du progrès social et des croisements, ce retour s'opère instantanément par l'albinisme, phénomène exceptionnel qui reconstruit et démontre la règle première.

Un couple albinos peut coloniser des blancs au beau milieu de populations basanées quand le climat permettra le maintien de ces blancs et leur élargissement en nation. Cette théorie me paraît une des explications les plus vraisemblables de ces Tourages, tribu blanche découverte sur le haut plateau de l'Afrique méridionale, et de plusieurs tribus fort pâles rencontrées sur les régions fraîches des Alpes américaines.

Ce serait abuser du même fait que d'accepter sans réserve la tradition cingalaise déjà rapportée (Chap. X. L'homme à cheveux rouges) ; et attribuer à un

couple albinos, issu de parents basanés, l'origine et
le développement de la race blanche tout entière. Cette
race, en Asie, est enserrée sur trois côtés par les
races basanées ; même en Europe et en Afrique septentrionale, les Lapons et les nègres lui servent de cadre,
comme les basanés et les noirs dans l'Amérique et dans
toutes les colonies. La race blanche, considérée sur la
mappemonde, a vraiment l'air d'un grand albinisme.
Mais nous allons voir que cet argument est plus spécieux que solide.

Un savant prélat, à qui l'ethnographie doit un
exposé concis du dogme unitaire, déclare que la
priorité de telle ou telle race est plus difficile à établir
que le départ de toutes d'une seule famille. Il rentre
simplement dans les données traditionnelles relatives
à la couleur de nos premiers parents sans déduire les
motifs scientifiques de cette conclusion.

Prichard, dans sa première collection ethnographique, avait posé l'état primitif de l'humanité dans
la race nègre et ses progrès successifs dans le passage
au basané et au blanc. Son dernier livre n'a pas
reproduit cette opinion plus inoffensive assurément
que celle de la graduation des âmes. Prichard excelle
à colliger des faits et même à les rapprocher avec
sagacité. L'ethnographie doit une reconnaissance
infinie à son savoir et à sa patience. Mais cette masse
de faits voile plutôt qu'elle ne fait éclater la thèse
unitaire ; l'argument philosophique est indécis comme

la conclusion d'une foule de hautes questions de morale et d'histoire qu'il est bon d'entamer avec modestie mais périlleux d'abandonner avec le doute.

La priorité de l'état sauvage ou de la civilisation est une des questions laissées par lui dans ce douloureux suspens. L'antériorité de la race nègre trancherait l'incertitude mais en faisant commencer l'humanité par la vie sauvage dont le nègre porte la livrée la plus prononcée. La bouche forte et les grosses oreilles des races basanées sont aussi des signes de décadence. D'ailleurs la position géographique des nègres ou quasi nègres, est assez variée, mais toujours elle se trouve à l'extrémité des rayons chromatiques que nous avons vu diverger de l'Asie centrale : l'Afrique, Malacca, l'Océanie, la Californie, les îles Aléoutiques.

Desmoulins avait placé des nègres au Nepaul où l'on a trouvé des blonds. L'hypothèse de Prichard se serait fort accommodée de cette supposition. La race placée à l'extrémité du rayon peut indiquer la première et la plus lointaine émigration de l'humanité, mais non son premier état qui a été modifié par des climats nouveaux et par des décadences sociales.

Le nègre, type primitif de l'humanité, se rencontrerait encore parfois dans les crises éprouvées par les autres races déviées de ce type. L'Albinos est un accident très fréquent chez toutes les races basanées et même nègres. Le roux est un accident plus rare chez celles-ci , mais constaté aussi chez les basanées et fréquent chez les blanches. Chez celles-ci , au contraire, le mélanisme n'est que partiel , indécis et rare. Le mezzo-terminé de toutes les nuances, l'albinos robuste , le roux , réunit seul toutes les conditions physiologiques pour l'origine de la famille humaine et pour ses permutations succesives.

Toutes les races se ressemblent dans la première enfance , puisque les races les plus basanées naissent souvent avec une peau claire et des cheveux très-blonds , sorte d'albinisme temporaire qu'on a observé partout. Je trouve encore une analogie singulière entre la face des jeunes enfans blancs et la face des adultes, chez les nations colorées : Un petit nez relevé, caché entre d'énormes pommettes , des joues turgides qui gonflent les lèvres , même au-delà du niveau du nez. L'enfance sociale des nations basanées se marquerait-elle aussi sur les traits, comme on a cru voir les états sociaux se graduer dans la configuration des cranes ? Curieux apperçus , graves questions que le temps et la science devront mûrir.

LIVRE CINQUIÈME.

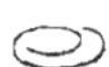

Conclusions et Appendices.

LIVRE CINQUIÈME.

CONCLUSIONS ET APPENDICES.

I.

CONCLUSION PRINCIPALE.

Dans toute cette histoire morale et physique de l'homme, on a vu l'observation directe et l'induction se prêter de mutuels et puissants secours.

Affirmer l'unité de l'espèce humaine et l'égalité des races, d'après les seules preuves historiques de leur civilisation passée, c'est accepter l'infériorité des races qui n'ont point d'annales et qui paraissent avoir toujours été à l'état barbare ou sauvage. C'est pour celles-ci que les preuves inductives sont importantes : il faut signifier ces preuves aux partisans publics ou secrets des espèces multiples , toujours enclins à conclure de la simple expérimentation historique ; que dis-je? du *statu quo* présent !

Quand même on réduirait la question à ces termes, la nation actuellement et toujours la plus dégradée , possède une langue. Il n'y a donc pas de nations sans annales , il n'y a point de races , point de tribus sans monuments. Une langue est un monument curieux, un débris immense ; son étude attentive fait toujours remonter au monde primitif et à une souche illustre , tout aussi bien que les monuments écrits ou figurés des peuples les plus raffinés.

Si l'unité de l'espèce humaine ne tient pas à la provenance d'une famille unique par un père unique , l'unité des traditions est un fait sans portée ; l'unité des langues est chose insignifiante ; la gradation chronologique et géographique, qui fait remonter langues et traditions à un point central, perd toute sa valeur ; bien plus , devient contradictoire avec l'*à priori*, admettant l'ubiquité primitive des races humaines ; c'est-à-dire , la terre entière, peuplée à la fois de toutes les variétés ou races qu'on y voit aujourd'hui ! Cette idée, sorte d'accommodement timide entre l'unité Adamique et la multiplicité des espèces, paraît s'accréditer depuis quelque temps.

M. de Humboldt, dans son dernier ouvrage (Cos-

mos) , cherche à concilier ces deux choses inconciliables et replonge la définition du mot *espèce* dans le
provisoire et l'incertain des classifications zoologiques, préoccupées surtout de l'état actuel des choses
et fort peu de l'*atavisme*, question inductive , grave
et toujours obligatoire quoique sous entendue.

L'admission de l'unité de l'espèce humaine est une
concession au fait patent du croisement de toute les
races, lequel croisement donne des métis féconds ;
concession aux idées de fraternité égalitaire. Mais
fraternité, en zoologie ethnographique , implique
unité dans un père : on oublie cela dans la réserve
relative à l'ubiquité primitive des races avec toutes
leurs variétés actuelles. Cette réserve est la continuation de la guerre du dix-huitième siècle aux traditions bibliques.

Les ennemis plus ouverts de ces traditions sont
aussi plus logiques : Desmoulins, Geoffroy Saint-
Hilaire, Bory-Saint-Vincent admettent la multiplicité des espèces humaines, et se rattachent tout
simplement aux naturistes qui tirent l'homme d'une
création spontanée ou d'une transformation de singes (1). Avec la même franchise, ils condamnent ces
hommes divers à l'inégalité perpétuelle des droits.

Effectivement, si les espèces, primitivement multiples, ont été créées en conformité des milieux ou
climats respectifs ; si elles furent d'abord pareilles à
ce qu'elles sont aujourd'hui, l'inégalité des aptitudes

est un fait certain , l'inégalité des droits une justice logique.

Sur quoi peut reposer l'égalité des droits? sur l'égalité des aptitudes , c'est-à-dire , sur l'égalité des âmes, l'égalité de la raison des hommes proclamée par Descartes lui-même. L'intelligence est cette âme , cette raison , manifestée par des organes plus ou moins parfaits.

Si les organes , ministres de ces forces internes, avaient été primitivement et invariablement coaptés à tel climat, cela serait incompatible avec la liberté , incompatible avec la ressemblance fraternelle, incompatible avec l'égalité des aptitudes et des droits.

Si l'individu ne peut être transformé par le climat , la race le peut au bout de longues générations. Vivre dans un pays et s'y accommoder est la condition obligée pour y développer ses aptitudes morales. L'égalité des aptitudes a donc pour conditions obligées l'éducabilité égale chez toutes les races et par le moral et par le climat.

Une tribu de l'humanité est donc responsable de son éducation morale comme de son éducation physique, c'est-à-dire, du climat qu'elle choisit. L'abrutissement physique et moral est une sorte d'ivresse dont la génération qui émigre a légué la responsabilité aux enfants qui se laissent déchoir.

Ainsi, pour nous servir de la formule de Montesquieu dont nous élargirons beaucoup la portée , les

Russes qui transporteront leur capitale à Constantinople, prépareront la déchéance morale d'un nouveau bas empire. Les Chamites, qui abandonnèrent l'Arménie pour l'Afrique, les Indous, qui abandonnnèrent l'Hymalaya pour Ceylan et l'archipel australien, préparèrent la dégradation physique et morale des nègres, la longue suspension des droits inhérents à la dignité humaine et à l'entière notion des devoirs.

L'histoire est consolante en ce qu'elle démontre combien la dégradation morale peut être empêchée par la continuité des efforts intellectuels ! Voyez les belles pages de Bossuet sur la sagesse des anciens Egyptiens ! L'altération physique peut être diminuée par les mêmes efforts, appliqués à l'industrie, luttant contre le climat. Dans les deux cas, l'activité et la liberté humaine peuvent sauvegarder la dignité, la beauté morale et physique, même dans les climats extrêmes moins favorables, on le sait, que les climats tempérés.

L'albinos et le crétin peuvent être considérés comme deux sentinelles placées en permanence aux deux extrémités de la famille humaine : l'albinos console le nègre, en lui faisant entrevoir la régénération; le crétin tempère l'orgueil des blancs par la menace de la décadence !

II.

DÉFINITIONS.

Les géomètres qui exposent une science toute faite, commencent par les définitions. L'ethnographie, science encore récente, devait avoir colligé tous les faits de son domaine, discuté leur liaison, leur hiérarchie, leurs conséquences pour constituer le langage, résumé concis de ces faits et de leur logique. Si j'ai parcouru le cercle entier de la tâche entreprise, le complément et la fin sera d'en formuler les principaux termes.

Croisement a été suffisamment expliqué dans l'un des derniers chapitres : c'est l'union de deux races distinctes, d'où résulte un produit mitoyen ou métis.

Le métis, produit rapide du croisement, ressemble toujours à quelque type, élaboration lente du temps, des climats et de l'état social. De même que le métis participe aux caractères de ses deux parens, de même, la nation longuement modifiée par le temps, le climat et l'état social, ressemble un peu aux deux nations voisines qui ont subi aussi longtemps ces mêmes influences.

C'est cette ressemblance de peuple à peuple voisin par toute la terre qui constitue la loi de *fusion* ou de *transition* insensible. Quelques naturalistes expliquent ce chromatisme par le croisement, par la promiscuité universelle des races ou des espèces. Le *croisement*, selon nous, est un fait comparativement rare, borné dans ses effets, et, en tout cas, hors de proportion avec la portée immense de la loi de *transition ou d'acclimatement*.

Par *climat* il faut entendre l'ensemble de toutes les circonstances extérieures ou milieux dans lesquels l'homme est comme plongé : lumière, température, latitude, position au-dessus, au-dessous, au niveau de la mer, influences épidémiques, endémiques, etc., capables d'agir sur l'individu et la race.

Le *type* est ce qui appartient en commun à une race, une nation, une famille, une espèce. C'est la force virtuelle par laquelle les caractères extérieurs et intérieurs se maintiennent à travers les générations. Dans la grande famille caucasienne, par exemple, nous avons rapporté les nations actuelles à trois migrations, celte, germanique, slave ; ces variétés apparentes ont été ensuite ramenées à une forme unique, à un père commun, le roux brun. Voilà le type caucasien primitif dont le blond, le châtain, le brun olive sont les types secondaires. De même le caucasien indou émané du roux brun, devient graduellement basané en descendant vers Ceylan.

Quand cette forme première, ce type roux brun a été lentement modifié par le climat et est devenu blond en Europe, basané dans l'Inde, les modifications ont été lentement régularisées et consolidées à travers une longue succession de fils à pères. Les *générations* sont donc une longue durée du type, invariable ou plutôt invarié dans des espaces et des temps donnés, mais différent de lui-même quand ces espaces et ces temps deviennent beaucoup plus grands.

Les générations triplent souvent leur influence particulière en résumant, en fondant les actions du climat, du type et du croisement.

Une longue série de générations avec des produits nombreux et homogènes, avec des caractères propres et héréditaires ; voilà ce qui constitue la *race*.

Deux races, partant d'un type unique, peuvent différer sensiblement l'une de l'autre en des pays et des siècles distants, sans qu'on soit pour cela forcé de leur attribuer deux types distincts et primitifs. Nous le répétons pour la race comme nous venons de le dire pour le type,

C'est là ce qui distingue la race ou variété héréditaire d'avec l'espèce.

III.

LES NATURISTES & LES ÉPICURIENS DE TOUS LES TEMPS
NE PEUVENT DÉFINIR L'ESPÈCE.

La confusion de ces deux mots *race, espèce* est un des grands embarras de la science ethnographique.

L'ethnographie, avant d'être évoquée par l'histoire,

la morale et la théologie , était un simple département
de la zoologie, qui classait les variétés humaines
dans le cadre ouvert aux mammifères plantigrades ,
sans se prononcer sur les questions d'atavisme fort
négligemment abordées pour les animaux. La philosophie anatomique allemande de Tiedmann , Carus,
Meckel et surtout les travaux de notre Geoffroy-Saint-
Hilaire tirèrent les zoologues de cette torpeur , mais
n'ont pas encore fait cesser le provisoire des classifications.

Il suffit de lire attentivement la théorie des analogues pour voir que, dans l'esprit de son auteur, elle
n'est pas une fiction comme les systèmes artificiels
formés principalement pour arriver à une classification des êtres vivants. L'idée transformation des organes n'est pas une abstraction, mais une réalité. L'auteur assiste à la création d'un ou plusieurs types
dont il suit la destinée au milieu des circonstances qui
tendent à les modifier. La force et le succès de ces
tendances va très loin, car au lieu d'admettre la coaptation première des êtres avec les milieux où ils
doivent vivre, Geoffroy voit partout une action toute
puissante exercée par ces milieux ; en un mot, il
renverse les causes finales (1). Le poisson n'est plus
un animal primitivement et absolument organisé pour
respirer et se mouvoir dans l'eau , c'est une organisation quelconque modifiée forcément par ce milieu
qui a fini par jeter vers la tête toutes les pièces du

torse et monopolisé la plus grande partie de la colonne épinière pour en faire des organes de mouvement. Le froid de l'eau et surtout de l'eau salée et glaciale, stupéfiant pour les poissons ordinaires, est, au contraire, un stimulant des plus vifs pour les êtres doués d'une organisation plus parfaite et plus réactive comme les cétacées. La continuité de cette excitation dans les lieux où elle est la plus énergique devait faire développer tous les organes au point de donner à l'animal les proportions les plus gigantesques. L'immensité du milieu dans lequel l'animal se meut sans obstacles, la provision indéfinie de nourriture toujours à sa portée, doivent, on le pense bien, aider activement a l'effet stimulant du froid (1).

Il est peu de pages où l'on ne retrouve le même genre d'argumentation, un peu plus un peu moins explicitement.

Mais si les habitudes sont un effet de l'organisation, elles doivent, en se modifiant, modifier à leur tour l'organisme. Les épicuriens avaient donné à cette idée une extention indéfinie. Resscrrée dans ses limites expérimentales, elle est incontestable et donne fatalement ce cercle logique : Puisque l'habitude ou la coaptation aux milieux est le résultat de l'organisation, celle-ci sera modifiée à son tour quand il surviendra changement de milieux et d'habitudes.

Il est surprenant que Geoffroy ait repoussé comme un reproche outrageant l'accusation de panthéisme lancée par Cuvier dans la discussion relative à l'organisation des mollusques. Geoffroy aurait sans doute traité de polythéïsme la croyance vitaliste qui fait regarder un animal comme un tout existant par lui-même et résistant activement aux éléments qui l'entourent. Mais voir dans ces éléments une activité qui subjugue l'animal, le modifie profondément; retrouver des activités semblables, sinon dans l'ensemble de l'être, au moins dans ses organes ou dans la matière qui les compose; c'est assurément admettre partout des forces et des forces dieux, puisqu'elles sont créatrices.

Le motif de la colère de Geoffroy était moins dans la réprobation où est le panthéïsme comme doctrine morale que dans le rapprochement impliqué par cette accusation avec une autre théorie de la création des animaux évidemment panthéïstique. Je veux parler de celle d'Anaximandre de Crête, qui est ridicule et niaise dans le roman de Teliamed, mais que Fichte, Oken, Boyanus, Spix, Schelling, après Lamark, ont verni de sérieux et de vraisemblance.

Déjà, dans le cours des deux volumes de la philosophie anatomique, Geoffroy s'était souvent prononcé contre la chaine des êtres. Etait-ce pour éviter le reproche de plagiat ? La précaution ne pouvait répondre à l'attente : l'idée transformation des animaux implique toujours une liaison des animaux entre eux. Anaximandre faisait un reptile avec un poisson, un poisson avec un ver. Geoffroy fait un poisson avec un reptile, avec un oiseau ! Qu'on descende des anneaux continus, ou qu'on les remonte, c'est toujours une chaîne qu'on a dans la main. Bien plus, l'idée transformation n'a pu venir d'autre part que de celle de chaîne. C'est cette locution, *chaîne des êtres*, longtemps répétée qui a engendré finalement la supposition que cette chaîne se composait d'une série de métamorphoses d'un être primitivement un. Maintenant que le règne de l'imagination semble avoir recommencé même pour les sciences physiques, laissons les zootomistes débattre cette idée, mais en la repoussant énergiquement, là, surtout, où elle menaçait de la plus forte, de la plus grossière erreur, la transition prétendue insensible de la brute à l'être pensant !

Nous avons admis l'influence des milieux mais dans des limites capables tout au plus de faire des variétés. Les espèces, et à plus forte raison les *genres*, étaient primitivement coaptés à ces milieux où ils ont dû vivre et se perpétuer dans des circonstances sensiblement pareilles depuis une création première. Quiconque ne remonte pas délibérément à une cosmogonie, à plus forte raison, quiconque admet tout ou partie de l'idée transformation des êtres les uns dans les autres, manque d'une base fixe pour asseoir le cadre de la classification.

Il est assez singulier que précisément les anato-

mistes imbus de tout ou partie des idées d'Anaximandre et de Geoffroy, se soient trouvés les avocats
les plus obstinés de la multiplicité des espèces humaines! Eux qui ne peuvent définir avec précision ce
mot *espèce*! Eux, pour qui, à un temps donné,
l'espèce fut simple variété de genre, le genre lui-
même, simple nuance de classe; puisque les classes
se permutaient les unes dans les autres; les inverté-
brés devenaient vertébrés; les poissons reptiles, les
phoques ou dauphins devenaient baleines; etc. Comment nieraient-ils que l'espèce humaine ne fut unique
au moins le jour ou le plus parfait des singes se trans-
forma dans le plus grossier des nègres? Ils n'ont
pas soumis leur opinion à cette épreuve logique.

Linneus avait adopté l'idée de transformation pour
l'origine des plantes; mais Decandolle a substitué à
cette hypothèse l'*à priori* de la création des espèces.
C'était l'idée de Buffon pour le règne animal, reproduite depuis par Cuvier, qui admet la ressemblance
entre les individus comme *criterium* des *espèces*, et
qui trouve l'*espèce* dans la succession des individus
qui se reproduisent et se perpétuent. La définition de
Decandolle est la plus précise et la plus explicite : elle
s'applique à la zoologie comme à la botanique : « On
désigne sous le nom d'*espèce* la collection de tous les
individus qui se ressemblent plus entre eux qu'ils ne
ressemblent à d'autres; qui peuvent, par une féconda-
tion réciproque, produire des individus fertiles, et qui

se reproduisent par la génération, de telle sorte qu'on peut, par analogie, les supposer tous sortis originairement d'un seul individu (1). »

Il est inutile de répéter ici que toutes les variétés ou races humaines se ressemblent anatomiquement plus que les variétés d'animaux domestiques ; et que ces races ou variétés humaines produisent, par leur union, des individus féconds. Notre livre tout entier est consacré à prouver que ces variétés et tous les individus qui la composent émanèrent originairement d'une seule famille.

L'académicien, successeur de Cuvier et déjà illustre lui-même, s'est alarmé de cette valeur complèxe donnée au mot *espèce*, où l'on a renfermé un *criterium* de l'identité et de la ressemblance, basé sur une rétrospection lointaine et hypothétique. Il a voulu réduire l'observation et les conséquences que le mot espèce résume à une période plus courte. C'est le système du XVIIIᵉ siècle : retrécir les limites d'une science pour augmenter sa certitude. La mutilation est évidente ; voyons si elle est rachetée par la certitude ! Prichard, qui se range à l'avis de M. Flourens, donne une définition qui retombe dans les formules de Cuvier et de Decandolle : « Ensemble de plantes ou d'animaux que l'on sait de *science certaine*, ou que l'on peut croire, d'après de *justes motifs* être des rejetons d'un même tronc, ou descendre de familles entièrement semblables. « Les justes motifs et la science certaine de Prichard sont exactement les **mêmes** que les nôtres. On vient de voir que nous les puisons dans un atavisme remontant à la cosmogonie.

La science et les motifs des anatomistes anthropologues sont bien différents : voici ce qu'on lit dans un rapport fait sur la belle collection des crânes et bustes colorés de M. Dumoutier :

« On conçoit que des voyageurs, qui ont vu çà et là ces individus dans les localités diverses avec des costumes variés, aient émis l'idée de pluralité d'espèces d'hommes chez les peuples de l'Océanie. En zoologie, si un groupe d'animaux se présentait avec les mêmes conditions, ce ne sont pas des *espèces* que l'on se bornerait à établir, mais bien des *genres* et peut-être même des *familles*. »

A la page 3 du même rapport, il y a quelque chose de plus curieux. « Dans cette dernière science, (la zoologie) l'espèce est déterminé par l'existence de certains caractères différentiels qui se transmettent par voie de génération. Or, cette fonction étant limitée pour les animaux, circonscrite le plus souvent entre les individus de la même espèce, il en résulte que rien ne vient troubler chez eux la conservation et la transmission des types.

Si le *genre* humain eut été renfermé, pour la génération, dans le cercle étroit de l'animalité, nul doute que ses résultats n'eussent été analogues ; mais il n'en est pas ainsi : les caractères des races humaines se transmettent bien héréditairement comme chez les animaux, mais de plus, leur promiscuité étant féconde, il en résulte que, si l'on n'a égard qu'à la génération, l'*espèce* humaine est unique, tandis que si l'on considère la transmission héréditaire des caractères, la pluralité des *espèces* ne saurait être contestée. »

Cela signifie, sans doute, que la zoologie a deux poids et deux mesures quand elle embrasse l'homme dans l'étude du règne animal ! Cela veut dire aussi que les animaux domestiques, où les races diverses se croisent et donnent des produits féconds, propageant leurs caractères nouveaux ; que ces animaux, dis-je, ou appartiennent au *genre* homme, ou sont totalement en dehors du cadre des animaux ordinaires !

Dans un autre passage, le rapporteur regrette que le larynx des races diverses n'ait pas été disséqué attentivement pour éclairer les études de linguistique. L'étude du larynx, en rapport avec les *idiomes* divers, est, dit-il, une lacune grave dans les travaux des Schlegel, des Humboldt, des Remuzat. » Ceci me rappelle que Court de Gebelin accompagna d'une belle planche anatomique du larynx son curieux livre sur l'histoire de la parole; et que plusieurs phrénologistes aiment mieux disséquer le cerveau des nations qu'étudier expérimentalement leur procédés intellectuels !

On conviendra qu'une science appuyant de telles prétentions sur de pareilles incertitudes, ferait bien de reviser ses lois avant de se poser contradicteur de l'histoire et de la philologie! Sans doute ici le tort est à la science bien plus qu'à son interprète, homme d'instruction et de bon sens à qui la vérité a fait violence, puisque dans un autre passage (1) de son rapport, il admet assez explicitement l'unité primitive de l'espèce, et, par conséquent, de la famille humaine!

IV.

L'AME DES BÊTES.

Notre affirmation, dans toute cette controverse, est un Dieu créateur nettement distinct des créatures ; les espèces animales créées à des époques distinctes, avec des caractères précis ; le plus parfait de tous les animaux, l'homme, ayant le privilége exclusif d'un attribut, l'âme identique dans toutes les variétés humaines, mais attribut profondément différent de l'instinct ou intelligence des autres animaux même les plus voisins de nous. Cette question grave et curieuse de l'âme des bêtes, impliquée dans la question de l'échelle des êtres, a besoin d'un examen spécial.

Accorder une âme aux bêtes commo aux hommes, c'est affirmer l'identité de cette force motrice dans les deux cas; c'est faire l'âme des bêtes immortelle ou l'âme humaine matérielle et mortelle comme celle des animaux.

Les Indous ont accepté la première conclusion : ils s'abstiennent des viandes et se font scrupule d'écraser un insecte.

Cette logique serrée fut aussi celle des rêveurs pythagoriciens. En l'éludant on tombe dans la contradiction comme Mahomet commandant les sacrifices d'animaux en même temps que la croyance à leur âme. Mais le cauteleux arabe voulait à tout prix établir le dogme de la responsabilité humaine contre les arguments matérialistes qui assimilaient l'organisation de l'homme à celle des bêtes. A ce sophisme, il opposait, de par la théologie, une fin de non recevoir, en attendant que la science eut trouvé la réponse péremptoire. L'expédient peut être pardonné en faveur de l'utilité et de la grandeur du but. Les Turcs n'ont pris au sérieux que la moitié de l'affirmation de Mahomet, car s'ils ménagent les chiens, les chats, les pigeons, ils se nourrissent de moutons, de bœufs et de poules. Les philanthropes anglais, dont M. Prichard s'est fait l'écho, ont déjà protégé par des lois la sensibilité et même la dignité des animaux domestiques : les voilà obligés de considérer bientôt comme un sacrilége et un cannibalisme l'égorgement de ces animaux pour en manger la chair.

La contradiction disparaît, il est vrai, si l'on ne concède à l'homme qu'une âme matérielle avec les conséquences morales du matérialisme, les droits de la force,

Telle est, en effet, l'opinion impliquée aujourd'hui dans la croyance à l'âme des bêtes. On répète, avec le dix-huitième siècle, que l'homme et les animaux, exercent des fonctions semblables, sont doués de facultés identiques; les différences ne sont que du plus au moins.

Gall, qui après Cabanis et avant Broussais, a basé sa doctrine crânioscopique sur le matérialisme de l'âme et son identité chez l'homme et les animaux, Gall cherche naturellement dans la forme et les protubérances du cerveau, les signes et instruments de fonctions identiques. Il trouve le génie architectural chez le castor qui est un gros rat avec un cerveau, mais ne pense pas à chercher la bosse de l'architecture chez l'abeille qui est un insecte avec un cerveau très-problématique, ni la bosse des provisions et de l'avarice chez la fourmi, insecte encore plus imparfait que l'abeille.

Quand on admire chez les animaux la raison et le génie de la cause animatrice, la conclusion est vicieuse car on oublie le pouvoir de l'instinct, mobile très-différent de la raison humaine, ou plutôt mobile tout-àfait hors de proportion avec l'organe appelé cerveau. L'instinct est en proportion inverse du développement organique dans l'échelle des êtres. Nous venons de voir de pauvres insectes infiniment supérieurs aux animaux les plus élevés! les associations des fourmis et des abeilles réalisent l'harmonie phalanstérienne peu réalisable parmi les hommes !

L'abeille est citoyenne d'une ruche, admirable république où la constitution politique est fort compliquée; où les trois grands ordres du gouvernement sont combinés, où les pouvoirs sont balancés, où chaque membre a sa place, son rang, ses droits, ses devoirs et remplit ses fonctions sans négligence, sans usurpation, sans ambition ; et pourtant la conduite des abeilles n'est probablement pas le résultat d'une profonde intelligence du droit public.

Le castor, enfermé dans une cage avec des morceaux de bois et du mortier, fabrique des constructions évidemment inutiles, puisqu'il n'est pas dans une rivière et possède déjà un logement. Son travail est donc instinctif et aveugle : l'homme proportionne toujours son travail à ses besoins ; le raisonnement qui le guide est libre et non fatal et irrésistible.

On répète que les peuples sauvages, Hottentots, Papous, sont inférieurs en *industrie* à certains animaux, aux castors, aux singes, aux éléphans, on pourrrait même ajouter aux fourmis et aux abeilles, au ver à soie lui-même ! Mais que signifie ce mot *industrie* appliqué au travail produit et non à l'intention directrice. On oublie que l'intelligence humaine a des aptitudes qui peuvent demeurer dans l'enfance, si les circonstances ne les font pas valoir, mais qui progressent indéfiniment quand les circonstances donnent l'impulsion éducante. Plus un être vivant montrera de supériorité sans éducation, plus il sera permis d'assurer que cet avantage est inné, *instinctif* et non intellectuel.

Les animaux domestiques sont nos camarades et pourtant ils n'ont pu s'accointer avec nous par quelque chose de plus intime, de plus précis que les habitudes purement *vitales*. La pensée ne se greffe pas sur la simple force vitale, mais seulement sur l'âme intelligente. Vous oseriez associer aux spéculations transcendantes de l'esprit humain un Huron, un Hottentot, un Papou convenablement éduqués. Vous n'oseriez pas entreprendre la même tâche sur le singe le plus adroit, sur l'éléphant le plus charmant. Vos puissances vitales respectives pourraient se convenir, mais votre sens intime se sentirait seul et n'obtiendrait ni écho ni sympathie.

Voici les exemples classiques de l'âme des bêtes quand on ose l'établir similaire à la notre. Notions du beau, notions du vrai, notions du juste : tel est l'inventaire de l'âme humaine, voici les contre-épreuves chez les animaux.

L'éléphant se place contemplatif et presque adorant en face du soleil qui se lève dans les beaux paysages des pays tropiques ! l'éléphant est donc artiste, il goûte, admire, vénère un spectacle sublime.

Le chien arrive périodiquement aux heures de vos

repas pour recevoir la part que lui offre votre amitié , votre habitude. Le chien compte donc juste les heures, suppute le temps avec précision !

Le même chien , humble et soumis quand son maître le corrige pour une faute , se montre colère et hostile contre un larron, contre un ennemi , contre un indifférent qui le frappe sans motif. Le chien connaît donc le juste aussi bien que le vrai !

Plus on parlera de l'assiduité aux époques accoutumées , plus on vantera chez les animaux la constance , l'infaillibilité, plus on gâtera la cause. C'est précisément par cette impeccabilité qu'ils s'éloignent de la nature intellectuelle , qu'ils se rapprochent de la nature physique et mécanique. Le sens intime de l'homme n'est pas capable de calculer la marche des heures comme une horloge. La force vitale montre souvent cette qualité périodique dans les fièvres, dans le sommeil magnétique, dans la folie. Le semblant d'éducation dont les bêtes sont susceptibles serait un argument, bon tout au plus contre l'organisation mécanique imputée à ces animaux par les cartésiens. L'éducation s'applique à la force vitale comme au sens intime. Mais il n'y a ressemblance ni dans les procédés, ni dans les résultats. L'imitation produira chez l'animal une simple reproduction : chez le singe, des gestes: chez l'oiseau, des sons. Chez l'homme , l'imitation amène l'établissement de principes abstraits au bout desquels se trouve l'art du comédien ou du musicien.

Mais hors de l'imitation quelle ressemblance y a-t-il entre les moyens d'éducation chez l'homme et les animaux? On instruit le premier avec la parole, on dresse le second par la faim, les privations, les coups. Chez le cheval, qui semble obéir à la voix du maître, la voix humaine excite-t-elle le souvenir d'une idée? ou bien est elle un simple bruit, prélude d'une douleur que l'instinct évite, ou d'une perception voluptueuse que l'instinct cherche l chez l'homme un sens intime, intelligent, a reçu essentiellement des idées par l'intermédiaire du langage, véhicule conventionnel dont la partie matérielle est sans valeur et dont le prix est purement abstrait.

Nous commettons de graves erreurs en estimant les notions de justice et encore plus les notions artistes des animaux. Le chien, que la musique fait hurler, éprouve-t-il plaisir ou douleur? L'éléphant, qui regarde le soleil levant, aspire-t-il l'air frais de l'Orient, le fumet de sa femelle ou une sensation d'artiste qui admire? L'interprétation fait honneur à l'imagination de l'homme qui explique selon sa propre logique un phénomène étranger à sa propre nature, à peu près comme le drogman traduisant et arrangeant ingénieusement et à sa manière un discours tiré d'une langue étrangère ignorée ou assez imparfaitement comprise.

Enfin, les animaux les plus remarquables par leur industrie instinctive ou par leur capacité d'éducation, sont certainement inférieurs par un point aux hommes sauvages les plus dégradés. Les Papous, Hottentots, Harforos ont un langage aussi bien que les Romains, les Anglais, les Français. Un langage, industrie assurément admirable et haute entre toutes les industries ! industrie qui n'est pas l'instinct du castor ou du ver à soie travaillant toujours fatalement et sans éducation préalable. Une langue s'apprend avec peine et lenteur; la simple conservation exige mille peines, suppose mille calculs, même; que dis-je? surtout quand cette conservation est imparfaite, car alors l'art qui conserve est presque égal à celui qui invente ou révèle une première fois.

Oui; les hommes ont partout une langue et voilà leur profonde et éternelle distinction d'avec les animaux. La langue, voilà le signe véritable de l'âme immortelle, voilà sa manifestation la moins équivoque. La bête se conserve par l'instinct qui est l'antagoniste de l'intelligence ; elle ne parle pas, ne manifeste pas des idées et rien ne prouve que le maniement des idées soit ou fût pour elle un bonheur. L'homme se conserve par sa raison seule puisque l'instinct fait si peu pour lui. Il se rend heureux par ses idées et par le commerce qu'il en fait avec ses semblables, au moyen de la parole. Le *logos*, mot grec qui signifie à la fois langage et pensées, est propre à l'homme ; les animaux n'usent entre eux, et à plus forte raison envers nous de rien de semblable au logos. Il faudrait

pourtant une communication pareille, directe et explicite pour avoir le droit d'affirmer l'âme des bêtes ou
la similitude de leur *dynamisne* au nôtre.

Voici un homme privé de langage par son éducation ou plutôt son inculture primitive, comme le sauvage de l'Aveyron ; il n'a que des cris à la façon des
animaux. Voici un sourd-muet de naissance, ignorant
les signes convenus à l'école de l'Abbé-de-l'Epée.
Allons plus loin : voici un accusé en cour d'assise qui
s'obstine à se taire devant les charges d'un délit ou
d'un crime. En voici un autre qui, accusé aussi, veut
bien parler mais ne sait qu'une langue étrangère
ignorée des juges et jurés. Dans tous ces cas nous
serons dans un embarras cruel pour assigner les motifs
des actions. Et nous aurions la présomption d'affirmer
la nature du moteur interne chez des animaux, dont le
plus parfait est fort au-dessous même du sauvage de
l'Aveyron !

Aussi les philosophes du siècle dernier n'ont-ils
pas balancé à accorder un langage aux animaux ?
Mais leurs arguments et leurs essais dans ce genre
n'ont jamais monté au-dessus du pur badinage.
Dupont de Nemours et Bougeant ont traduit la langue
des singes, des rossignols et même la pantomime des
araignées comme on vient de la refaire pour celle des
amours de je ne sais quel petit poisson. Mais on
comprend que les animaux, principaux intéressés,
devraient, une fois au moins, certifier l'exactitude

des textes et de la traduction. Un texte plus connu et non moins controversable est le glousement de la poule à ses poussins. « Dans ce cas, dit-on, l'animal a montré dans sa conduite une intention, un but, des moyens, et par conséquent un raisonnement et de l'intelligence. Ses cris sont donc un véritable langage, des sons spéciaux avec une signification arrêtée dont la valeur a été connue de ceux qui en ont profité. »

Or, il est certain que la poule aura le même glousement si elle est sortie d'un œuf éclos au four, loin de la mère de ce même œuf. Le glousement est le même par toute la terre; comme le chant du rossignol qui, lui aussi, se devine tout d'un coup et sans professeur. Il n'a pas été arbitrairement inventé ou modifié comme les langues humaines. Quant aux intentions, au but, au raisonnement apparent, voici d'autres faits pareils: l'enfant vagit et par là fait venir sa nourrice qui le nettoie, l'emmaillote et lui donne le sein. Le vagissement signifierait donc je veux être nettoyé, emmailloté, allaité? La plante pousse une racine dans une bonne veine de terre, s'étiole en s'allongeant vers le soleil; les molécules pierreuses se groupent en cristal régulier; voilà bien des actes utiles dirigés vers un but par une série de mouvements qui paraissent calculés.... oui, mais par les grands inconnus appelés instinct, force physiologique, force d'affinité. Tout cela n'est pas l'âme humaine et encore une fois il faudrait que le cristal, la plante, l'enfant vagissant, la poule glousante , l'éléphant guèbre prissent notre propre langage pour que nous eussions le droit d'affirmer touchant leur moteur interne ce que nous affirmons sur le nôtre, à savoir : une âme pensante, dont le langage, le logos , est à la fois l'instrument et le signe.

L'homme privé de la langue ordinaire sait en fabriquer bientôt une autre pour ses besoins. Il établit relation avec ses semblables par des bruits, des mouvements, des lumières, par la télégraphie, la pantomime auxquelles il confie sa propre pensée. Qu'est-ce donc qui empêcherait les animaux supérieurs d'apprendre notre langue ou de nous communiquer la leur ; de s'en créer une autre en cas de besoin urgent, si vraiment les animaux avaient un logos, c'est-à-dire un principe pensant pareil au nôtre avec sa manifestation, son évolution et son échange !

L'*alogie* (absence de logos), le mutisme, voilà ce qui sépare absolument tous les animaux de l'homme ! Un langage, une pensée, une âme immortelle ; voilà ce qui élève l'homme au-dessus de tous les animaux pour le rapprocher de Dieu.

V.

CLASSIFICATION.

Après la détermination de l'espèce et la réduction de l'humanité entière à une espèce unique, il faut en venir au compte et à la distribution de ses variétés.

Le classement absolu des races doit reposer sur l'opinion admise par rapport à leur filiation, sur le parti pris touchant leur origine. Au contraire, la répartition de ces races dans un cadre où l'on considère principalement leurs différences actuelles peut négliger leur histoire passée. Ce provisoire devait paraître commode à beaucoup de naturalistes accoutumés à en croire leurs sensations plutôt que leurs inductions. Quelques esprits hardis et logiques, qui ont essayé de compléter le travail en remontant le cours des âges, y ont porté, à leur insu ou à leur escient, la préoccupation par laquelle ils l'avaient commencé, c'est-à-dire que l'état présent fut le *statu quo* éternel. Nous avons déjà rapporté les deux motifs spécieux et contradictoires allégués pour appuyer cette opinion erronnée :

Premier motif. Le croisement a tellement défiguré les types primitifs, qu'il faut désespérer de les reconstruire et se contenter d'observer leurs produits secondaires.

Second motif. Le croisement a pour effet de faire reproduire des types qui ont pu être occultés ou altérés ; mais le croisement ne crée rien de neuf, par conséquent le monde primitif est représenté par le monde actuel.

Après avoir laissé tempérer ces deux opinions l'une

par l'autre, acceptons la conclusion : il faut observer et classer la famille humaine et ses variétés actuelles. Mais puisque ces variétés sont l'émanation d'une espèce unique, d'une seule famille, les variétés, aujourd'hui presque innombrables, ont constitué dans les temps reculés, des types qui pouvaient se compter, et qui rentrant les uns dans les autres, diminuent graduellement de nombre à mesure qu'on remonte l'échelle des temps.

Une classification complète, selon notre idée, doit donc procéder par chronologie et par géographie : à tel temps, il y avait telles races, de telle apparence, occupant tel espace du globe terrestre.

Comme les preuves directes manquent pour appuyer la synthèse avant les temps historiques, si courts, hélas, en comparaison de l'antiquité de notre espèce, le lecteur voudra bien n'accorder qu'une valeur conjecturale aux inductions que je poserai en les coaptant de mon mieux avec l'observation des faits actuels et avec les souvenirs de l'histoire.

Ce sera la synthèse du livre, une sorte de table des matières construite d'après l'ordre chronologique et géographique.

Commençons par donner le tableau des races humaines du temps présent. Nous les avons classées d'après les teintes de la peau comme chez la plupart des ethnographes modernes, moins une contradiction sur laquelle ils évitent de s'expliquer. La division d'après la couleur, brise en plusieurs fragmens telle race évidemment une d'après les traditions historiques. Les Indous, par exemple, blancs au nord sont cuivrés au midi et noirs sur les côtes. On en peut dire autant des Arabes ; les Abyssins sont basanés partout. Cependant Indous, Arabes, Abyssins figurent parmi les races blanches, même dans le tableau d'un naturaliste voyageur, M. Lesson. L'atavisme ou filiation des races est donc de ces choses graves qu'on respecte toujours même en cherchant à classer artificiellement des actualités. Si notre cadre, plus strictement fidèle au principe de la couleur, viole sciemment l'atavisme, ce n'est que provisoirement et pour en faire mieux sentir le besoin.

—

HOMME, ESPÈCE UNIQUE.

Trois Variétés ou Races principales d'après la couleur.

RACE BLANCHE.	RACE CUIVRÉE.				RACE NOIRE			
	JAUNE.		ROUGE.		CHEVELUE		LAINEUSE.	
	Yeux obliques	Non obl.	Yeux obliques	Non obl.	Traits Europ.	traits nèg.	traits Europ.	traits nègres
Iraniens, Perses, Boukares, Indous du nord. Scythes. Schèto. Sémites araméens. Ibères. Celtes, Galles. Pélasges, Hellènes. Slaves Germains, Goths. Turcs, Tartares Tourages d'Afrique. Berbers » Chinois des cités du nord. Antésiens d'Amérique. Mandaus » Boroanos »	Mandchoux. Chinois. Huns. Kalmouks. Lapons. Aléoutes. Kouriles. Eskimaux Chiquitos d'Amérique méridionale	Abyssins. Malais. Océaniens Indous moyens. Californiens	Tupis. Guaranis. Patagons. Botocundos. Caraïbes.	Péruviens. Mexicains. Algonquins Abyssins. Galla. Bengalis. Indous des côtes. Yéminois. Egypticus. Phénicieus	Malabare } Asie Cingalais } Barabra. Tibbous. } Afrique Scheggia Twarek. } Charuas d'Amérique.	Harforos Eudamènes.	Yolofs. Aschantis.	Tasmanien Guinéen. Cafre. Hottentot. Mélanésien Philippin. Papou. Samanien Orang Ben-nas. Indou an-damman. Rakchasas. Madécasse.

VI.

GENÈSE.

La terre existait depuis un temps indéfini , bien avant l'apparition de l'homme. L'arrangement du régne mineral , le développement des plantes et des animaux procédèrent par grandes époques ou successions que les traditions bibliques ont nommé *iom* et qu'on a traduit *jour*. Journée, avec le sens moderne de grande révolution , serait moins inexact. Au surplus , ce mot de jour ne préjuge rien , puisque les trois premières de ces grands époques préexistaient au soleil. Leurs annales , savamment conjecturées par la géologie , seraient d'une effrayante longueur. Le feu intérieur mal contenu bouleversait une croûte encore mince et mal jointe , soulevait des montagnes , des îles, des continents entiers , que plus tard , il brisait en pièces. De longues chaînes hérissées de pics se projetaient , par l'effet combiné du feu interne et de l'impulsion rotatoire , sur la ligne des équateurs qui paraîssent, comme les pôles, s'être déplacés plusieurs fois. Des couches épaisses , accumulées au sein des mers par les dépôts calcaires ou par les débris de rochers , étaient promenées par les cataclysmes et engloutissaient une végétalation rendue luxuriante par le carbone et la chaleur. Les animaux , surpris par ces révolutions , étaient des mollusques , des coquillages , et plus tard , des reptiles gigantesques. Quand l'air fut devenu respirable pour des êtres moins grossiers , les animaux à sang chaud parurent et furent suivis des mammifères.

La planète atteignait par degrès l'équilibre de température : la croûte protectrice du foyer intérieur était suffisamment épaisse pour n'éprouver que des fissures insignifiantes comme les derniers volcans ; de plus la chaleur que la terre continuait à rayonner dans l'espace était compensée par celle qu'elle recevait de l'astre du jour.

Une théorie contraire à celle-ci a été émise par Lyell. L'état actuel de la surface de la terre aurait été l'état perpétuel ; les grandes révolutions successives n'auraient été qu'une série de révolutions locales comme il s'en accomplit aujourd'hui. La science se serait trompée en groupant celles-ci dans le passé par grandes époques ; les débris de corps organiques, moyen principal de déterminer la position et l'âge d'un terrain, auraient existé dans tous les terrains et disparu après le changement de nature subi localement par de petites révolutions appelées *métamorphisme*. Dans l'hypothèse de Lyell tous les terrains ont été des dépôts avec débris organiques. Ces dépôts ont été altérés ensuite par diverses causes surtout le feu qui a détruit les débris et rendu les terrains cristallins.

Il ne manque à tout cela qu'une base : quand les

couches premières se déposaient, les eaux s'appuyaient sur un fond quelconque dont l'origine est inexplicable, à moins de tourner dans le cercle vicieux qui suppose le dépôt antérieur de ce fonds lui-même. La théorie qui ne fait asseoir les eaux qu'après la terre refroidie, implique créations successives d'êtres organisés et, en un mot, implique des créations et une création première. Lyell rentre, par son perpétuel *statu quo*, dans le dogme épicurien des transformations de la matière éternelle et incréée.

Quand l'homme se répandit sur la terre, les climats avaient encore une activité capable d'imprimer, même aux individus, des modifications qui, plus tard, ne se sont dessinées qu'après des migrations anciennes et après une longue série de générations. Cette force des climats avait déjà produit des nuances parmi les familles qui subirent le grand cataclysme. La Bible mentionne des races qui prenaient le titre d'enfants des Dieux, d'autres nommées filles des hommes. Une génération mixte de ces deux-là fut surnommée géans comme pour indiquer l'énergie physique et morale des races croisées. Ces races avaient des représentants dans les familles échappées au déluge, et même, en se renfermant dans la lettre biblique, l'épouse de Noé et les épouses de ses trois fils pouvaient représenter des langues et des races un peu distantes de la propre famille du patriarche. Mais famille de Noé, brus de Noé, enfants des dieux, filles des hommes, géans

étaient tous la descendance directe d'un groupe premier, d'un couple unique, roux-brun, l'homme avec
des traits grands et saillans, la face ovale allongée
comme le type sémitique ou galle, la femme avec les
traits plus doux, le visage rond comme les types
mongols et kimry.

Le premier homme fut créé adulte de corps et
d'esprit ; cela fait déjà comprendre l'infériorité relative
de toute sa postérité. Issus du sein d'une mère nous
portons sur notre corps la cicatrice de cette origine ;
élevés à travers les infirmités morales et physiques de
l'enfance, notre esprit en a conservé lui aussi de
nombreux stygmates : les doutes du jugement et de la
mémoire, les erreurs des sens et de l'imagination ; et
tout cela multiplié par les tiraillements passionnels,
les incertitudes de l'autorité des maîtres, la crédulité
ou la défiance des élèves. La position du premier
homme fut évidemment plus heureuse et plus nette.
Pour lui Dieu aura fait une seule fois juste ce qu'il
fait journellement pour tant d'animaux inférieurs !
Voici un jeune perdreau achevant de briser sa coquille
et déjà distinguant sa nourriture, obéissant aux cris de
sa mère, essayant de voler, courant à toute jambe
vers un grain de blé, fuyant un ennemi ! Le poisson
au sortir de l'œuf agite avec succès d'imperceptibles
nageoires, poursuit une proie, respire l'air contenu
dans l'eau, vient à la surface prendre un air plus
riche... Le poisson, l'oiseau sont identifiés en naissant

avec les lois physiques des milieux où ils doivent vivre. Leur instinct résume l'expérience de toutes les générations de leurs parents.

La révélation divine fit ainsi pour l'homme entier, c'est-à-dire pour son entendement comme pour sa physiologie. L'homme se réveilla sachant marcher debout, connaissant sa nourriture et les éléments au milieu desquels il devait vivre ; connaissant les grandes lois du dehors comme celles du dedans ; les lois de la matière et celles de l'esprit, l'observation, l'induction, le raisonnement ; et, par conséquent, une langue, condition indispensable de l'éducabilité et de l'éducation déjà parfaite de son intelligence. Cette langue pouvait encore être assez bornée ; mais elle dut renfermer les éléments de la grammaire et le plan d'après lequel le dictionnaire allait commencer son évolution dès que l'homme jeterait les bases pratiques de la vie humaine, instruirait sa famille et commencerait l'inventaire et l'asservissement de la nature qui l'entoure. Sa postérité, fut-elle dégradée jusqu'à l'état sauvage, pourra tout oublier, excepté cependant cette pièce essentielle de l'héritage, une langue déjà, sans doute, remaniée plusieurs fois, mais tradition la plus large et la plus directe du monde primitif.

Qu'on nous pardonne cette faible tentative pour soulever un coin du voile qui couvrira toujours un si grand mystère. Cet effort ne sera pas sans récompense s'il montre une fois de plus que l'intervention directe du Dieu créateur est seule adéquate à la grandeur de l'initiative première. A quoi ont abouti tous les efforts pour l'expliquer par d'autres moyens? reculer le problême dans la nuit des temps, parmi des hommes préadamites, est-ce le résoudre? ravaler ces hommes à la condition des brutes, est-ce expliquér leur intelligence quasi divine? marier ces singes à des anges, est-ce exclure l'intervention céleste? (1)

Pour nier telle que nous l'admettons, cette première phase de l'humanité, il faut effacer de toutes les annales ces souvenirs d'un âge d'or, trace poétique mais universelle d'un commencement meilleur! meilleur, mystique, mais meilleur aussi dans le sens rationaliste du mot. Voyez ce qui s'est passé dans une moderne colonie d'Amérique : les premiers débarqués trouvèrent un sol vierge appartenant au premier occupant ; ils arrivaient pourvus de l'éducation supérieure d'Europe, pourvus de foi, de patience, pourvus d'argent, pourvus d'instruments. L'agriculture fut improvisée, les fermes, les villes même s'élévèrent par enchantement. Aujourd'hui il faut employer plus d'argent, plus de peine pour obtenir de moindres résultats : colons et indigènes sont moins instruits et moins moraux, moins laborieux et plus cupides ; ils sont surtout plus nombreux et plus difficiles à nourrir, plus embarrassés pour se gouverner, pour s'entendre.

A bien des égards, cela nous représente la situation

de la première famille humaine se ramifiant en colonies après le trop plein ou la discorde du point central. L'épreuve recommençait de plus en plus pénible à toute nouvelle émigration, à chaque nouvelle étape. On s'éloignait toujours avec quelque ressource matérielle de moins, avec une éducation plus négligée, une tradition plus confuse. Les nouveaux colons avaient tant à inventer qu'ils se persuadaient facilement ne rien devoir qu'à eux-mêmes. Une ressource toute locale exploitée par hasard justifiait jusqu'à un certain point cet orgueil : les efflorescences salines d'un marécage desséché par l'été apprenaient à conserver les viandes ; le natron chauffé avec la silice produisait le verre ; l'incendie d'une forêt fondait les métaux et créait la métallurgie ! mais avec quelle lenteur ces faits se réduisaient en observation, en pratique, en industrie ! On procédait par tatonnements, et avec les débris d'une science oubliée : les aïeux plus près de la science première auraient abrégé la besogne de plusieurs siècles, mais ils n'avaient rencontré ni efflorescences salines, ni natron, ni métaux ; ils avaient des ressources équivalentes fécondées par une intelligence plus vive.

La science Adamique fut encore plus virtuelle, qu'expérimentale ; le premier homme ou la première famille n'avait pu la dérouler tout entière, n'avait pu surtout, faute d'occasion, la démontrer pratiquement à ses héritiers.

L'homme, quant aux apparences physiques , est demeuré plus semblable à lui-même dans sa patrie primitive. Cette patrie, poétisée sous le nom de paradis par tous les anciens souvenirs, fut au nord de l'Inde et à l'Orient de la Perse , ayant la Bactriane pour centre. L'homme y trouva la souche de la plupart des animaux et végétaux futurs domestiques et auxiliaires de la civilisation : le chameau , le bœuf , le cheval, l'âne, le mouton , la chèvre , le chien ; le froment, le maïs , le riz , la fève, le melon, la figue , la datte, la banane, la vigne , les fruits à pepin et à noyau, etc. C'est à ce lieu qu'on peut vraiment rapporter les quatre fleuves nommés par la genèse *phison, gihon, chidekel* et *phrat.* Les deux premiers sont encore reconnaissables pour les deux principaux cours d'eaux sortant de la Bactriane , le Jaxarte et l'Oxus dits aujourd'hui même Sihon et Gion. Les deux autres étaient le Gange et l'Indus ; on y substitua le Tigre et l'Euphrate, aujourd'hui, Dégelé et Frat, quand les peuples, ayant marché vers l'Occident, voulurent nationaliser leurs souvenirs. Les colonies indiennes de l'Abyssinie transportèrent ainsi au Nil le nom de la principale branche de l'Indus. Les colons ibériens, établis au versant occidental du Caucase, appelèrent aussi phase ou *phison* le principal fleuve de leur nouvelle patrie.

Quelques tribus voisines encore de leur séjour primitif s'arrêtèrent à l'ouest, dans les vallées séliniteuses où elles s'abreuvaient de la fonte des neiges et des glaciers. Là apparut cette modification particulière (le crétinisme) qui, renfermée dans des limites compatibles avec la santé et les fonctions génératrices, fut rapidement consolidée par l'énergie plastique du climat. Ce fut la race à la peau jaune, aux yeux obliques, au nez camus, aux larges oreilles, au gros ventre et aux petites mains. Elle se répandit dans toute l'Asie orientale jusqu'à la mer. Au midi, elle se trouva en contact avec les Indiens basanés par le Tropique. Leur mélange forma la famille malaise qui, active, avantureuse, occupa le grand archipel et se répandit graduellement dans l'Océannie. Les hommes roux-brun se multipliaient autour du Caucase ; l'Afrique était depuis longtemps occupée par des races que son climat achevait de noircir.

Déjà donc plus de 4,000 ans avant notre ère, trois grands rameaux de l'espèce humaine sont répandus dans l'ancien monde. Ils se rencontrent dans l'intérieur des terres par la continuité de leurs migrations, aux bords des mers et même dans les îles lointaines par les progrès de l'industrie maritime, par les hasards des vents et des naufrages.

Le croisement par les mariages accroît subitement les variétés déjà fortement prononcées par les climats ; et comme les races métives, qui continuent à se produire de nos jours, sont certainement terme moyen entre la physionomie des deux parents, elles nous aident à reconstruire avec probabilité les parents inconnus des races métives anciennes. Aussi est-il permis d'affirmer plusieurs émigrations indiennes en Afrique orientale. Vers le temps même de Memnon, qui se vit obligé de défendre l'émigration maritime, une colonie d'Indous à cheveux plats et au teint de café cru s'établit au bord de la mer Rouge et en Abyssinie ; par son mélange avec les Africains, déjà quasi-nègres, commença la race égyptienne des plus anciens Pharaons. Une autre colonie, mais d'Indous à chevelure presque laineuse comme les Courounbar, les Rakchaças et Vedars des chroniques boudhiques, s'établit sur la côte entre Guardafuï et le Cap. Son mélange avec les vrais nègres mozambiques forma les nègres jaunes appellés Gallas, Somaulis, Hottentots et Madecasses. Ceux-ci recroisés plus tard par les colonies malaises et arabes.

Les Malais et Mongols, mêlés aux races quasi-nègres élaborées par le climat d'Andamman, Malacca et des îles de la Sonde, ont peuplé les îles de l'océan Pacifique appelées mélanésie. Leurs colonies ont remonté le long du Japon, de l'archipel Aléoute jusqu'à l'Amérique du nord, et aux Californies où l'élément malais domine l'élément américain. La ressemblance de plusieurs tribus du littoral de l'Amérique du sud, telles que les Araucans avec les natifs océaniens des Marquises et de Sandwich, indique ce mélange des races ou les colonisations postérieures à l'invasion du continent américain par les peuples qui vont nous occuper.

Toutes les traditions américaines font arriver les aïeux par le nord, c'est-à-dire, le détroit de Behring. Ce sont des races de l'Asie centrale et septentrionale qui ont émigré dans des temps divers. Les premières émanaient de la famille mongole et poussèrent jusqu'au sud de la grande péninsule. Les Tupis et Caraibes portent encore aujourd'hui le masque mongol-chinois : le petit nez, les yeux obliques, les extrémités mignognes, les langues monosyllabiques. L'émigration secondaire tenait davantage du type indou basané ; le visage long, le nez grand et saillant comme les Péruviens, Aztéques et Algonquins. Les côtes américaines, surtout celles du nord, finirent par être atteintes par les colons malais répandus à plus forte raison dans les îles de l'océan Pacifique. Les Malais transportaient avec eux, soit comme compagnons, soit comme esclaves, des races nègres à cheveux plats ou à tête laineuse, dont les croisements ont rempli cette partie de l'Océanie qu'on a plus particulièrement nommée Mélanaisie.

Avant ces temps-là, les Scythes du Caucase européen et de la Caspienne jusqu'à l'Altaï, émus par l'arrivée de leurs frères, refoulés au nord par Ninus et le premier empire assyrien, avaient commencé à gagner à l'ouest, et, par des marches successives atteignaient les finistères européens.

En Espagne, le premier flot Scythe-Celte rencontre la race ibère, demi scythe et demi araméenne, qui avait filé le long de l'Afrique septentrionale avec des tribus blanches et brunes et même avec des tribus chamites basanées, Scythes pasteurs, Phéniciens et Ibères. La seconde invasion Scythe, partie de l'Euxin, atteint l'Europe quelques siècles après celle-ci ; c'est le flot appellé d'abord Gête et Juthe, puis Kimry et Gothique : celui-là, par son long séjour dans les régions fraîches du Palus-Méotides, a enfin montré la couleur blonde.

La dernière invasion Scythe, appelée Slave, venue plus rapidement d'Asie, s'est conservée brune-olive comme les Celtes et Ibères.

L'action incessante des climats et des mœurs amène à chaque instant, dans la physionomie des races, quelques nuances imperceptibles, mais qui se résument un jour. Les croisements toujours nouveaux produisent chaque jour des métis. Enfin, trois crises physiologiques prononcent subitement les trois états que nous avons décrits sous les noms d'albinisme, rufisme, crétinisme. Les deux premiers reconstruisant subitement la première physionomie de l'espèce, l'autre mesurant rapidement aussi un degré de ses transformations descendantes dans des circonstances favorables de climat et de mariage d'individus semblables dans les deux sexes : ces états physiologiques peuvent reconstruire des tribus et des peuples. Nous avons rapporté à ces hypothèses quelques blancs isolés en Afrique et Amérique : on y peut rattacher aussi certains clans roux d'Irlande et d'Ecosse.

—

Voici maintenant la chronologie approximative des annales historiques et géographiques dont on vient de lire l'esquisse.

Temps antéhistoriques.

..... Epoque Adamique ou paradis ; première famille d'hommes roux-brun, enfants des Dieux, filles des hommes, géants.

.... Déluge occasionné par l'éruption de l'archipel méridional ou par l'éruption du continent américain.

5,000 an av. J.-C. Métropole indo-bactrienne avec traditions vagues. Colonies sans histoire ni monuments. Tribus rousses, blanches, brunes encore à l'état de simples nuances comme dans une famille blanche de nos jours... tribus cheminant le long des montagnes et vallées, gagnant d'abord, au midi, les plaines du Gange, Indus, brahma poutra. Occupation de l'Arabie, Afrique, Malacca par des races graduellement basanées. L'Asie septentrionale et orientale reçoit des races chez lesquelles se prononce la physionomie mongole.

Temps historiques.

4,500. Scythisme ; empire Arian de Kaiou mouratz et Jemchid ; empire Indo-Kouschite ; Ethiopiens orientaux à cheveux plats se distinguant déjà des Ethiopiens occidentaux et méridionaux.

4,000. Empire Chaldeo-Babylonien de Nemrod, après un temps d'arrêt des races blanches en Arménie où elles ont centralisé et nationalisé les grandes traditions de Genèse et déluge. Les Arians, Touraniens, Elimaïtes ont gagné le Caucase et l'Altaï ; les Araméens ont suivi le Tigre et l'Euphrate.

.... Les colonies indoues en Abyssinie mozambique et Zanguebar se croisent avec les races africaines. Origine des Egyptiens, Gallas, Hottentots.

3,000. Première invasion des Scythes-ariano-Caucasiens (appelés parfois Assyriens), dans l'Egypte, sous le pharaon Vexores.

2,500. Empire chinois, ou race mongole civilisée par des colonies indoues.

.... Les races indoues et mongoles, qui se sont rencontrées ou bord de l'océan oriental, ont formé par leur mélange la race malaise.

2,300. Seconde invasion des Scythes en Egypte sous le nom de pasteurs, mélange de races blanches et basanées·

2,000. Empire de Ninus ou réaction des Arians et Araméens fixes (Zend) contre la domination des Scythes errants. Les Scythes et Araméens Ibères mêlés à quelques Chamites gagnent l'Afrique septentrionale et l'Espagne.

1,800. Les Scythes-Celtes du nord de la Caspienne

et Euxin sont poussés à l'ouest et atteignent graduellement les finistères européens, Scandinavie, Gaules, Espagne. Les Scythes sont encore roux et bruns.

.... Premières émigration mongoles vers l'Amérique avec traditions religieuses.

1,500. Colonies maritimes des Malais et Mongols; origine des races mélanésiennes et océaniennes.

1,000. Seconde émigration d'Asie en Amérique par races indoues avec traditions d'architecture.

500. Commencement de la seconde invasion Scythe en Europe. Races cimbres, gètes ou gothiques blanchies par un long séjour dans les pays froids.

300. Scythes, Slaves, plus bruns, venus plus directement d'Asie, passent le Volga et gagnent l'Europe.

De 500 ans av. J.-C. à 450 après J.-C. Les Huns, peuples mongols des frontières de la Chine, s'établissent en Sogdiane, puis se jettent sur l'Europe en entraînant avec eux beaucoup de peuples blancs, Scythes, Slaves, Finnois.

VII.

DESTINÉE DES RACES HUMAINES.

Un auteur, qui accepte comme nous la chronologie des Septante, fait comme nous rayonner la famille humaine du centre asiatique, paradis dont il a exactement déterminé la longitude et latitude. (Du 30° au

40ᵉ degré lat. nord , du 63° au 85° degré long. orient).
Il accepte aussi le dogme de la fraternité humaine, en
commençant les races diverses par de simples nuances.
Mais il sépare ces races par des aptitudes éternellement
inégales. Cette contradiction dépare un livre très-
curieux et récemment publié sous le titre de *Civilisation primitive* , où, d'ailleurs, le grand problème
de l'origine et de la destinée humaine est très hardiment controversé. Ce travail a occupé plusieurs séan-
ces du congrès de Marseille, en 1846. Rapporteur et ami
de l'auteur , je rendis hautement justice à son vaste
savoir, à sa riche imagination , à son admirable talent
de synthèse , *amicus plato*. Mais je parlais devant
une assemblée qui avait entendu douze ans mes opinions sur les mêmes matières; qui se rappelait peut-être
ma thèse doctorale où, grâces à des études dirigées par
des parents habiles (1), par de savants amis, l'adolescent
professait le dogme unitaire que, Dieu merci, l'homme
n'a pas à désavouer après trente ans de travail et
de voyages. Le rapport fait au congrès précisa une fois
de plus entre mes opinions et celles de M. de Brotonne
quelques adhésions et de graves dissidences : *magis
amica veritas*. J'extrait de ce rapport les morceaux
suivants comme complément utile à la philosophie
etnographique.

Progrès est aujourd'hui le mot d'ordre de toutes

les intelligences vives, et nous nous plaisons à le reconnaître, ces intelligences sont pour la plupart stimulées par des cœurs généreux. Il serait donc deux fois regrettable d'être en dissentiment avec elles et sur les commencements de l'humanité, et sur le rôle respectif des races diverses dans l'œuvre immense des générations passées et futures. Comment faire pourtant ? Les plus sincères amis du progrès sont forcés, par la logique même de leur croyance, de faire commencer le développement social par la plus abjecte barbarie, que dis-je ? Par l'état bestial, car la grande diagonale qui doit rencontrer Dieu en continuant l'ascension, se confond avec la brute à l'autre extrémité.

On nous dit assez explicitement :

« Des singes quadrumanes ou bimanes eurent un
» jour une dernière faculté sur-ajoutée aux facultés
» antérieures. Ils eurent la pensée, la parole, la pré-
» voyance. Ce grand évènement est raconté dans les
» traditions orientales sous le mythe d'Adam. Ces
» bimanes étaient déjà de plusieurs couleurs ; mais
» le progrès fut le lot privilégié des races blanches. »

Ainsi Dieu aurait fait de la liberté et de l'égalité le point de mire de nos efforts, en imposant aux deux tiers de la création une organisation fatalement incompatible avec elles ! Dieu a donc pour toujours disproportionné les moyens et le but ! On se recrie contre le Dieu jaloux de Moïse donnant à un petit peuple le privilége de la révélation , et l'on voue froidement à l'ignorance a perpétuité, à l'impénitence finale, à la mort entière , toutes les races noires ou basanées ! Oui, pendant que les blancs montent triomphalement à la brèche , ces castes parias comblent les fossés de leurs cadavres accumulés ; leurs agonisans se tordent sous nos yeux dans les angoisses de la douleur, sans doute pour pratiquer le dévouement et exercer notre précieuse sensibilité ! L'inégalité des races est après tout comme l'inégalité des rangs dans le cadre social, la condition de l'ordre , du travail et du progrès ; la condition du génie, de la pitié, de l'abnégation , toutes choses et mérites que l'égalité anéantirait !...

Voilà donc des égalitaires partisans des castes, des priviléges et de l'inégalité ! Voilà des humanitaires deshéritant du lot social les deux-tiers des hommes ! Avançons avec courage sans nous inquiéter de si légères contradictions !...

Les races basanées et noires sont donc destinées , non pas à être initiées , mais absorbées par la race blanche ou adamique !

De quel droit alors réprouver la guerre au nom d'une douteuse fraternité ! La guerre est le plus puissant moyen d'absorption ! Il ne s'agira plus que de bien regarder aux teintes de la peau : les peuples de l'Europe s'apercevront quelque jour qu'ils sont fort bruns au midi , fort blancs au nord. Les Anglo-Américains viennent de renouveler la même observation sur les races espagnoles du Mexique , après l'avoir énergiquement appliquée aux peaux rouges de leurs forêts et de leurs prairies ! mais reprenons avec calme le raisonnement par sa base.

Les annales de tous les peuples commencent par l'état sauvage fort mal déguisé sous des mythes : Adam et Eve s'occupent de la nourriture et des vêtements , Abel est pasteur , Caïn agriculteur. Enos , appelé Feu par Sanchoniaton , est le mythe des abris permanens et du foyer domestique. Mathusala , Emphis se séparent et colonisent , Lamech construit des villages et des parcs. L'histoire chinoise reproduit la plupart de ces patriarches que les boudhistes comme les rationalistes phéniciens ou grecs , avaient accommodé en mythe significatif : *ieou tchao* , il y eut des cabanes; *soui gin* , l'homme a l'instrument pour le feu.

Trouver dans la suite des patriarches la démonstration du *progrès* était réservé aux interprètes venus après Evhèmere, Baumier et Dupuis ! Ils ont, à plus forte raison , reconnu l'état sauvage dans les annales moins habilement rédigées que celles des nations sémites. Mais il restait à prouver que ce commencement des annales était vraiment l'origine de la nation; l'origine de la race ! Sans cette preuve on a le droit de dater ces annales d'une renaissance et de croire celle-ci précédée d'une décadence assez longue pour avoir fait oublier une splendeur passée. Disons mieux , les souvenirs de ce passé glorieux sont reconnaissables dans toutes les annales à travers les exagérations de l'orgueil et les ambages d'une tradition sans monuments. Ces souvenirs peuvent être fortifiés, reconstruits de toutes piéces quand nous retrouvons des monuments oubliés par une postérité dégénérée comme les sauvages américains.

Les fanatiques du progrès blanc s'obstinent à ignorer que les races phéniciennes, indiennes et égyptiennes, désignées par la Bible sous les noms de Cham et Kousch, étaient presque aussi basanées que les peuples d'Amérique. Or, les sociétés chamites kouschites eurent une précoce floraison tandis que le blanc Japhet est demeuré si longtemps stationnaire. Si les races brunes sont étrangères au progrès et ont manifesté de si bonne heure quelque chose d'approchant, cela ne pouvait tenir qu'au maintien des traditions, moins oubliées là que chez leurs frères. Nous ne pouvons nier la décadence chez ces Chamites dont plusieurs ont disparu comme les Phéniciens et dont la plupart sont dégradés, comme les Nubiens et Abyssins, presque au niveau des nègres. Par malheur ces races basanées et noires ne semblent pas prêtes à l'absorption dont la race blanche les menace par son progrès de six ou sept mille ans ! les races noires et basanées forment encore aujourd'hui plus des deux tiers de l'humanité ! 700 millions sur un milliard.

Ce que les blancs gagnent en Europe et aux Etats-

Uunis d'Amérique compense à peine ce qu'ils perdent en Perse, dans le Caucase et la Turquie. Les pays tropiques paraissent défavorables à leur acclimatement, tandis que ces pays aident, avec une merveilleuse puissance, au développement des races colorées autochtones importées ou métives. Les Etats-Unis méridionaux, le Mexique, l'Amérique équatoriale, le Brésil n'ont guère qu'un tiers de blancs pour deux tiers de nègres, américains ou mulâtres. Trois cents ans de colonisation portugaise, espagnole, hollandaise et anglaise n'ont placé dans l'Inde et l'Indo-Chine qu'une très-insignifiante proportion de blancs, balançant à peine les continuelles importations de la métropole européenne.

—

Et enfin le progrès, ce levier savamment manœuvré pour prédire notre avenir éthéré, et certifier notre commencement abject; ce progrès, premier terme du grand syllogisme, aurait lui même besoin de faire ses preuves avant de s'affirmer! Le progrès se divise en matériel et moral : le premier préoccupe notre époque en proie à une activité à tout prix. Mais cette activité eût-elle un but précis et louable ne peut être perpétuellement croissante. Les métaux les premiers découverts et manipulés par l'homme sont devenus précieux par leur épuisement. En quoi fera-t-on les nouveaux rails-ways , quand le prix du fer aura centuplé par la rareté de son minerai ? Sans doute avec le bois des forêts épuisées. Avec quoi chauffera-t-on les chaudières, locomotives et fourneaux, quand bois et houille seront achevés ? La France, dépeuplée de forêts , ne recèle pas dans ses entrailles assez de houille pour alimenter son industrie pendant deux siècles. De quoi se nourriront les hommes quand deux ou trois milliards peupleront la terre , l'eau , et je le suppose les villages et vaisseaux flottant dans l'air, où l'on aura , je l'admets , établi des stations et des routes ? il faudra bien que les épidémies et les famines recommencent leurs anciens travaux de nivellement ; que l'industrie se paralyse , que des temps d'arrêt permettent aux forêts de pousser , aux tourbières de se remplir , aux canaux de s'embourber, aux rails-ways de se rouiller, aux villages et locomotives aériennes de retomber à terre ; à moins que l'Océan ne mette à sec de nouveaux continents avec de nouvelles richesses des trois règnes, ou bien convertisse ses eaux salées en des liquides capables de satisfaire la faim et la soif de notre postérité.

Pour le passé , la marche progressive m'inspire les mêmes scrupules que dans l'avenir , et je n'ai jamais bien compris, par exemple, en quoi les constructeurs de villages de la neuvième génération (Lamech) étaient plus avancés que Hénoch ou Caïn , constructeurs de villes. L'interprétation de la série des dix patriarches d'après la signification de leurs noms et actes, tient au système déjà apprécié dans notre introduction , par le mythe de Napoléon -Soleil.

Par le côté moral, la question du progrès offre de bien autres difficultés. Le besoin le plus noble de la nature humaine y est-il satisfait autant que dans l'activité matérielle ? Le parallèle philosophique du monde antique avec la société grecque a montré le cercle suivant : cosmisme, panthéïsme, deïsme , voilà les pas en avant. Deïsme, panthéïsme, cosmisme, voilà les pas en arrière. Ce va et vient s'est répété cent fois depuis que le monde est monde ; mais je doute que jamais les principaux artisans d'un mouvement quelconque , soit masses, soit individus, aient confessé qu'ils voulaient reculer de parti pris. Ainsi, c'est avec les plus louables intentions que les progressistes par excellence prêchent aujourd'hui le culte des intérêts matériels en relevant les bannières panthéïstes de Spinosa et de l'émanation indoue.

Notre orgueil évalue l'avenir par l'imagination : cela dispense de l'évaluer par la raison et par l'expérience. On nie la science matérielle du vieux monde pour avoir le droit de le rabaisser. On prend en pitié des patriarches sans chemin de fer, des Bramah et des Menès sans machines à vapeur. Mais a-t-on classé définitivement l'art indien qui tailla la surface et les entrailles des montagnes de granit ? L'art qui dressa les obélisques et les pyramides , qui creusa des tunnels à Babylonne (1) ? on n'oserait pas préciser en tout cas de combien de degrés les spéculations philosophiques de la moderne Germanie sont moins nébuleuses et plus applicables que ne le furent celles de leurs aïeux indiens ou chinois, deux ou trois mille ans avant J.C. On n'oserait pas classer une organisation du travail accumulant les ouvriers à la ville pour y faire connaissance avec les cabarets et les hauts salaires de six mois de l'année ; quitte à faire connaissance avec la faim et les grêves qui en remplissent le reste ; et tout cela plutôt que de demeurer aux champs avec des salaires modérés mais assurés pour toute l'année !

L'expérience gouvernementale semble enfermer le mouvement social dans la marche à trois temps où nous avons déjà vu osciller la philosophie : république, despotisme, monarchie. De cette trilogie aussi, l'histoire grecque avait donné la formule pratique ; et la sagesse grecque, la parabole, dans certain apologue d'Esope. Le despote hydre fut intelligible dans tous les temps ; quand à la bavarde insolence des grenouilles et à l'impassible roi Soliveau, si le progrès moderne n'en peut réclamer l'invention, il a toujours beaucoup aidé à comprendre ces vieux mythes !

Les beaux arts, manifestation la plus complète du travail mental, sont regardés aussi comme la mesure la plus certaine et la plus précise du développement moral des travailleurs ; car un artiste, écrivain, peintre, sculpteur, résume l'inspiration ou la critique de son siècle. Si le progrès perpétuel doit être évident quelque part, ce sera surtout dans les beaux-arts comparés entre eux aux diverses époques. Or, c'est précisément sur ce terrain des beaux-arts que je constate la croyance la plus unanime au cercle fatal, cercle de deux ou trois siècles, montrant, pendant la première période, l'admirable énergie de l'intelligence humaine, mais montrant aussi, pendant la période descendante, les bornes que cette intelligence trouve en elle-même et surtout dans les passions qui l'accompagnent. Si la valeur artistique des siècles de Périclès, Auguste, Léon X, Louis XIV, Napoléon et Louis-Philippe est sérieusement acceptée par quelqu'un comme une progression croissante, c'est tout au plus an point de vue que voici :

Les découvertes, dans le monde matériel, qui ont encore devant elles un long avenir, et, par conséquent un progrès long et certain, trouvent, pour cette raison, créance plus complète dans l'opinion. Ces découvertes matérielles peuvent aider beaucoup à la manifestation des beaux-arts. Nos encres, plumes, papier sont plus commodes que les tablettes de cire des Romains; nos couleurs à l'huile, à l'aquarelle plus expéditives que les couleurs de Zeuxis et de Cimabuë. On sent bien que là n'est pas la véritable question du progrès ; nous n'aurons pas un Michel-Ange ou un Raphaël, ou un Virgile, ou un Homère par cela seul que tout un peuple saura lire et écrire, ou que le tiers d'une génération pratiquera le daguerréotype ou le dessin linéaire.

Le progrès devrait bien nous expliquer une contradiction que beaucoup de siècles sceptiques offrent dans
l'histoire, mais jamais au degré offert par le xviii^e
siècle lui-même. Pendant que les religions étaient
délaissées comme des mythes vieillis, combattues comme
aberrations d'une logique enfin regénérée et répugnant à tout ce qui est irrationnel ou inintelligible,
Mesmer, avec le magnétisme animal, faisait irruption dans la science, Swedemborg, Saint-Martin,
Cagliostro, 'irruption dans les théories sociales avec
l'illuminisme. On peut sans témérité avancer que la
plupart des loges maçonniques étaient des chapelles
secrètes du culte nouveau, qui eut ainsi une part et
une part assez forte dans la fermentation et l'explosion
de 89. La science, malgré sa gravité et ses préférences
pour les certitudes affectant les sens extérieurs, a reçu,
par les attaques répétées du magnétisme, une tendance
rêveuse qui rappelle l'alchimie, tendance qui a fait
détrôner les Aristote par les Platon, menacés à leur
tour par les Pythagore, les Paracelse et les Cardan. Le
15 novembre prochain, il va paraître un journal de *médecine théologique* où le magnétisme animal, accepté
comme un fait certain, est expliqué par la lutte des
anges et des démons ! la magie de l'antiquité et du
moyen-âge est redevenue une banalité de la vie pour
les bien-portants comme pour les malades. Il existe
donc dans l'âme humaine un besoin de foi et de mysticisme qui ne saurait être suspendu même pendant

un instant très-court (1). Il faut lui payer tribut même aux époques se targuant le plus de leur esprit positif! Dupuis, Volney, Cabanis, esprits forts dans une église chrétienne, étaient d'humbles dévots dans une loge maçonnique ou près du baquet de Mesmer! La croyance à l'existence, à la possibilité du rationalisme absolu est donc une erreur dans la philosophie de l'histoire! Le déplacement, l'obstruction du mysticisme est donc un danger social! La religion est le lit naturel du torrent qui ravage la science et bouleverse les intérêts sociaux quand on essaye de le dériver, de l'arrêter par des barrières.

Progrès, tel que la philosophie de l'histoire commande de le définir, c'est le rayonnement de la science des minorités sur l'ignorance des masses, c'est le rayonnement d'un peuple civilisé sur des voisins rudes, sur des populations barbares, sur des peuplades sauvages. Ce flux d'idées, de modes, d'appétits et de fantaisies, produit un mouvement immense et continu : spectacle toujours curieux, satisfaisant, puisque l'agitation est le besoin le plus certain, le plus universel de la nature humaine! Spectacle souvent admirable et consolant, puisque le bien-être moral et physique des masses, d'un peuple, de plusieurs peuples, en peut être la conséquence! Tel est le progrès indéfini dont tout le monde parle aujourd'hui et auquel je crois comme tout le monde, ni plus ni moins!

Le progrès infini serait tout autre chose ; pour celui-là, il faudrait changer la nature humaine ; il faudrait changer la lettre et l'esprit de son code le dernier venu et le plus magnifique, lequel a positivement déclaré que le bonheur absolu ne serait pas de ce monde. Il faudrait espérer que la complexion humaine acquerra quelques facultés de plus, en se dépouillant de quelqu'une de ses passions, de quelqu'un de ses péchés capitaux ! Jusque-là le progrès infini, au lieu de déborder le christianisme, sera un simple retour à quelque chose de très-vieux, le panthéisme indou, qui promit d'absorber l'homme en Dieu comme terme extrême de ses transformations.

Pour que le progrès d'indéfini devint infini, il faudrait de plus que jamais la science des minorités ne fût erronnée quand les masses l'absorbent docilement ; que jamais la science réelle et juste des minorités enseignantes ne fût contrariée, étouffée par les passions ou la fausse science des multitudes. Il faudrait que la propagande des idées ne fût jamais détournée de son but par celle des passions et des intérêts ; que la philanthropie, importée en Amérique, aux Indes, en Chine, ne fût pas amortie ou pervertie par le mercantilisme ou l'ambition politique... Progrès indéfini peut donc être un heureux et fréquent accident de l'humanité ; si nous vivons dans une de ces époques prévilégiées, les races noires et

basanées en auront leur part et pourront aussi dignement que nous rendre grâce à la Providence.

—

Octobre 1849.

L'égalité, grande question débattue dans ce livre
et vidée par la solution la plus consolante, vient
d'être posée de nouveau et avec plus de fracas par la
Révolution de Février. Les partisans du progrès semblent fidèles à leur programme, car, surpassant le
décalogue de 89, ils élèvent l'égalité au dessus de la
liberté elle-même. Peut-être ont-ils déjà pris mon
travail comme un argument arrivant à point pour
leur thèse, car mes principales idées circulent depuis
la publication de mon voyage en Orient où elles prirent date. En ce cas, je les supplierais de lire mon
livre tout entier et non par fragments épars, comme
l'Evangile qu'ils citent et découpent sans plus de
façon.

Ils comprendront que si la dignité de l'homme, de
tous les hommes, quelle que soit leur couleur, est le but
commun de nos efforts, nos moyens ne peuvent pas
plus se ressembler que les croyances qui sont nos
points de départ et nos mobiles respectifs.

L'Evangile est arrivé à un monde vieux de cinq

mille ans , il a mis quatre siècles à arriver à l'empire et dix-huit siècles à détruire l'esclavage.

La politique de l'Evangile a pensé surtout aux masses et aux générations, et, comme dirait l'ethnographie, aux races , aux castes et aux classes sociales pour qui il s'agissait de traduire en faits pratiques l'égalité virtuelle. Le temps est un élément indispensable à une régénération ! Car ce mot implique au moins la vie de trois hommes , la solidarité de trois familles. En se préoccupant des individus , en prétendant surtout changer brusquement leur condition , on se heurte au fait le plus triste mais le plus certain , les infirmités , les erreurs , les faiblesses morales et physiques, les discordances des intérêts momentanés , en un mot, les inégalités individuelles. A ces inégalités , la loi chrétienne avait opposé le plus large et le plus sublime remède , la charité ! la charité sympathie du fort pour le faible , tolérance respectueuse du faible pour le supérieur et le fort ! La loi chrétienne savait encore mieux que la politique , l'impossibilité des nivellements brusques , la fragilité des révolutions opérées par la violence.

FIN.

NOTES.

SOUVENIR D'UN FRÈRE.

Mon frère, Jean-François de Salles, que j'ai cité en note, fut mon premier maître en même temps que mon meilleur ami. Ses manuscrits zoologiques, où je commençai mes études d'ethnographie, posent les cinq races humaines, selon les idées de Blumenbach, avec l'affirmation d'une espèce unique, aïeul primitif de ces cinq races ou variétés se fondant l'une dans l'autre par le déplacement, au bout de seize générations. L'observation moderne a réduit le nombre des races en allongeant un peu le chiffre des générations indispensables à l'élaboration des types. Mais la métaphysique moderne a, par compensation, facilité l'élan spiritualiste, si timide encore au commencement de ce siècle et pourtant visible déjà dans les notes d'idéologie et de grammaire générale du jeune François.

Dans la belle et puissante organisation des écoles centrales, les élèves devenaient dignes d'être maîtres et ceux-ci étaient des hommes universels. Draparnaud, professeur d'histoire naturelle, enseignait la science de l'homme tout entière ; l'histoire de ses fonctions

morales était jointe à la physiologie et à l'anatomie·
sous le nom , alors en vogue , de grammaire générale

Entre plusieurs manuscrits laissés par mon frère ,
j'avais distingué d'abord le travail zoologique déjà
cité , puis un essai sur l'origine des langues où l'on
aperçoit des efforts assez manifestes pour se dégager
des langes de l'école sensualiste. Le morceau suivant ,
principalement calqué sur Wieland , semble respirer
déjà la philosophie écossaise. ·

« La pratique force les hommes à s'accorder réciproquement l'existence parce que chacun est extériorité
pour son voisin. En vertu de la même convention , on
peut accorder l'existence aux autres objets qui tom-
bent sous nos sens. Mais ce n'est point là rendre raison du principe de l'existence... de cette impossibilité
d'expliquer on arrive à l'inutilité de remonter aux
principes. Mais alors il ne faut pas être tranchant au
delà de ce qu'on admet. Si on nie qu'il y ait rien
au-delà , il faut prouver que ce qu'on admet existe....
et même , en prouvant l'existence réelle , on ne
saurait encore expliquer d'où l'on vient , pourquoi
et comment l'on est! Admettre la nature , ce qui est
et sera , croire que tout existe en elle , et que d'elle
on tire les moyens de conservation , c'est se payer de
mots ou tourner dans le cercle vicieux ou le moi se
prouve par le nom moi! Sentir prouve l'existence en
prouvant l'extériorité ; mais celle-ci n'est admissible
qu'après le constatement légal du moi. Ce que les

sens nous apprennent, nous le voyons en définitive en nous, et ce que nous voyons en nous, manque souvent de réalité comme les songes d'un valide, les visions d'un malade ou d'un fou... On est enfin obligé d'arriver à quelque chose de premier, d'indéfini, d'incompréhensible et, par conséquent, de divin, c'est la seule issue du labyrinthe et du doute. »

—

Ailleurs je trouve mon frère en appelant à son bon sens précoce de la confiance magistrale de Draparnaud :

« Selon Descartes la raison est identique en tous, et ainsi un seul homme peut arriver à la découverte de la vérité qui échappait à tous, et tous sont compétens pour reconnaître le vrai découvert par un seul et le consacrer par leur adhésion. La raison est impersonnelle et passive, et constitue le genre humain ; la volonté est personnelle et active, et constitue l'individualité humaine. La diversité de nos opinions, ajoute Descartes, ne vient pas de ce que les uns sont plus raisonnables que les autres, mais seulement de ce que nous conduisons nos pensées par diverses voies ; c'est-à-dire que la plupart d'entre nous, ne s'appliquent pas suffisamment à la recherche de la voie qui conduit au vrai.

« Ici le fait contredit singulièrement le droit et

relègue l'égalité dans un état virtuel et dans une région supérieure à l'intelligence d'un chacun. L'intelligence est la raison infaillible tempérée par des organes faillibles et variables. C'est surtout à cet état de la raison que s'appliquent les dédains et les négations de Pascal. La raison impersonnelle et passive représentant le genre humain dans le consentement de tous, me paraît signifier principalement l'opinion du passé. »

—

Il me semble aisé de compléter cette synthèse. Puisque nous ne pouvons établir la certitude dans ce cercle vicieux où le moi serait prouvé par le moi juge et partie ; l'existence du moi et du monde extérieur, c'est-à-dire la confiance pratique des hommes, tire en définitive sa principale preuve du consentement universel ; du voisin qui nous parle et qui est à la fois monde intérieur pour lui, monde extérieur pour nous. Cette grande preuve est tout bonnement une tradition, une autorité. En nous, elle procède à la façon d'une foi au lieu d'avoir les caractères accoutumés des actes rationnels. La foi, l'autorité, la tradition sont donc les principales aliquotes de la raison universelle. Pratiquement et scientifiquement, la foi est aussi chez l'individu le premier terme de la raison.

—

, NOTE SUR LE PANTHÉISME.

La doctrine qui joue un si grand rôle dans les phases récentes de la philosophie allemande et française, a été citée maintefois mais non définie dans notre livre. L'esquisse suivante m'a paru préférable à une dissertation technique.

—

Un conte arabe des *Mille et une nuits* décrit un individu dont la poitrine et la tête étaient de chair et d'os avec l'intelligence et la sensibilité ; mais le torse et les jambes étaient de marbre, engagés dans les autres pierres d'un édifice qui lui servait de prison. Cela donne une idée assez exacte du Dieu accepté par les panthéistes. La volonté et l'intelligence engagées dans la matière sans pouvoir ni s'en séparer ni lui commander.

Le panthéisme se rencontre à deux époques dans l'histoire : civilisation ébauchée, civilisation en décadence.

Dans le premier cas, c'est un progrès sur le cosmisme ou adoration des phénomènes matériels de la nature : le soleil, les astres, la mer, le torrent, l'orage, la foudre. L'homme s'est peu à peu reconnu pour une *force* active et intelligente qu'il assimile aux autres *forces* qui l'entourent et dont il reconnait de plus en plus l'*activité*, mais non la liberté. L'homme, assimilé aux autres *forces* de l'univers, subit la *fatalité*, c'est-à-dire l'inertie de la matière, en tempérant cette fatalité par l'intelligence prêtée à la matière elle-même. Les mouvements apparents de la matière favorisent l'illusion.

Le minéral s'arrange en cristal, se décompose pour élaborer la plante, celle-ci se convertit en substance animale ; les éléments minéraux, les parties organiques végétales, animales entretiennent la vie de l'homme, chez qui les matières ou forces paraissent alimenter ou composer de toutes pièces la pensée, l'intelligence.

La métempsycose est donc une des traductions poétiques du panthéisme. L'Inde antique, la Grèce primitive, la plus vieille Egypte eurent de pareilles idées arrangées en religion et en philosophie.

La rotation perpétuelle de la matière avec des forces propres ou figuratives (plastiques), la chaîne des êtres en progrès continus depuis l'animalcule microscopique, créé spontanément, jusques et y compris l'homme ; voilà une autre manière de métempsycose qu'on voit reparaître chez les peuples raffinés et en décadence, tels que les Grecs après Périclès, les Romains d'Auguste à Constantin, la plupart des nations modernes depuis le XVIe siècle.

Les époques d'intelligence plus nette et moins

blasées par l'affaiblissement de la foi, moins énervées par la controverse, acceptent nettement un Dieu créateur entièrement distinct des créatures ; un Dieu esprit pur, force infinie que les créatures ne sauraient jamais rivaliser. Aussi les critiques, qui ont rêvé Moïse protestant et panthéiste, ont-ils traduit *Elohim* par les *forces*. Moïse définissant *Dieu* l'ensemble des forces de la nature serait effectivement panthéiste. Le mot grec *panthéisme* signifie *tout est Dieu* (avec la restriction, excepté Dieu lui-même).

Les raffinés en décadence se servent du panthéisme comme d'une conciliation entre les deux systèmes exclusifs ; matérialisme, spiritualisme. Ils disent : La matière et l'esprit sont deux côtés, deux aspects d'une chose unique. La matière n'est pas inerte, l'esprit n'est pas libre ; il n'y a ni liberté, ni inertie absolue, tout agit et est fort dans des circonstances données.

Ainsi l'on a éthéré (subtilisé) la matière, on a concrété l'esprit. On s'épouvantait des matérialistes niant l'esprit et niant Dieu ! Qu'on se tranquilise ; c'est la matière qui n'existe pas, au moins à l'état inerte ; il n'y a dans ce monde que des forces ; Dieu est partout ; tout est Dieu, car tout est force et esprit !

Voilà le fonds de la doctrine que Spinosa tira logiquement du spiritualisme de Descartes ; il tailla dans ce spiritualisme un vêtement neuf pour le vieux panthéisme indou.

Comme doctrine morale le panthéisme conduit aux

mêmes conclusions que le matérialisme : négation de la liberté humaine, indifférence des actions et surtout des principes que l'on fait toujours passer après les faits accomplis; légitimité des jouissances dans ce monde ; satisfaction orgueilleuse, mais, après tout, juste, à donner aux passions, aux sens, à la matière; tout cela fait en nous et par nous partie du grand tout ! Cette satisfaction doit sans doute hâter notre transformation et notre absorption en Dieu. L'Indou panthéiste est assez peu logique à se macérer pour devenir Dieu ; le raffiné St-Simonien, fouriériste ou communiste excite et rassasie ses appétits pour élever selon la loi du progrès, son aliquote de souveraineté populaire ; pour honorer dignement la matière Dieu dont il est à la foi le temple, le prêtre et l'idole.

—

Si l'espace ne m'eut manqué j'aurais transcrit ici la monographie des races égyptiennes moderne, ancienne et antique, imprimée à la fin des *Perégrinations en Orient*. J'engage fortement le lecteur à consulter ce travail, exemple de détails ethnographiques et de synthèse appuyée sur l'observation et l'induction. Le degré de confiance à accorder à une science et à un auteur repose sur un pareil examen de leurs procédés.

—

NOTES.

Notes et Réclames.

L'exiguité de notre format empêchait de placer les notes parallèlement au texte ; en les groupant à la fin du volume, on y a maintenu toute la précision indispensable pour vérifier l'esprit et la lettre des emprunts.

LIVRE I.

Page. Ligne.

10. 13. A la cosmogonie de Moïse.
Marcel de Serres, Cosmogonie de Moïse.

13. 5. L'auteur d'un livre récent.
Henry, l'Égypte pharaonique.

39. 7. La rareté des noms de femme et le pluriel.
Mitsraïm, Lehabim, Loudim, Phatrousim. Ananim, Naphtuim, Casluchim, Caphtorim. Confer. Charl. Lenormant. Cours d'Hist. anci. 1837, et Genèse chap. X.

LIVRE II.

47. 20. Quelques optimistes.
De Brotonne, Filiations et Migrations des Peuples.

49. 6. Les méthodes n'ont rien ajouté depuis. Volney attribue cette méthode aux Egyptiens de qui Hérodote l'emprunta. Nouvelles recherches sur l'Histoire ancienne. Voyez aussi Rask et Klee dans le Déluge, par Fréd. Klee.

55. 10. La civilisation et la race égyptienne, Hérodote, Lepsius. 18. Des colonies en Ethiopie, Ludolf, Combes et Tamisier.   •

58. 3. Mohammed-alfanny.
Ces traditions se retrouvent dans Mirkhond et dans Ferdousy ou Daqiqy, dont le Schahnamè fut composé sous le règne de Mahmoud, fils de Sebegteghin, vers l'an 1,000 de notre ère.

58. 4. Dabistan.
Traduit en anglais, par MM. Shea et Troyer.

59. 4. Religion de Brahma.
Voyez Bentley et le très-curieux mémoire de M. Garcin de Tassy, journal asiat. 1843.

59. 6. Indianistes modernes.
Wilfort, Malcolm, Eug. Burnouf.

60. 5. Encore plus fractionnaire.
Fauriel, Hist. de la Gaule méridionale. Niebuhr, Histoire Romaine, attribue une semaine de huit jours aux Etrusques; les phases apparentes de la lune varient de sept à huit jours.

61. 5. Cuvier répète, Rech. sur les ossements fossiles.

61. 25. Interpolations des temps modernes.
Davies, Asiat. Researches. Bentley, Astron. indienne.

52. 5. James Mill, Mill's History of British India.

62. 9. Les Musulmans et les Européens.
Bentley, astron. Indienne. Maurice, Brahmanical fraud. Garcin de Tassy, Mémoire sur la Légende de Krichna.

63. 6. Horizon vaporeux des zônes torrides.
Cuvier, Ossements fossiles.

63. 12. Colportées par la tradition.
Montucla fait inventer la période de 2,400 ans par les Arabes à qui les Indiens l'empruntent. Mais il ne prouve ni l'invention ni l'emprunt. Si par Arabes il entend les Egyptiens, il aurait dû commencer par prouver que race et civilisation avaient remonté du midi au nord. Heeren, Cuvier, Klapoth rapportent précisément les observations, bases des calculs au VII⁰ siècle et aux Arabes. Mais les Arabes observaient et calculaient avec la science égyp-

tienne de Ptolémée, car, en astronomie, les Arabes n'ont rien inventé, pas mêmes les variations de la lune, que M. Biot a contestées à Aboulf-Wafa.

63. 22. Base raisonnable et uniforme.

Sir W. Jones, Asiat. Research. Discourse on the chronology of the Indoos. Le même savant a signalé les emprunts perpétuels de la mythologie grecque, où tout ce qui n'est pas venu de l'Egypte venait de l'Inde. Les âges de la cosmogonie grecque mettent le fer à la place de l'argile. C'est une variante tardive, puisque le fer paraît dans l'industrie humaine vers le XVIIᵉ siècle av. J.-C. Dans les âges de la cosmogonie mexicaine, on retrouve les éléments primitifs, jouant un si grand rôle dans la philosophie grecque et procédant aussi des théogonies indoues. Le *yug* ou période indienne ressemblent singulièrement aux *yuk* ou *yuh*, âge ou soleil mexicain.

65. 10. Premiers rapports de parenté.

Hist. des migrations des peuples, par de Brotonne.

66. 9. Des grandeurs de la nature.

Voir à ce sujet la légende de l'adoration d'une montagne d ans le prim sagar.

67. 10. La plupart des commentateurs de la Bible.

Saint-Chrysostome, Cyrille, Augustin, Thomas etc. Carlyl-Light-Foot. Voyez aussi Thomas Moore, Loves of the Angels, notes.

68. 21. Un sinologue indianiste, M. Pauthier.

68. 24. Texte obscur et fort contestable.

M, Stanislas Julien s'est inscrit en faux contre la traduction. Journal asiat. 1842.

70. 11. Races métives de la vallée du Nil.

Pérégrinations en Orient, 2ᵉ vol., ethnographie égyptienne ancienne et moderne.

71. 13, 14. D'Abadie, lettres d'Abyssinie.

72. 6. Armé de toute la science des Egyptiens.

Actes des Apôtres chap. 7, vers. 21.

73. 5. Un jeune indianiste.

M- Adolphe Pictet a hautement désapprouvé cette tendance modernisantc de l'article *Indien*, dans la grande encyclopédie allemande de Théod. Beusen , tendance reproduite par M. Théod. Pavie. Revue des deux Mondes 1843. MM. Beusen et Pavie sont fort peu d'accord avec M. Troyer (Journal asiat. 7 octobre 1843) qui admet dans l'Inde de grands états civilisés plus de 3,000 ans av. J.-C. Il admet dans le Cachemire des troubles occasionnés par des schismes religieux plus de vingt siècles avant notre ère. Les réformes avaient déjà les idées boudhiques , si les réformateurs ne s'appelaient pas boudha. Il est utile d'ajouter que M. Troyer n'a pas puisé ses opinions dans les textes de Legentil ou dans les rêves de Bailly.

76. 12. Les meilleurs critiques d'Alexandrie, Lucien.

78. 13. Principautés arabes de Cannanore.
Théod Pavie, Revue des deux Modes 1843.

79. 3. Travail de Georgi , Alphabetum Thibetanum.

81. 3. Les Indous , les Perses rapportent leur origine au nord-ouest. Annales des Antiquités du Rajastan , par le lieutenant-colonel James Tod (en anglais, Londres 1829.)

85. 25. Les botanistes. Surtout le président Harrisson.

86. 5. L'homme les avait abandonnés au jeu des éléments. American antiquities and Researches into the origin and History of te red race by, A. W. Bradford, New-York et London.

88. 5. Selon Clavigero , ces âges s'appelaient en aztèque : Atonati-yuh, soleil ou âge d'eau. Thaltouat-yuh, soleil ou âge de terre. Ebécatouat yub, soleil ou âge d'air. Tlatouat-yuh, soleil ou âge de feu.

88. 11. Les hiéroglyphes. Voyez lord Kinsborough.

88. 23. Torquemada. Monarchie indienne.

89. 1. Reflux des Américains-Eskimaux.
Pritchard, Hist. natur. traduite par Roullin.

90. 2. Sur le tombeau du maître.
Voyez les cérémonies curieuses des funérailles d'Alaric-le-Grand et d'Attila ; le compte des individus tués ou enterrés vivants aux funérailles de Mon-Kong , selon une coutume tartare décrite par le Chi-King.

90. 3. Indiens et Scythes assomaient leurs vieux parents.

Hellanicus dit que les hyperboréens tuaient les sexagénaires. Timée dit que les enfants assommaient leur père après soixante-dix ans. Etienne de Bizance et Strabon disent que les habitans de Yalis, dans l'île de Cos, donnaient la ciguë aux sexagénaires pour que les serviteurs eussent de quoi vivre. Le même usage subsiste dans le royaume d'Arracan (Siam). L'amiral Wrangel a trouvé chez les Tckoutchas ou Yakutes de la Sibérie orientale la coutume d'égorger les vieux parents.

90 21. Parlant un idiome différent.

Les Guaycourous, Ferd. Denis, Brésil ; les Chiquitos, Alc, d'Orbigny, l'homme américain.

96. 21. Peau de cheval avec crinière et oreilles.

Hérodote, tome 4, traduc. de Larcher

97. 5. Le nom national de Scythe , prononcé Schotz, prononciation adoptée par les hébraïsans et notamment M. Wiseman qui écrit en anglais *shos.*

102. 4. Celte , Galate, Scolote. Hérodote , Possidonius, César

104. 12. Turkoy variante. Larcher, Hérodote.

104. 19. Titre de Khan. Hammer, Hist. des Turcs.

104. 25. Cyaxare. Larcher, Hérodote.

106. 5. Un érudit a cru entrevoir.

Leclerc, remarques sur Hésiode, dans notes de Larcher.

106. 8. Terrible, brave.

Eusèbe Salverte, Essais sur les noms propres.

106. 26. Sagare, médée, chanvre.

107. 1-3. Hérodote, Larcher.

Encore aujourd'hui, on fait en Orient, avec le chanvre une liqueur fortemeut énivraue, nommée *bang* Voyez le mémoire sur la religion musulmane dins l'Inde, par M. Garcin de Tassy. M. Sylvestre de Sacy a mis hors de doute que les assassins du Mont-Liban tiraient leurs noms du *hachich,* liqueur énivrante identique au *bang.*

108. 8. Cimmériens, Gaulois, Celtes.

Il faut lire dans le livre de M. de Brotonne, l'enchaînement des trois couches scythes. Cette thèse est la plus belle partie de son livre et la mieux prouvée.

409. 2. D'Erin et d'Albion.

Améd. Thierry, Hist. des Gaulois 1 vol. introduction.

110. 1. Attaque romaine, du temps d'Auguste.

Fauriel, Hist. de la Gaule méridionale, notes.

110. 11. Les uns tirant de l'Occident, les Ibères. Strabon, Denis, Periégète, Socrate le Schol., Eusèbe de Césarée.

110. 12. Les autres assignant, origine asiatique.

Varron, dans Pline.

111. 16. Ce précieux apopthegme.

Niebuhr, Hist. rom. traduite par Golbery.

113. 1. L'Afrique et la Méditerranée.

M. de Humboldt, Michelet.

113. 16. Des Lydiens.

Les Lydiens, selon Hérodote, avaient tout inventé avant les Grecs. On ne pouvait mieux caractériser les peuples chamites, frères des Phéniciens et Egyptiens, dont l'éducation fut si précoce et si rapide. (Conférez Charles Lenormant, Cours d'histoire ancienne). Voyez aussi Pérégrinations en Orient, Descriptions des tombes étrusques de Cornetto. Ce n'est pas seulement les traditions de l'art égyptien qui sont manifestés dans ces curieux monumens, les races chamites y sont aussi clairement reconnaissables

114. 7. Tant de noms anciens et modernes.

Par exemple : Ibères de Georgie et d'Espagne, Bébrikes d'Ionie et des Gaules, Calèdonia Ecosse et Calydon forêt et ville d'Eolie ; Albion et Albanie ; Belge et Pélage Bolgue et Volsque. Au contraire le profes. Rask a voulu faire prévaloir la dénomination de Scythe pour les nations supposées distinctes de la race Indo-Germanique.

LIVRE III.

117. 1 4. Fréd. Schœll. Tableau des peuples qui habitent l'Europe, classés d'après les langues qu'ils parlent ; et

tableau des religions qu'ils professent, par Fréd. Schœll. Paris 1812. Chez l'auteur, libraire.

118. 23. Les hommes compétents.
W. Humboldt, Am. Thierry.

119. 13. Sans se confondre.
L'hist. des Gaules, par Am. Thierry donne avec une grande précision, la distribution des Gaëls et Kimry, dans les Gaules et la Grande-Bretagne de cette époque. Vol. 1, p. 46.

120. 26. Germani des Latins. César, Tacite, Pl ine.

123. 24. Franc et frizon.
Nonobstant l'opinion du comte Joseph de Maistre qui fait le français exclusivement Celte, Romain

124. 5. Langue d'oc et d'oui.
J. P. Cros Mayrevielle, préface des poésies en langue d'oc par Daveau, de Carcassonne.

129. 4. H iong-nou.
Il étaient déjà fameux et terribles dans les annales chi noises 600 ans av. J.-C. Voyez Ed. Biot. Journ. asiat. nov. 1843.

130. 10. Khosars.
Les écrivains arabes parlent des Khosars comme d'une grande nation turque, étendue du Volga à la mer Noire, avant le VIIe siècle. Ils en distinguent de blancs et de noirs. La même variété s'observe chez les Kosaques. Voyez Sylv. de Sacy chrestomatie arabe. tom. 2.

130. 21. Madjiares. E. de Gerando, recherches sur les origines du peuple hongrois. Paul de Bourgoing, La guerre des idiomes.

131. 18. Mélange de Huns. Maltebrun, Géographie.— 20 Reiff. Grammaire russe, St Pétersbourg, 1826

132. 3. Hoffman. Journal des débats, vers 4828.

139. 3. Invasions Slaves.
Au VIIIe siècle, des Slaves pénétrèrent jusqu'au Péloponése, et adoptèrent l'alphabet grec. Reiff.

135. 4. Démotique, Egyptien.
Diction des hierogliphes, Camille Duteil, Sil. de Sacy.

135. 10. Esdras. Moïse Maymonides, Volney.—15. Juifs d'Occident. Charles Butler, Horæ Biblicæ, traduit par Boutard, 1811.

136. 31. Trois papes.

Clément VII, Paul III, Jules III, voyez Sephardin ou juifs d'Espagne et Portugal par James Finn, en anglais.

137. 19; Sémites. Volney, Nouvelles recherches.

138. 27. Deux provinces. Urquhart dit 200, Boué, 450 m.

139. 6. Un anglais. Barrow, Gypsies in Spain, the Zincali, 2 vol. Londres 1841.

129. 19. Voisine du haut Euphrate. Chalcis ou Kinnesam, aujourd'hui vieil Alep sur le Chalus ou Qoiq.

142. 18. Langues indo-germaniques.

Klaproth, Asia polyglota.

143. 14. Indoustan même. Théod. Pavie.

143. 28. Traduire avec précision.

Garcin de Tassy, Rudiments de la langue indoustani.

144. 3. Cinq ablatifs. Georg. Hadley. à compendious grammar. of the dialect of Hindostan, etc., London 1809.

144, 20. Ailavanta, Ad, Pictet, journal asiat. octobre 1843.

146. 7. Cham. Prichard.— 18 musulmans. Th. Pavie. — 27 hébreu, Ch. Lenormand.—28. Sanskrit. Wiseman.

147. 2. Chaque jour. Lepsius, Bopp. — 6 grammaires. Wil. Jones.—10 sémitiques. Silv. de Sacy.

148. 15. Premiers savans. Mithridates.—29. inflections. Crawford.

149. 24. Le verbe. Abel-Remusat.

150. 5, Samoïèdes. Pallas, Desmoulins.

151. 2. 25 conjugaisons.

W. Hambobdt, Delécluse, l'abbé Diharce, Bidassouet.

151. 27. Idiomes tartares. Prichard.

155. 26. Par quelques français.

Camille Duteil, Explic. des hieroglyphes, *Passim*.

156. 4. Mathématicien.

Joung, Transact. of the Royal sociéty.

158. 10. L'ébauche du poulet. Isid, Bourbon, phys. comp.

161. 17. De cette façon. Nic. Wiseman, Discours.

161. 22. L'embarras du choix.

Mots français tirés de l'Allemand, alène, auberge, bigot, briser, cagot, cingler, cloche, digue, drôle, écharpe, écluse, éperon, escadre, espiègle, falaise. flacon, friche, gazon,'gorge, guérir, maréchal, marsouin, mélange, mine, pièce, pisser, quille, rafller, rame. rat, renard, riche, rosse, sabre, sénéchal, seuil, soldat, tourbe, tâter, vague, valise, vassal, voguer.

462. 15. Bridain. Am. Thierry. — 18 Italia, Niebuhr, Hist. Romaine.

163. Dizzionario del Dialette Veneziano comp. da Pietro Contarini.

L'auteur, dans son introduction, a ainsi exprimé la même idée. « Se un Veneziano dei secoli X e XI risuscitasse , noi avremmo bisogno di un dizziouario per comprender il significato delle frasi da lui usate.

164. 22. Surgir de toutes pièces.
Joseph de Maistre Nic. Wiseman.

166. 1. A Curaçao. Gr. de Cassagnac, voy. aux Antilles.

168. 4. Les bruits naturels.
J'ai donné les onomatopées très-diverses du chant du coq , dans un mémoire snr la transcription des langues orientales en caractères européens. On peut trouver la même disparate dans les synonymes des verbes *roucouler*, *bêler*, *caqueter*, dans les diverses langues.

169. 4. Hodgson , trad. du voyag. de Haj.-ibn- Eddin

170. 2. Je cite en note.
Mots sanskrits, anglais et allemands :
Pader, mader, sunn, doghter, broder, nian , vidhava, juvan, cyuman , browa , nasa, lib, herti, stara , ghaw,
Mots sanskrits grecs : asti , os, denta, dent, karu , main, nau, navire.
Mots sanskrits latins : pader, mader , juvan, genu , ped , jecar (jecur), aghni (iguis), dhara (terra), arrivi (rivus) , nav (navis) sarpam, (serpens), vidhava (vidua).

170. 25. Sanskrit.
Voici des mots complexes du dialecte Welsh :
Dadien zirié dawal, ayant une tendance au découragement-
Duro stinghe d·ga sthuwl tendant à amener un état de sujétion. Voici un mot encore plus long du dialecte erse.
Gruaig fin chaod faind dhual scainé egach, ayant de beaux

cheveux de soie retombant en boucles contournées.

171. 1. Rapprochement suivant.

Ad. Pictet, Journal asiatique, 1843.

174. 26. Langues sémitiques.

Voy. Peuples errants en Europe, Juifs dans le chapitre des nations de l'Europe moderne.

175. 1. Caractère slaves. Reiff, Gram. russe.

175. 21. Caractère indou.

Paléographie universelle, par Silvestre; introduction.)

176, 3. Indianistes. W. Jones, Langlès (Notes de Norden.)

176. 15. Plus anciens. Paravey.

177. 4. Règne d'Hoangti. Ed, Biot, Jour. asiat., fév. 1846.

175. 5. Détaille la pensée. Wiseman, Discours.

175. 13. Ecriture idéographique.

Lanci sugli Omireni. Roma 1820.

175. 24. Platon. Phèdre, trad. de Victor Cousin.

178. 4. L'Alphabet romain. Court de Gebelin, planches.

178. 22. Inventé une.

Schelgel, Court de Gibelin, Paravey, Herder, W. Humboldt, Wiseman admettent la solidarité de tous les alphabets et les dérivent tous d'un alphabet primitif contemporain de la création de la parole.

180, 28. Mill History of Britich India.

181. 21. mulâtre.

L'idée méprisante *mulus* mulet est certainement mêlée a cette expression dans le sens actuel, puisque la charité y a substituée homme de couleur. Il est possible cependant que l'étymologie primitive eut un autre sens. Les Espagnols et Portugais qui l'employèrent les premiers disaient *mulato* que Silv. de Sacy dérive de *Malaouad*, engendré, croisé, terme par lequel les Arabes africains désignent les métis.

182. 11. M'a permis d'établir.

Pérégrinations en Orient, etnographie égyptienne.

182. 21. La Guyane.

Colombie et Guyanes, par Famin. Univers, de Didot.

184. 3. D'Armorique. St-Jérôme, ad. Jovin, lib. 2.

183. 4. Finnoises.

Desmoulins , Hist. nat. des races humaines.

184. 5. ont été trouvés, Aug. de St-Hilaire, Voy. au Brésil

185. 5. Littérature nègre.

L'abbé Grégoire , littératures des nègres.

187. 23. Leur succès l'a prouvé.

Aug. et Améd. Thierry, Niebuhr.

190. 5. Par le souffle. Macchiavelli , Della natura deï Francesi. Ritratti delle cose di Francia.

190. 25. Servent également.

Lettres de l'empereur Adrien dans Vopiscus.

191. 19. Afghanistan.

Sir Alex. Burnes , Cabool , being a narrative of a journey and résidence.

192. 16. L'état sauvage. Bory St-Vincent , L'Homme.

195.-28. Contrat social.

C'est l'opinion de Fréd. Schelgel , Wiseman et de bien d'autres. Niebuhr, qui nie aussi l'origine de la civilisation. dans l'état sauvage , affirme que ce dernier état n'est jamais descendu jusqu'à l'absence de la parole. Ceci est une protestation courageuse contre les doctrines du XVIIIe siècle et implique la croyance à une tradition continue. Mais, par une contradiction inexplicable dans un esprit si élevé et pourtant fréquente dans ses ouvrages , Niebuhr admet la multiplicité des civilisations autochtones , et loin d'accepter le fait si évident et si continu , l'éducation d'un peuple barbare ou sauvage par l'importation d'une civilisation étrangère ; il déclare qu'une pareille importation fait toujours périr le peuple qui la reçoit. Il cite en exemple des peuples d'Amérique et d'Afrique , les Natchez , les Californiens , les Hottentots , qui probablement ont assez mal compris et assez mal accueilli la civilisation importée. Il y ajoute les Guaranis, que la civilisation espagnole à constitués et qu'elle empêchera de périr.

LIVRE IV.

201. 15. Sidoine Apollinaire. Trad. de A. C. Germain.

207. 11. Prichard qui admet.

Hist. nat. de l'homme , trad. par Roullin.

208. 5. Houzouanas. Classif. de Desmoulins dans son Tableau final de l'hist. nat. des races hum.

La race humaine à longs bras, appelée *Quimos*, était dès longtemps oubliée dans les forêts centrales de Madagascar. Le besoin de rattacher l'homme aux singes a fait renouveler la fable des hommes à queue. On vient d'en retrouver parmi les nègres ghalmicés, dans l'Afrique centrale. C'est toujours sur des ouï-dire de voyageurs nègres ou abyssins que l'on reconstruit ces races d'hommes-singes. De pareils ouï-dire nous ont déjà donné la licorne à corne mobile et le jumard, produit adultère des amours de la vache et du cheval. Un écolier naturaliste fit, il y a bien des années déjà, la remarque de l'inutilité des hommes à queue pour la continuité de la chaîne des êtres; les singes les plus parfaits n'ont point d'appendice caudal.

208. 26. Plusieurs pouces de longueur.

Roullin , Mém. présentés à l'Académie des sciences 1835.

209. 19. Cinq espèces. Fréd. Cuvier, Ann. du museum.

210. 20 Des hommes instruits. Je dus la vue de cette précieuse collection à l'obligeance de M Dumoustier qui en avait recueilli lui-même toutes les pièces.

212. 25. Un peu louches.

Edwards attribuait les yeux obliques au type Cuvier qu'il appelle même Kimry. Le Kimry doit être plus Germain que le Galle ; l'opinion ne s'est pas trompée en caractérisant la tête allemande. J'ai cru devoir redresser cette technologie même pour l'usage passager que j'en fais.

Les Italiens-Lombards modernes, en constatant leur ressemblance aux vieux Gaulois-Ombres, dont ils descendent, ont ainsi décrit la copie et l'original, l'aïeul et le neveu: « Tipo gallico in ispecial modo nel contado (le Milanais) colla testa oblunga, la fronte larga ed alta, il naso ricurvo in basso , il mente prominente. »

Milano e il suo territorio, magnifique ouvrage offert aux membres du sixième congrès scientifique en 1844.

215. 12. Burckhardt. Travels in Syria, Arabia.

225. 9. Les anatomistes Sabatier, Boyer, Bichat.

225. 25. Un Français. M. Combes, compagnon de Tamisier, dans le voyage en Abyssinie.

226. 12. Un anatomiste allemand. Le Dr Simon.

232. 17. Insulaires de l Océanie.
Dumont d'Urville, Voyage autour du monde.

226. 22. Des îles Maldives.
Dumont d'Urville, Voyage autour du monde.

232. 25. Les Hollandais. Levaillant.

233. 3. Chiking. Ed. Biot., Journ. asiat. nov. 1843. — 11. Provinces du midi. Communications verbales de M. le Dr Ivan attaché à l'ambassade de Chine.

233. 24. Jeunes femmes affreuses.
Pérégrinations en Orient, prem. vol.

241. 10. En Egypte. Hamont.

241. 10. Le microscope.Prichard, Hist. nat.

242. 5. Une toison. Bishop, Heber.

244. 2. Oublie son origine. Philos. transact.

246. 9. Eskimaux. Charlevoix. —9. Othaïtiens. Walter. —10. Tonga. Prichard. —10.Yembo. Bruce. —10. Indous. Général Ventura. 11. Papous. Sonnerat.

245. 11. Nègres. Lopez, Roullin.

246. 13. Tonquin. Desmoulins. — 25. Brunes très-serrées. Sémaphore du 3 juillet 1847, Marseille.

247. 15. Races très-diverses. Comm.verb. de M.Combes.

246. 16. Hébrides. Anderson. — 17. Viti. Dumont d'Urville.— 19. Kin-sin. Siebold. — 20. Côte-d'Or. Le missionnaire Isert.—21. Des Gaulois. Améd. Thierry.

250. 8. Et les voyageurs.
Desmoulins en fait la troisième variété de l'espèce celtique, sous le nom de race turque de l'Altaï.

256. 28. Les climats ardents. Communication verbale du savant voyageur et diplomate, M. Duflot de Mofras.

257. 11. Portugais noirs. Héber.—12. Cochin. Buchanan. — 12. Abyssinie. Bruce. — 13. Chine. Duhalde. — 13. Filasse. Pérégrin en Orient, Juifs moscowites de Tibériade

— 20. Les Allemands. Niebuhr.

259   4. Sous nos yeux.

Il s'en forme chaque jour au bord de l'étang de Berre. J'en ai trouvé sur la côte syrienne, près de Césarée. Cuvier (Ossemens fossiles) cite les formations de la Nouvelle-Hollande et le travertin de Rome, les bancs de la Guadeloupe, le grès de Messine, les coraux et madrépores de toutes les mers.

260. 12   Méléagris dans l'ancien.

Le méléagris ou coq d'Inde. Voyez Roullin, Mémoire cité. V. Geoffroy Saint-Hillaire fils, pour l'Oie tricolore.

262. 12. Expatrié.

Levacher, Maladies des Antilles; Johnson, on the diseases of tropical climates. Charles Boudin, Essai de géographie médicale.

264. 19. Les plus variables. Cuvier, Oss. foss.

265. 25. Tribus kalmoukes. Pallas, Lamotraye.

28. rattachés souvent Lichstenstein, Barrow.

267. 17. Le crâne. Edwards, Prichard.

269. 3 Toscane. Sismondi, Etudes sur l'économie poitique.

270. 1. Tourages. D'abadie- 25. Parallèles. Alexand. de Humboldt.

271. 10 Obscurité des forêts. Al. d'Orbigny. 28. Pour le loger. Al. d'Orbigny.

275. 11. Mésalliance. Burkhardt. 12. Luisante. Waddington, Lyons.

278. 26 Un tiers au Mexique. Ruguendas.

280. 14. Demi Kalmouks. Desmoulins, Hist. nat.

281. 4. Chardin. Voyage en Perse. 28. Luxe des choses saintes et mondaines.

Le guèbre sir Jamelji, fait chevalier par la reine Victoria, a souscrit pour une valeur de 750,000 fr. pour des impressions de controverse et de théologie parsis. Un autre guèbre fit jeter à la mer plusieurs milliers de livres de sucre dans une des fêtes où sa religion adore les éléments. Le grand cimetière guèbre est une tour remplie dé crochets de fer et percée de fenêtres. Les oiseaux de proie y viennent dévorer les cadavres qu'on précipite d'en haut sur les cr ochets. Cette tour, ainsi que le piri ou temple parsi, sont d'un architecture très-coquette. Théod Pavie.

283. 11. Les Afghans occidentaux J.-B. Fraser Travels in Himalaya. 21. Tubalcaïn. Mill's history of British india. 2S. inépuisable surprise. Bishop Heber.

284r 18. Plus clairs que les autres castes. L'abbé Dubois,

285. 5. Contrat de l'époque Lagide. Revue encyclopédique. Mai 1821,

397. 23. Transformations des singes. Voy. surtout Dict. d'hist. nat., dirigé par M. d'Orbigny , articles génération spontanée, géographie zoologique, etc.

305. 14. Causes finales. Philos. anatomique , 2 volum. par Geoffroy St-Hilaire.

304. 11, Stimulant du froid. Leçon faite en présence de la baleine alors exposée à la place Louis XV.

308, 5. D'un seul individu. Théorie élémentaire de la botanique, liv. iII. Taxonomie.

211. 5. Autre passage. « C'est la voie naturelle (le croisement) mise en œuvre par le Créateur pour ramener à l'unité toutes les races humaines, soit que cette unité décèle une tendance à leur retour (vers l'état) primitif, soit qu'elle résulte de la marche plus progressive des œuvres de la nature. » Rapports sur les résultats scientifiques du voyage de circumnavigation de l'Astrolabe et la Zélée. 311. L'âme des bêtes. Le fonds et même la forme de l'argumentation de ce chapitre sont souvent empruntés à un travail, publié par M. Lordat, dans la Revue du midi, peu de temps après un mémoire tendant a prouver que l'intelligence humaine ne vieillissait jamais Les œuvres les plus récentes de l'illustre vieillard peuvent être citées comme des preuves charmantes de la vérité de sa thèse.

331. 8. Voyez ces curieuses hypothèses dans Rask, Klec et surtout dans M. de Brotonne, Civilisation primitive. Ce livre fut publié après que le nôtre eut été lu à l'Institut.

Puisque l'auteur de la Civilis. primit. ne paraît avoir connu notre travail ni par les journaux de l'Institut ni par le Moniteur universel qui en donna de très-longues analyses en 1845, on me pardonnera d'être rentré dans la discussion quand l'occasion favorable s'offrit au congrès de Marseille en 1846.

341. 17. *Des parens habiles.* Mon père, Jacques Arsieu, d'une famille cadette des comtes de Salles, en Lauraguais, ancien ingénieur des rois Louis XV et Louis XVI dans les provinces du Vivarais et du Bas-Languedoc; mon frère, François de Salles, armé, comme son père, de toute les sciences positives de l'ingénieur et de l'éducation encyclopédique qui fut toujours à la portée de la jeunesse de Montpellier.

341. 17. *De savans amis.* M. Marcel de Serres, conseiller à la cour royale et professeur de la faculté des sciences, appartient à une famille de présidents qui descendait du père de l'agronomie française, Olivier de Serres. M. Marcel de Serres a eu le noble orgueil de vouloir être l'enfant de ses œuvres, et il y a parfaitement réussi, mais la sagacité précoce de ses travaux scientiques dût quelque chose à ses traditions de famille où l'on n'acceptait les idées du xviiie siècle que sous bénéfice d'inventaire.

Charles Bonnet et l'école de Montpellier tout entière doivent à une pareille réserve une partie de leurs mérites.

552. 1. *Pendant un instant très-court.* Ces mêmes idées se retrouvent dans un volume des Girondins publié postérieurement au congrès de Marseille et postérieurement au séjour à Marseille de l'auteur des Girondins.

BIBLIOTHÈQUE NATIONALE R.F. IMPRIMÉS

TABLE DES CHAPITRES.

R. F.

LIVRE CINQUIÈME.

Conclusions et appendices.

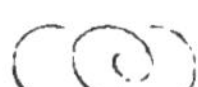

ERRATA.

Page	ligne	au lieu de	lisez :
6	2	Klaprth.	Klaproth.
18	5	impassiilbité.	impassibilité.
28	21	partié.	patrie.
43	titre,	Unité morale de l'espèce humaine.	Unité morale de l'espèce humaine, par les traditions.
55	4	la règle appliquée	la règle appliquée modérément.
66	3	points de repère qui fournissent.	points de repère que fournissent.
81	18	Jaguars et Batraciens.	jaguars et batraciens.
97	23	le cyrénaïque.	la Cyrénaïque.
104	7	Agypodes.	Ægypodes.
131	25	les Turcs qui ont commencé.	recommencé.
156	13	Benjamin de Todèle.	Tudèle.
170	13	sonde deux racines.	soude.
172	28	Hally.	Haïti.
182	6	la race nègre put.	peut.
182	19	infructueux.	fructueux.
184	2	l'amerique.	l'Amérique.
189	27	qui nous est imputée.	sont imputées.
208	5	otécrane.	olécrane.
211	12	de nations tartares.	des.
227	28	chronomètre.	chromomètre.
238	17	honzouannas.	houzouannas.
239	9	yeux presque obliques.	yeux un peu obliques
276	20	un autre coiffure.	une autre coiffure.
300	8	et la fin sera.	et la fin, seront,
333	27	seliniteuses.	séléniteuses.
360	26	nom-moi.	non moi.

www.ingramcontent.com/pod-product-compliance
Lightning Source LLC
LaVergne TN
LVHW050133060726
842524LV00001B/204